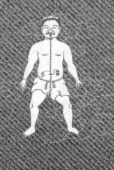

手耳足
对症按摩不生病
大全

张威◎编著

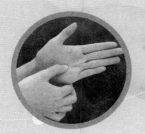 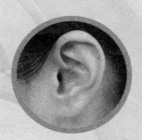 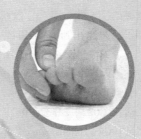

天津出版传媒集团

天津科学技术出版社

图书在版编目（CIP）数据

手耳足对症按摩不生病大全 / 张威编著 . –– 天津：天津科学技术出版
社，2014.9（2023.10 重印）
ISBN 978–7–5308–9228–2

Ⅰ . ①手… Ⅱ . ①张… Ⅲ . ①手 – 按摩疗法（中医）②耳 – 按摩疗法
（中医）③足 – 按摩疗法（中医）Ⅳ . ① R244.1

中国国家版本馆 CIP 数据核字（2014）第 234980 号

手耳足对症按摩不生病大全
SHOUERZU DUIZHENG ANMO BUSHENGBING DAQUAN

策划编辑：杨　譞
责任编辑：孟祥刚
责任印制：兰　毅
出　　版：天津出版传媒集团
　　　　　天津科学技术出版社
地　　址：天津市西康路 35 号
邮　　编：300051
电　　话：（022）23332490
网　　址：www.tjkjcbs.com.cn
发　　行：新华书店经销
印　　刷：三河市万龙印装有限公司

开本 889×1194　1/16　印张 21.75　字数 272 000
2023 年 10 月第 1 版第 2 次印刷
定价：78.00 元

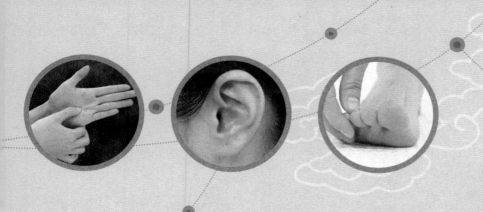

前言

人体是一个完善的智能系统，具有强大的自愈能力，按摩则是一种能够有效激发人体自愈能力的方式。按摩术在我国已经有数千年的历史，它以其特有的"简、便、效、廉"等治疗优势，深受广大民众的欢迎，堪称传统医学之宝藏，东方文化之精粹。随着我国传统医学在世界范围内重新受到重视和追捧，对按摩技术的研究和学习也蔚然成风。另外，在生活节奏逐渐加快、社会压力越来越大、人们对自身健康越来越关注的今天，学习一些日常保健按摩知识，也成为现代人提高生活质量、养生健体的很好选择。

手、耳、足是人体最易于施用按摩手法的部位，是人体的"天然药箱"。手、耳、足不仅是人体经络和穴位的汇集之处，也是非常理想的全息胚器官，人体所有器官在这样的全息胚上都有着各自的"投影区"。通过手、耳、足，我们不仅可以得知相应脏器的健康状况，对其进行按摩，还可以起到相应的治疗保健作用。另外，手、耳、足覆盖的经络、穴位丰富，按摩它们可以使气血通畅、阴阳调和、消除疲劳并治疗各种相关疾病。

本书全面系统地介绍了手、耳、足反射区按摩疗法的基础理论、注意事项和使用方法，并针对广大家庭中的各种常见病症，从头疼脑热、感冒咳嗽、颈肩腰痛，到糖尿病、高血压、高血脂、更年期综合征、阳痿等疾病，均有详细的按摩治疗方法（包括相对应的穴位和反射区）。内容科学严谨，方法简单，每一步都配有真人图示，更加通俗易懂，使读者一看就懂、一学就会，即使没有任何医学基础、没有任何经验的人也能轻松找准所选区域，进行实践学习。需要注意的是，书中的按摩疗法只能作为缓解病痛的辅助疗法，病情严重的患者还应及时到医院就诊，接受系统、规范的治疗。本书为中医科普读物，为便于读者理解，我们尽量运用通俗的语言代替专业生僻的中医术语，并保留中医习惯用字，如"瘀血""泻火"等。希望我们的整理、编写能给爱好养生的朋友们提供帮助。

按摩术博大精深，编著过程中难免有谬误之处，望明哲之士给予批评指正。愿本书能给广大读者带去健康。

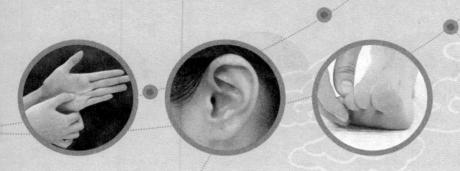

目录

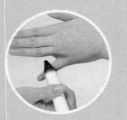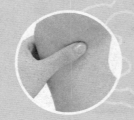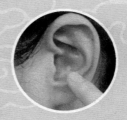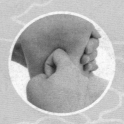

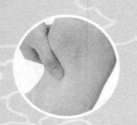
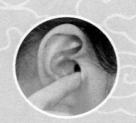
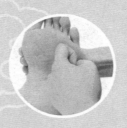
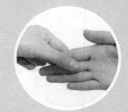

第六章　常见疾病的手耳足对症按摩

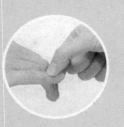
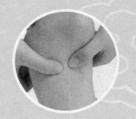
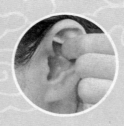
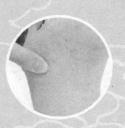

第七章 其他简易的手耳足保健法

第一章

手、耳、足是人体的药田

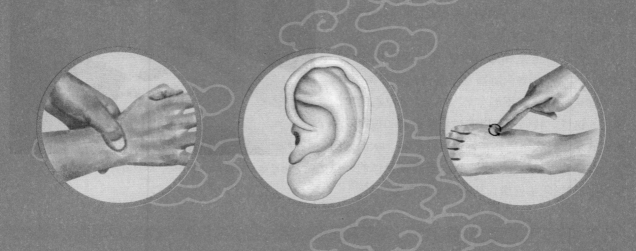

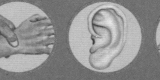

手、耳、足是全身健康的缩略图

手、耳、足是身体的"显示器"

👋 身体的显示器——手

　　人体的很多局部都是自身的缩影，手也是其中之一。人的手部不仅分布着丰富的神经血管和几乎所有相应脏腑器官的反射区，还通过六条重要的经脉与身体的其他部位相连。这六条重要的经脉分别是手阳明大肠经、手太阳小肠经、手少阳三焦经、手厥阴心包经、手太阴肺经和手少阴心经。作为经络重要的起点和终点，手部还拥有几十个穴位，其中少商、商阳、中冲、关冲、少冲、少泽等穴位对人体有着重要的作用。生活中，人们常用心灵手巧来形容女子的聪慧能干，其实，这是有一定医学依据的。大脑是所有神经系统的中枢，是人体名副其实的指挥官。手在接收大脑发出的指令之后会进行一系列活动，然后将从活动中得来的经验和知识反馈给大脑。因此，大脑和手部是相互协同合作发展的。

　　人的手部大约有 60 万条神经，是人体局部部位中所占最多的。手通过神经和经络同大脑进行联系。大脑接收从手部传来的信息并进行分析之后，再将结果传递到相应的内脏器官或组织，从而完成了身体功能平衡的调节。

　　同时，手还是保障身体内部脏器的标志，是"总控制中心"。当内脏器官出现任何异常情况时，双手都可以最早捕捉到"危险信号"，拉响健康的警报。这样，我们便可以通过经常运动和按摩双手的方式来保持经络通畅，促进血液循环，从而达到防治疾病和保健的作用。所以，要重视身体的"总控制中心"，呵护健康，从呵护双手做起。

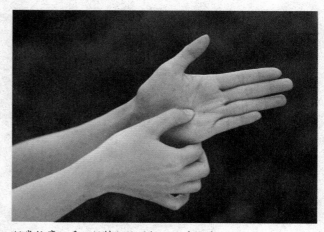
经常按摩双手可保持经络通畅，防病治病

👂 身体的显示器——耳

　　耳朵虽然仅占全身面积的 1%，但作用却不容小视。它绝不仅仅是一个听觉器官，还是人体的缩影，是联系身体与健康之间的纽带。从外形上看，耳朵就像一个蜷曲着身体的婴儿，但却是经脉聚集的地方。手少阳三焦经、手太阳小肠经、足少阳胆经、足阳明胃经、足太阳膀胱经等经脉都在耳部聚集。因此，中医自古就有"耳者，宗脉之所聚也"的说法。

同时，耳部还拥有众多的穴位和反射区。神门穴、交感穴、皮质下穴、肾上腺穴、脑干穴、内分泌穴等几个对人体有重要影响的穴位均分布在耳部。而人体的所有器官，小到五官七窍，大到五脏六腑，均可以在耳部找到相应的反射区。其中，耳朵与肾、肝胆的关系最为密切。

肾为先天之本，深藏五脏六腑的精华，而耳朵就是肾在身体表面的"办事员"。它通过经络同包括肾在内的各个部位相连接。又加之耳部的血管和神经密集，没有过多的脂肪，所以人体的任何细微变化都会通过耳朵反映出来。我国古代的医生就开始用针、灸、熨、按摩、耳道塞药、吹药等方法来刺激耳朵，预防疾病，并用望诊和触诊的方式来通过耳朵诊断疾病。而西医更是将耳朵看作健康之源，积极寻找耳朵上的刺激点，并通过压豆法等方式来按摩刺激耳穴，以达到诊断和防治疾病的目的。所以，呵护好耳朵这个身体的"显示器"，经常按摩双耳及其上面的反射区、穴位等，就可以很好地疏通全身经络，促进血液循环，增强代谢功能，对神经的兴奋和抑制过程进行相应的调节，从而起到强身健体的功效。

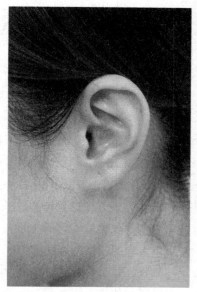

耳朵虽小，但作用巨大

身体的显示器——足

足部乃"三阴交之始，三阳交之终"，在人体这个复杂的"机器"中扮演着极为重要的角色，素有人体的"第二心脏"之称。

虽然心脏的功能十分强大，能够将血液运到全身各处，但是当血液回流的时候却会遇到一些困难。离心脏最远的足部血液，必须要借助足部肌肉的正常收缩才能将血液送回心脏，完成血液的体循环。因此，足部同人体的心脏一样，对血液循环起着至关重要的推动作用。所以，足被称为人体的"第二心脏"。

此外，足部还存在着几乎所有体内器官的反射区。人体有 10 条经脉通过足底与其他部位相联系，其中包括十二正经的 6 条：即足太阴脾经、足阳明胃经、足太阳膀胱经、足少阴肾经、足厥阴肝经和足少阳胆经，还包括奇经八脉中的阴维脉、阳维脉、阴跷脉、阳跷脉。同时，我们的脚上还有几十个穴位，包括涌泉、太冲、太溪、悬钟、照海等对人体很重要的穴位。

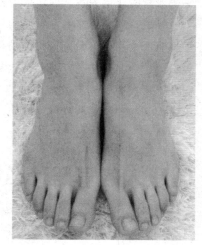

足是人体的"第二心脏"

有人说"足底是反映全身的镜子"，这种说法一点儿也不为过。不论是足上的反射区、经络还是穴位，都可以反映身体的状况。中医讲"不通则痛"，如果身体有问题了，经络气血不通畅，就会出现疼痛的问题。其实不仅是疼痛，在相应部位可能还会有包块、条索、结节，皮肤颜色也可能发白或者发红，这些都是身体给我们的信息。因此，要重视身体的"第二心脏"，要呵护它，它更健康，身体其他的地方就会更健康，生命更长久。

健康人的手是什么样的

健康的手主要表现在皮肤、骨骼、外形等三个方面。首先，从皮肤上来看，手掌部的皮肤要比其他部位的皮肤要厚得多。据科学研究发现，手指掌侧皮肤的厚度已经超过了 0.5 毫米，比躯干部位的皮肤要厚 10 倍左右，比上肢前臂内侧的表皮要厚 20 多倍。若是体力劳动者还会更厚一些。而手背及指背部的皮肤则要薄一些，它们不仅柔软而富有弹性，还拥有大量可以滑动的疏松的脂肪。

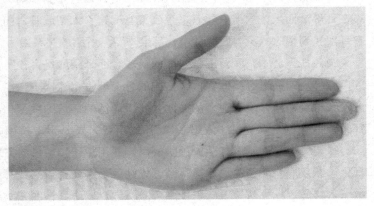

健康人的手

其次，从骨骼来看，健康的手是由指骨、掌骨、腕骨等 27 块骨骼组成。其中，指骨属于小管状骨，大多数手指均有 3 节指骨，只有两个拇指是 2 节指骨。这 14 节指骨可以根据距离指根的远近分为远节指骨、中节指骨和近节指骨。掌骨是 5 块小型长骨，起着连接指骨与腕骨的作用，靠近腕骨的一端被称为掌骨底，靠近指骨的一段被称为掌骨头。而腕骨则是由 8 块小型短骨组成，它是连接手部掌骨与小臂尺骨、桡骨的交通要道。组成手部的众多骨骼通过关节相连接。当由于外力或其他原因造成关节各骨骼的关节面失去正常的对合关系之后，关节就会脱位，手部就会出现脱臼现象。

最后，从外形来看，健康的手可以分为手腕、手掌、手背与手指四个部分。一般情况下，每个人每只手都有五个手指，分别被称为拇指、示指、中指、无名指和小指。每一根手指又可以分为指甲、指腹、指尖三部分。其中由于小指位于上臂尺骨所在一侧被称为尺侧；拇指位于上臂桡骨所在的一侧被称为桡侧。此外，手和前臂相连的部位被称为手腕，而连接手腕和手指的部分，外面一侧就是手背，内侧就是手掌。手掌中间凹陷的部分被称为掌心，掌心内侧与外侧像鱼腹一样隆起的部分被分别称为小鱼际和大鱼际。

只有完全符合以上三个标准的手才能被称为健康的手。

健康人的耳是什么样的

双耳是人体重要的听觉器官和平衡器官。一旦耳朵出现病变，免疫力稍弱的老人和孩子就可能出现耳闷、听力下降等症状，甚至会患上中耳炎或耳聋等疾病。因此，拥有一双健康的耳朵对于人们来说异常重要。

从解剖学的角度来看，耳朵可以分为外耳、中耳和内耳三部分。

外耳主要由耳郭、外耳道及外耳道神经和血管构成。在构成外耳的众多部位当中，耳郭不仅具有聚集和反射波的作用，还是比较容易受到伤害的部位。很多人的耳郭都会由于生理或意外的原因出现病变。中医认为，耳郭较长，耳垂丰满，是肾气充沛的象征。肾气充足的人多会健康长寿。因此，无隆起物、肉厚润泽便成为耳郭健康正常的象征。同时，健康的耳郭处的血管不会明显地表现出来，耳轮也是平整光滑的。

外耳道则主要是由长度在 2.5~3.5 厘米的软骨部和骨部组成的，其中软骨部大约占 1/3。作为由外耳门通往骨膜的通道，外耳道本身皮下组织较少，皮肤几乎与骨膜和软骨膜相连。因此，当人体感染肿胀时，其周围的神经末梢极易因为受到压迫而引起剧痛。

外耳道处的神经和血管主要由下颌神经的耳颞支和迷走神经的耳支组成。

中耳包括鼓室、咽鼓管、骨窦和乳突四部分。其中鼓室是一个位于骨膜和内耳外侧壁之间的含气腔。黏膜覆盖了整个鼓室，而鼓室的外壁就是鼓膜。咽鼓管则是沟通鼓室和鼻咽的通道。儿童的管腔较短，内径较宽，很容易成为传播咽部感染的通道，而成人咽鼓管的全长则可以达到 35 厘米。

内耳是一条复杂曲折的管道，主要由耳蜗、前庭和三个半规管组成。其中耳蜗内有听觉感受器，可以帮助人们最终听到声音；而前庭和三个半规管则对人体的平衡感有着至关重要的影响，其具体表现为无论人们的头部向任何方向转动，都至少会有一个半规管受刺激并由听神经传入大脑，产生头部转动的感觉。

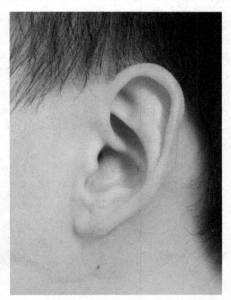

健康人的耳耳郭较长、耳垂丰满、耳轮平整光滑

综上所述，健康的耳朵是由位觉器和听觉器两部分组成的。外耳和中耳是出色的声波传导装置，内耳则是与众不同的位觉感受器。当耳朵保持健康的状态时，位于头部两侧的耳郭的长轴就会同鼻梁平行，并与头部的侧壁大约有 30 度的夹角。另外，健康的耳郭都是对称的，它们的上缘会与人们的眉毛相齐，下缘会达到鼻翼的高度。

健康人的足是什么样的

人的身体就像一个庞大的工厂，分工精密而又复杂。躯体内外的各种器官、各个系统只有相互配合、紧密联系才能支撑起人们的日常活动。而双足就是其中非常重要的一员。根据生物全息理论中的脏器投影原理来看，我们的双足在并拢的时候就像一个坐着的人，正好是整个躯体的一个倒影的模样。因此，有关人们身体的健康情况便可以通过观察双足的状况来了解。而拥有一双健康的足也正是人们身体健康的明证之一。

扁平足是生活中最常见的足部疾病之一。在发病初期，患者的足弓从外观上来看并没有什么异常表现，但是只要行走或是进行一定量的体力劳动之后，患者就会感到足部异常疲劳，并伴有疼痛之感，其中以足底中心和脚背处及小腿外侧踝部的疼痛比较明显。另外，人们还会出现局部皮肤发红甚至活动内翻轻度受限的情况。这就是姿势性平足症。

而当姿势性平足症比较严重时，患者就会出现八字步，站立或行走时疼痛加重，甚至出现足部僵硬、足弓完全塌陷的情况。这就是痉挛性平足症。当患上扁平足之后，人们双足的健康就受到了严重的破坏，无论是外形还是皮肤、骨骼都出现了明显的变化，从而对人们的身体健康造成了严重的阻碍。

健康的双足通常都是足底弓明显，脚趾圆润整齐，柔软有弹性，趾甲根有半月形的甲弧的。此外，当

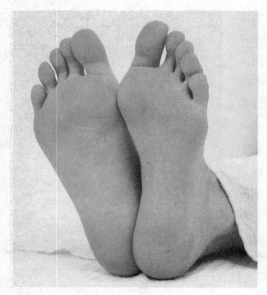

健康人的足

双足保持健康的状态时，身体的重心也会保持在正常的位置。双足的健康状态主要在皮肤、骨骼、外形三个方面呈现。

首先，由于足部是全身出油最少但汗腺最密集的地方，所以，足部皮肤通常情况下会显得比较干燥、粗糙。又加之足部需要支撑整个身体的重量，足部皮肤由此容易产生疲倦感。虽然如此，但是对于健康的双足而言，脚掌处的皮肤还是比较润泽而富有弹性的，常常呈现出白里透红的状态。相应地，脚后跟和脚底的皮肤就要比脚背与脚掌处粗糙很多。

其次，从骨骼上来看，足部的骨骼是由趾骨、跖骨与跗骨组成。其中足部的趾骨与手部的指骨功能类似，大部分趾骨都是由三个指节组成，除了两个大脚趾是两个指节。每只脚的趾骨共有 14 块，按照到脚趾根部的距离，大部分趾骨由内而外依次被称为第一趾骨、第二趾骨和第三趾骨。

跖骨是足部骨骼中的长骨，与手部的掌骨位置相似，功能相当。它是连接足部趾骨与跗骨的媒介。正因为有了它才有了脚面上接近脚趾的部分。人体每只脚都有 5 块跖骨，按照由内而外的顺序依次被称为第一跖骨、第二跖骨、第三跖骨、第四跖骨和第五跖骨。

跗骨，又名脚背骨，同手部的腕骨功能相当。它是连接胫骨和跖骨的媒介，是构成脚跟和脚面不可或缺的一部分，由 7 块小骨组合而成。

最后，从外形上来看，足部骨骼多，软组织少，表面呈现六边形的轮廓。它在人体负重、平衡和弹跳的过程中发挥着相当重要的作用。其中由足骨排列而成的外侧纵弓、内侧纵弓和横弓共同构成了足外形的基础。

另外，足部按照外形的构成还可以分为脚掌、脚背、脚趾和脚跟四部分。所谓脚掌就是脚底，它位于足部的内侧面，是人们处于直立状态时与地面充分接触的部分。脚掌的中心部分就是人体的脚心，脚心处有两个使足部保持弹性并防止震动的足弓。而位于足部外侧面的部分则被称为脚背。脚跟就是人们双脚的后部，位置在踝关节之下。而脚趾则是位于双脚前端的分支。

足部外形还有着明显的性别差异。其中女性的双脚显得薄而娇小，足背皮下组织明显多于男性，脚趾较为修长，脚趾头略尖；男性的双脚则长得比较厚壮宽大，第一、第五跖趾关节侧突较为明显，脚趾比较粗壮，脚趾头略呈方形。

符合以上三个方面的特征就是健康的双足的模样。健康的双足不仅足底弓明显，脚掌和脚背有着柔和的曲线，还保证了人体的重心处于正常的位置，不会出现动摇。

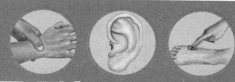

手耳足按摩前不可不知的中医理论

什么是人体反射区

　　反射区对很多人来说都是一个既熟悉又陌生的概念。说它熟悉，是因为许多病症的治疗中总会出现它的身影；说它陌生，是因为很难将它和人体健康紧密地联系起来。其实，反射区本身并不难理解。

　　早在古代，我国就已经出现了对人体反射区疗法的探索。历史悠久的针灸疗法实际上就是一种反射区疗法。它主要是通过针刺或艾灸的手法来刺激一定的穴位，从而起到疏通经络、调和阴阳的功效。而正是因为这些穴位分属于不同的经脉、脏腑，属于不同的反射区，针灸才能最终发挥效用。

　　反射区从定义上可以分为广义和狭义两种。其中广义的反射区是指人体任何可以产生反射效应的区域，而狭义的反射区则仅指手部、耳部、足底等可以产生反射效应的区域。举个简单的例子，某天去探访一位朋友，朋友住在该小区 1 号楼 5 单元的 803 室。当到达 1 号楼 5 单元的门外时，我们就可以按 803，朋友家的门铃就会响起。人体反射区就像这些数字，而人体的脏腑器官就是住户和门铃。

　　又比如，遥控器是日常生活中最为常见的操作工具之一，一个遥控器一般情况下都是与特定的电器相对应，空调的遥控器只能操作空调，电视机的遥控器只能操作电视机，如果将两者的遥控器互换，那么电视机和空调就都成了一种摆设，不能起到应有的作用。

　　所以，无论是住户的数字与门铃也好，还是遥控器和不同的电器也罢，它们之间都是准确的对应关系。而人体的反射区就相当于事例中的住户数字与遥控器，而脏腑器官就相当于门铃与电器。因此，人体的反射区与脏腑器官也是相互对应的关系。人们可以通过对身体反射区的刺激来调理相应的脏腑、器官，防治身体的毛病。

　　人体足底有心脏的反射区，当心脏出现不适症状的时候，人体可以通过刺激足底的心脏反射区来缓解、调理心脏的病症。同样的，耳部也有心脏的反射区，如果适当地刺激耳部的心脏反射区同样可以对心脏的病症进行有效的调理和缓解。简单说来，刺激人体的反射区就能激活人体的自愈力。

　　此外，需要注意的一点是，人体的五脏六腑、肢体、器官等对应的往往不止一个反射区。反射区在中医上讲就是全息对应。我国古代的著名医学著作《黄帝内经》就论述了人体脏腑之间、脏腑与体表之间、局部与整体之间的对应关系。全息对应的治疗思想发展到近代之后，逐渐发展为全息治疗的理论，即任何一种生物体相对独立的部分都包含着整体的信息。

　　一般来讲，根据全息治疗理论，身体中存在反射区的地方就被称作一个全息胚。这样，手部、足部、耳部等部位便成了全息胚家族的成员。而全息胚最大的特点就是"麻雀虽小五脏俱全"，每一个全息胚都包含着完整的身体五脏六腑的反射区。也就是说，人体的每一个部分都包含着全身的信息，都与整体相对应。所以，尽管手部、足部等处于身体的不同部位，但它们中的反射区可能属于同一个脏腑器官。

通过刺激这些反射区，我们不仅可以使自身各个部位的功能得到很好的调节，还可以大幅提升身体的抵抗力、免疫力与自愈力，从而实现防治疾病和自我保健的多重功效。但是，需要注意的一点是，反射区实际上是人体脏腑器官的一种投影，它是一个区域性的概念，或者说是一些穴位的联合体，而并非单个明确的穴位。使用按摩等纯粹的物理方法刺激人体的反射区，一方面可以使相关脏腑器官得到力度适中的合理刺激，另一方面可以避免由化学药物带来的副作用。

反射区治病的优点

反射区在人们防治疾病的过程中有着非常重要的作用。它与疾病之间的关系就如同灭火器和火苗一样。只要选择正确的灭火器，火苗就会失去燃起的源头，从而真正地做到手到病除。利用反射区治病的优点主要体现在以下两个方面：

1. 反射区可以准确判断出身体的病变部位。

在日常诊病的过程中，医生虽然也会借助一些先进的医疗器械对患者进行认真细致的检查，但实际在很大程度上还是依靠患者的自述。这就为误诊的出现提供了一定的可能性。因为即便有时患者会感到自身不舒服，在具体部位的判断上可能会出现一定的误差。而有了反射区的帮助，则大大降低了误诊的概率。

人体的反射区就好像每个人随身携带的听诊器，若是身体出现了什么异常情况就会及时将情况反馈给我们，并帮助我们找到准确的位置。这一点在中西医的治疗过程中早已得到了充分的证实。

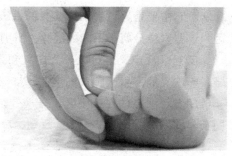

利用反射区可以准确判断身体病变部位，降低误诊概率

就中医的传统理念来讲，药物或是其他方法只能算是治疗中的辅助手段，真正唱主角的还是人体的自我调节功能，而利用反射区治病正是最根本的治病方法家族中的一员。人们可以通过对反射区的刺激来调节自身的阴阳平衡，保证身体中的气血运行通畅，从而达到自愈的效果。

与中医的理念略有不同，西医更加讲究通过去除瘀阻或者坏死的部位来保证身体各个系统的正常运行从而达到消除病患的效果。运用反射区治病也同样是借助刺激的手法来改善人体的新陈代谢与血液循环，提高身体相关细胞之间的物质交换，以便使身体摆脱病变，恢复健康。

无论治病原理如何，运用反射区治病都是一种正确明智的选择。中医常讲"通则不痛，痛则不通"，出现疼痛或酸胀的地方就是反射区的所在。当反射区出现异常状态时，气血的运行就会遇到阻碍，相应的身体部位也会出现不适或病变的情况。遇到此种情况时，我们只需要每天坚持在出现疼痛或酸胀的地方进行合理的揉按，气血就会慢慢变得通畅，疼痛或酸胀感就会慢慢消失，身体也就恢复了健康。

2. 反射区还可以有效地激发身体的潜能。

通常情况下，一旦疾病来袭，人们就会将治病的相关事情全权交给医生来处理，自己半点也不参与。其实，此种做法并不科学。因为医生所做的努力多数情况下都是使患者出现的症状得到暂时的缓解。若想恢复健康，患者自身的努力也是非常重要的。

每个人的身体中都潜藏着巨大的潜能，而且越是到紧急的时刻潜能就能得到越大程度的发挥。因此，自愈是患者身体恢复健康的重要途径。我国传统中医讲究"治未病"，即通过预防或治疗手段来防止疾病的发生、发展。疾病出现再进行调理只能算是事后补救，疗效会大打折扣。激发身体的潜能、防病于未然才是最佳的选择。

另外，不同的人会表现出不同的潜能。例如，同样是患了口腔溃疡，去医院就诊后，医生告诉患者这只是一个小毛病，会很快自愈。结果，一段时间之后，有些患者恰如医生所言很快恢复了健康，可是有些患者却迟迟不能痊愈。此时，激发身体的潜能就变得非常必要。

我国最早的医学著作《黄帝内经》中就有了"诸病于内，必形于外"的治病理念，也就是说，人的脏腑器官如果出现病变就一定会在外表显现出来。此时，只要将身体的镜子——反射区找来，就可以了解身体的

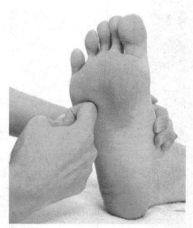

在全息反射区按、揉、推、刮，可有效激发身体潜能

情况。反射区是身体健康的福田，将按、揉、推、刮的方法作用在全息反射区，不仅可以准确地判断病变部位，还可以有效地激发身体潜能，从而使健康常留人们身边。

什么是经络

早在战国时代的医学专著《十一脉灸经图》和中医名著《黄帝内经》中就已经出现了有关经络的记载，在其后的《内经·络脉篇》中更是赋予了经脉极为重要的意义，经络可以调控人体的一切功能，具有"决生死，处百病，调虚实"的作用。也就是说，经络决定着生命的存在与否，因此，充分了解经络的含义及其循行规律，对于为自己或他人进行有针对性的针灸或按摩有着至关重要的意义。

经络是中医的重要理论基础之一，是联系人体表里、全身器官及气血运行的通道，它是经脉和络脉的总称。经络系统由经脉、络脉和外连部分组成，其中身为主干的经脉包括十二正经（即十二经脉）、十二经别、奇经八脉等。气是重要的生命能量，经脉就是气在人体中运行的通道。人体主要有12条经脉，也被称为十二正经。它们对称地分布在人体两侧，每一条经脉都对应着心、肝、脾、胃、肾、大肠、小肠与膀胱中的一员。此外，十二正经还有阴阳之分，其中阳经循行于四肢外侧，属腑，阴经循行于四肢内侧，属脏。十二经别则是从十二正经别出的经脉，功能主要是弥补正经的不足之处。至于奇经八脉，它们与脏腑并无直接的络属关系，主要效用是统率、联系、调节十二正经。

所谓络脉则是从经脉中分离出来的分支，位于人体比较表浅的部位，分布纵横交错，网络全身，无所不至。络脉主要有别络、浮络和孙络之分。人体主要有十五络脉。至于外联部分则可分为十二经筋和十二皮部。其中十二经筋是十二正经的附属部分，主要用于连接四肢、负责掌握关节活动。十二皮部则是根据十二正经反映于体表的部位划分而来。

经络是人体功能的调控系统，当经络活动出现问题时，气血运行就会受到阻碍，人体表里的联系就会出现中断。只有对经络有了充分的了解，并对人体针灸和按摩有了一定的认识，才能理解按压某个穴位可以缓解病痛的缘由，才能以针灸或按摩来帮助自己或他人祛除众多不适症状的影响，从而达到保健防病的目的。

人体经络图

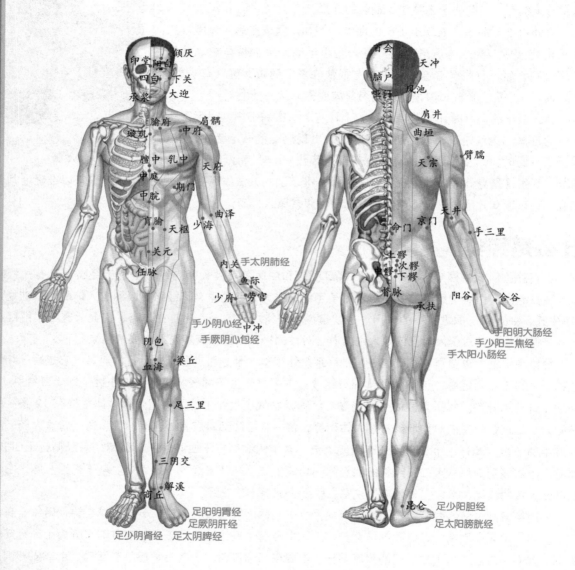

正面经络图

印堂　阳白　颔厌
四白　下关
承浆　大迎
腧府　肩髃
璇玑　中府
膻中　乳中　天府
中庭　期门
中脘
肩腧　少海　曲泽
天枢
关元　内关　手太阴肺经
任脉　鱼际
少府　劳宫
手少阴心经　中冲
手厥阴心包经
阴包
血海　梁丘
足三里
三阴交
解溪
商丘
足阳明胃经
足厥阴肝经
足少阴肾经　足太阴脾经

背面经络图

百会　天冲
脑户
哑门　风池
肩井
曲垣　臂臑
天宗
天井
命门　京门　手三里
上髎　次髎
中髎　下髎
督脉　阳谷　合谷
承扶
手阳明大肠经
手少阳三焦经
手太阳小肠经
昆仑　足少阳胆经
足太阳膀胱经

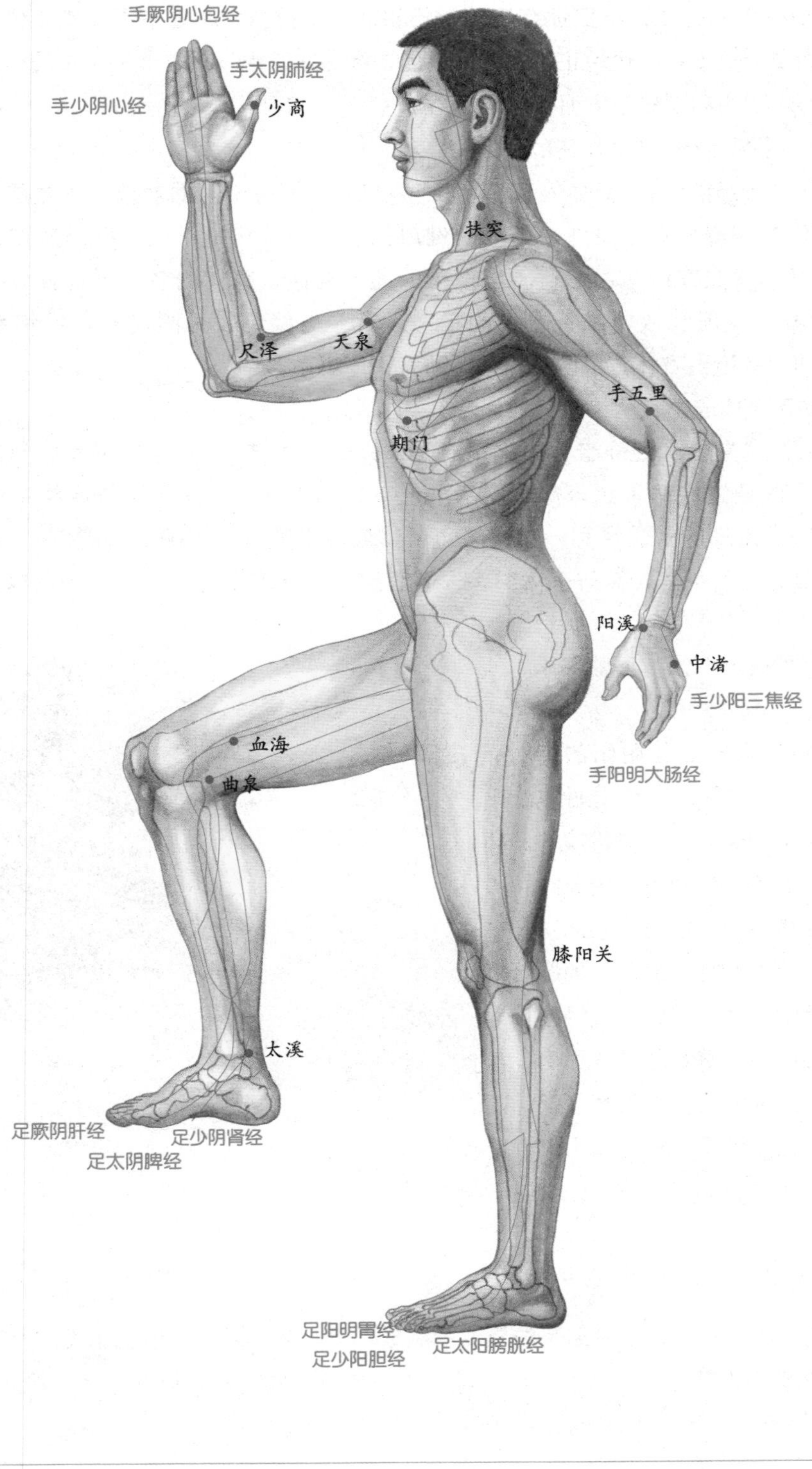

手厥阴心包经

手太阴肺经

手少阴心经

少商

扶突

尺泽　天泉

手五里

期门

阳溪

中渚

手少阳三焦经

手阳明大肠经

膝阳关

血海

曲泉

太溪

足厥阴肝经　足少阴肾经

足太阴脾经

足阳明胃经

足少阳胆经　足太阳膀胱经

人体经络图

侧面经络图

经络的作用

人体是一个复杂庞大的整体，不仅拥有五脏六腑和众多系统器官，还需要负责人们的各项活动。可是，它却能够保证表里合一、系统运转正常。究其原因，经络在其中发挥着非常重要的作用。

经络的作用主要表现在以下三个方面：

第一，经络是气血通畅运行、调和阴阳的保障。

《灵枢·本藏》中提及经络具有"行血气而营阴阳，濡筋骨，利关节"的功效。气血是人体活动重要的物质基础。得到了气血濡养之后，身体才能变得健康强壮。而经络是气血运行的通道，在人体正常的生命活动中，经气推动气血在经脉中运行。当运行的通道畅通，身体的各个系统就会在气血运行的过程中获得充足的营养，从而有效地维持自身的正常运行。当经络发生阻滞时，经络系统对全身的维系、协调和平衡活动就会遭到破坏，机体的正常活动就不能维系。

第二，经络是联系身体表里、网络全身的保障。

《灵枢·海论》说："夫十二经脉者，内属于府藏，外络于支节。"脏腑位于身体的内部，支节位于身体的外部，它们之间通过经络系统来产生联系。十二经脉（即十二正经）是经络系统的重要组成部分，它们与从自身衍生出来的十二经别一起，沟通了体表与脏腑以及脏腑与脏腑之间的联系。实际上，经络系统就是以十二经脉为主体，循行于体表，沟通脏腑、器官、皮毛、肌肉、骨骼等，使之成为一个有机整体的媒介。

第三，经络是抵御病邪入侵、反映身体征候的保障。

经络不仅有运行气血、调和阴阳的特性，还可以表现为"反应性"和"传导性"。具体说来，就是在疾病来袭时，经络扮演的是抵御病邪入侵、反映疾病的角色。由于经络联系身体表里，网络全身，所以当人体正气充足时，经络便会成为抵御病邪入侵的屏障；当人体正气不足时，病邪就会通过经络迅速传遍全身。除此以外，脏腑若是发生病变有时也会通过经络传到体表。体表某些部位出现压痛、凹陷、充血等反应常可以用来当作诊断相关疾病的证据。

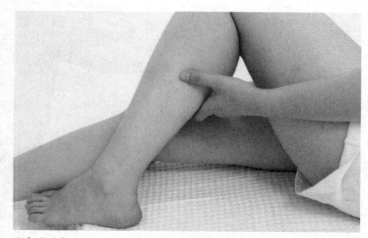

体表某些部位出现压痛、凹陷、充血等反应可作为诊断身体相关疾病的依据

十二经脉

十二经脉又被称为十二正经，是经络系统重要的组成部分。它们或者从脏腑出发上行到头部，或者从双脚进入脏腑，又或者从头走向双脚，承担着连接身体内外表里的重任。只有对十二经脉有所了解之后，才能知道如何使经络系统的主干线保持畅通，从而保证身体的健康。

十二经脉		内部归属	外部运行路线
手三阳经	手少阳三焦经	属三焦，络心包	先从无名指出发，再经过上肢外侧中、肩上、颈部、耳后，最终到达眉梢
	手阳明大肠经	属大肠，络肺	先从示指处出发，经过上肢内侧的前方、肩前、颈部、下齿等部位，最终到达鼻子旁边
	手太阳小肠经	属小肠，络心	从小指出发，经过上肢外侧后部、肩胛、颈部等部位，最终到达耳朵前方
手三阴经	手少阴心经	属心，络小肠	从腋下出发，经过上肢内侧的后端，到达小指
	手太阴肺经	属肺，络大肠	从上胸外侧出发，经过上肢内侧前端，最终到达拇指
	手厥阴心包经	属心包，络三焦	从乳房旁边出发，经过上肢内侧的终端，最后到达中指处
足三阳经	足少阳胆经	属胆，络肝	从外眦出发，经过头颞、项侧、胁腰侧、下肢外侧中部，最后到达脚的第3趾处
	足阳明胃经	属胃，络脾	从目下出发，经过面周、颈前、胸腹第2侧线、下肢外侧前端、次趾等部位之后，最终到达脚部的第2趾
	足太阳膀胱经	属膀胱，络肾	从内眦出发，经过头顶第1侧线、颈后、背腰部第1、2侧线、下肢外侧后部等部位之后，最终到达小趾
足三阴经	足少阴肾经	属肾，络膀胱	从小趾外出发，经过足心、下肢内侧后部之后，最终到达胸腹第1侧线
	足太阴脾经	属脾，络胃	从大趾内侧出发，经过下肢内侧的中部和前部，最终到达胸腹第3侧线
	足厥阴肝经	属肝，络胆	从大趾外部除外，经过下肢内侧的前后部之后，最终达到阴部和胁部

　　注：经脉直接联系的脏或腑称为"属"，属脏或腑的经脉由联络与其相表里的腑或脏，这种联络称为"络"。

奇经八脉

同十二经脉一样，奇经八脉也是经络系统的重要组成部分。它们与正经有很大的不同，既不直属于某一脏腑，也没有表里配合关系，真可谓"特立独行"。但是，它们对于身体的重要作用却是不容忽视的。

经脉名称	保健功能	分布情况	外部运行路线
任脉	任脉素有"阴脉之海"之称，负责调节全身阴经经气，以治疗泌尿和生殖系统的疾病为主	人体前部正中线	任脉循行从中极穴下方的会阴开始，经过阴毛向腹部正中、关元穴、咽喉、右颊下缘，最终到达眼部
督脉	督脉素有"阳脉之海"之称，负责调节全身阳经经气，善于治疗头晕、头痛、休克、昏迷和神志方面的疾病	人体后部正中线	督脉循行从人体躯干最下方的会阴部开始，汇入脊椎内之后上行进入脑部、颠顶，并沿着前额正中最终到达龈交穴
冲脉	冲脉素有"经络之海"之称，调节、滋养十二经脉的气血	腹部第一侧线	冲脉循行从足阳明胃经的气冲穴开始，合并足少阴肾经在腹部的经脉挟着脐旁五分处上行，直至胸中
带脉	带脉主要负责约束纵行躯干的多条经脉	环腰一周，状如束带	带脉循行从两胁开始，环绕着身体的腰部运行一周
阴硚脉	调节肢体运动，掌管眼睑开合	小腿内侧，上行至目内眦	阴硚脉循行从位于足跟部内踝下方的照海穴开始，然后沿着内踝上行到咽喉处同冲脉交会
阳硚脉	维持下肢正常生理活动，掌管眼睑开合	小腿外侧，上行至目内眦	阳硚脉循行从足跟部的申脉穴开始，然后沿着外踝上行，最后到达风池穴
阴维脉	阴维脉是所有阴经汇集之地，负责调节六阴经经气	位于小腿内侧，上行于咽喉	阴维脉循行从足少阴肾经位于下肢的筑宾穴开始，先后经过足太阴脾经、足厥阴肝经、任脉的天突穴，最后到达廉泉穴
阳维脉	阳维脉是所有阳经汇集之地，负责调节六阳经经气	位于小腿外侧，上行至颈项	阳维脉循行从足太阳膀胱经在下肢的金门穴开始，先后经过足少阳胆经的阳交穴、日月穴，手阳明大肠经、手少阳三焦、足少阳胆经的风池穴、督脉的哑门穴、风府穴，最后回到足少阳胆经处

如何简易取穴

穴位又称腧穴，是人体脏腑经络气血输注于体表的特定部位。由于穴位与经络紧密相连，经脉又大多属于一定的脏腑器官。如此，穴位、经络、脏腑之间便形成了不可分割的关系。又加之经络具有抵御病邪入侵、反映身体征候的功用，所以，穴位在防治疾病的过程中也发挥着积极的作用。

在按摩的过程中，准确地选择穴位对于按摩者与被按摩者双方都有着非常重要的意义。对于按摩者而言，只有找对穴位才能开始实施按摩，并使按摩的效果达到最佳；对于被按摩者而言，只有找对穴位才能远离病痛。所以，掌握一些准确的取穴方法就显得尤为重要。

取穴的方法很多，其中以根据人体骨节定位取穴、根据体表标志取穴、根据手指尺寸取穴三种方法最为简单。

1. 根据人体骨节定位法

此种方法也被称为骨度分寸法，主要做法是将人体的骨节作为标准，全身各个部分的大小、长短均按此标准进行折合，折合的比例即是定穴的依据。

人体全身骨度分寸表

起止点	所属部位	度量	折量寸	补充说明
前额两发角之间	头部	横	9寸	当前发际并不分明的时候，采用以下标准来测量头部的横寸：从眉心到大椎穴18寸，眉心到前发际3寸，大椎穴至后发际3寸
前发际到后发际		直	12寸	
耳后两乳突之间		横	9寸	
腋前纹头至肘横纹	上肢	直	9寸	用于手三阳与手三阴骨度分寸
肘横纹至腕横纹		直	12寸	
天突到岐骨	胸腹	直	9寸	通常情况下，胸部与胁肋部取穴直寸是以肋骨作为计算标准的，每一根肋骨折作1.6寸（天突穴至璇玑穴为1寸），而胸腹部取穴横寸是以两乳头之间的距离作为标准的。若是女性，则可以选择用锁骨中线来替代
两乳头之间		横	8寸	
岐骨到脐中		直	8寸	
脐中至横骨上廉		直	5寸	
横骨上廉至内辅骨上廉	下肢	直	18寸	所谓内辅骨山是指股骨内侧踝，内辅骨下指胫骨内侧处，内踝尖是指内踝朝向内侧的凸起处。另外，臀横纹到膝中可以按照14寸的标准进行折量。膝中的水平线、前平膝盖下缘、后平横纹，屈膝时可平膝眼穴
内辅骨下廉至内踝尖		直	13寸	
髀枢至膝中		直	19寸	
膝中至外踝尖		直	16寸	
外踝尖至足底		直	3寸	
大椎以下到尾骶	背腰	直	21椎	背腰部的腧穴要以脊椎棘突标志作为定位依据
腋以下至季胁	身侧	直	12寸	髀枢指股骨大转子高点，季胁指第11肋端下方
季胁以下至髀枢		直	9寸	

2. 根据体表标志取穴法

有些穴位是以人体的部位而定的。因此，掌握一些体表标志也可以成为准确取穴的简便方法，比如腹部中间肚脐中央的位置就是神阙穴，两眉中间是印堂穴，两乳中间是膻中穴，大椎穴在人们低头时第七颈椎棘突下方。

3. 根据手指尺寸定位法

此种方法即手指同身取穴法，是中医诊疗时最常用的找穴方法之一，选取自身手指的某一部分作为长度单位进行衡量取穴。

拇指同身寸

以被按摩者拇指中节的宽度为 1 寸。此种方法适用于四肢部位取穴。

中指同身寸

以被按摩者中指中节两侧横纹头为 1 寸。

三指横寸

将被按摩者的中指、示指、无名指并拢，它们中间的宽度为 2 寸。

四指横寸

将被按摩者的示指、中指、无名指、小指并拢，它们中间的宽度为 3 寸。此种方法多用于四肢、下腹的直寸及背部的直寸。

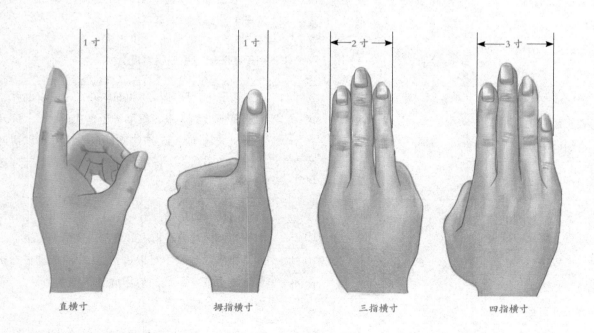

直横寸　　　　　拇指横寸　　　　　三指横寸　　　　　四指横寸

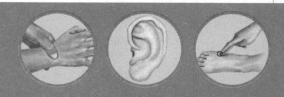

认识手耳足的穴位分布

手部经穴图示

　　手部是人体重要的经络聚集之地，手太阴肺经、手厥阴心包经、手少阴心经、手阳明大肠经、手少阴三焦经及手太阳小肠经均在此聚集。以下便是这六大经穴的示意图。

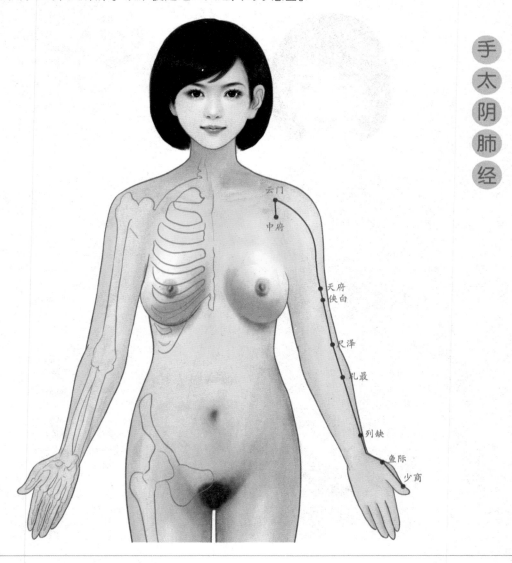

手太阴肺经

云门
中府
天府
侠白
尺泽
孔最
列缺
鱼际
少商

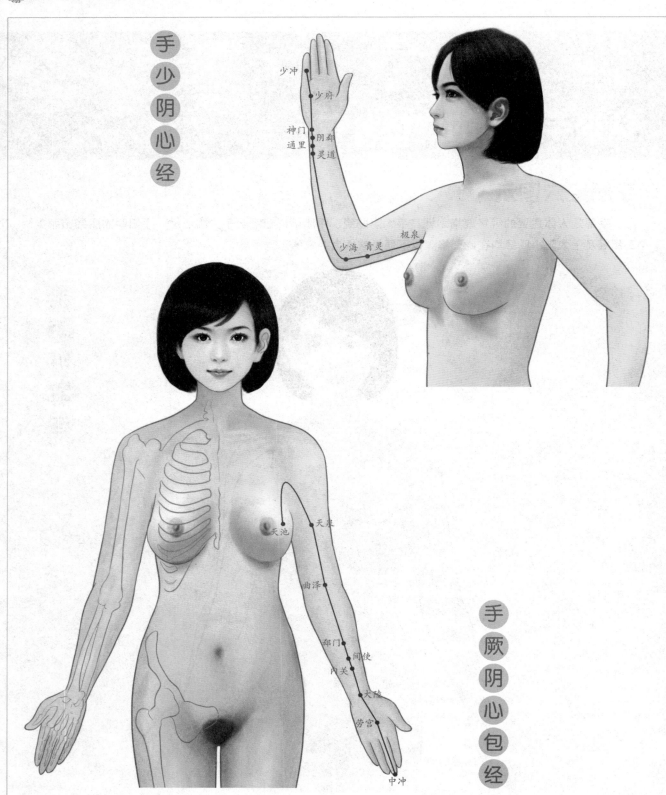

手少阴心经

少冲
少府
神门 阴郄
通里 灵道
少海 青灵 极泉

手厥阴心包经

天池 天泉
曲泽
郄门
间使
内关
大陵
劳宫
中冲

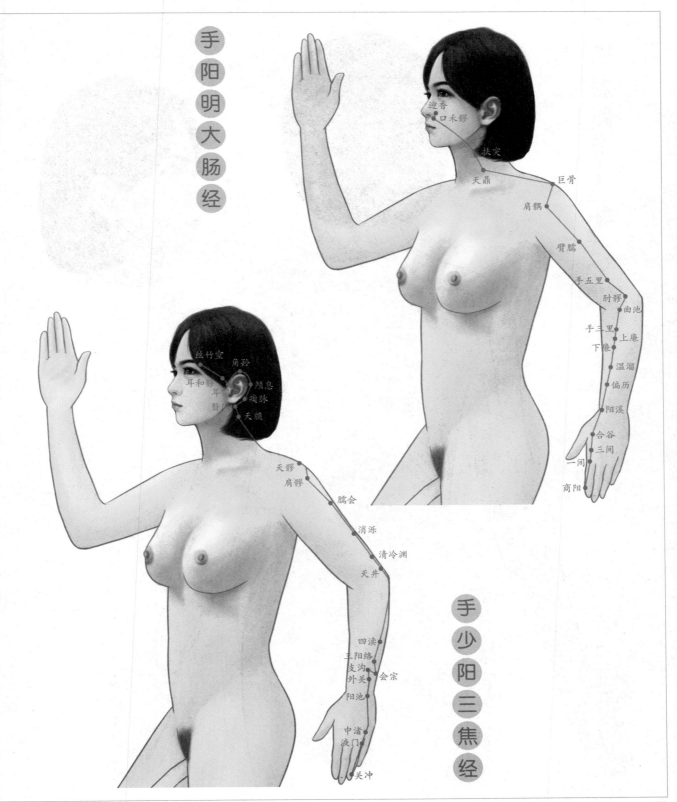

手阳明大肠经

手少阳三焦经

迎香
口禾髎
扶突
天鼎
巨骨
肩髃
臂臑
手五里
肘髎
曲池
手三里
上廉
下廉
温溜
偏历
阳溪
合谷
三间
一间
商阳

丝竹空
角孙
耳和髎
耳门
颅息
瘈脉
翳风
天牖
天髎
肩髎
臑会
消泺
清冷渊
天井
四渎
三阳络
支沟
外关
会宗
阳池
中渚
液门
关冲

手
太
阳
小
肠
经

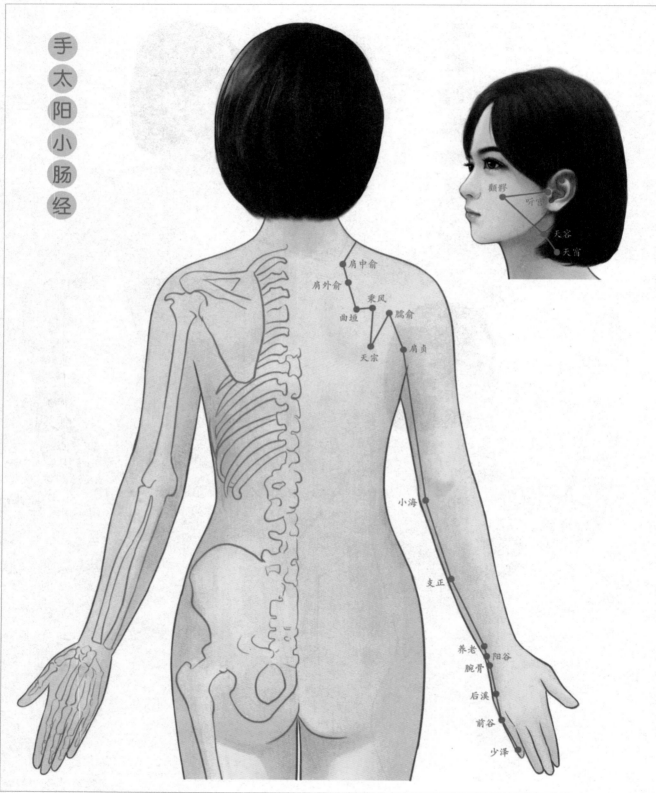

颧髎
听宫
天容
天窗

肩中俞
肩外俞
秉风
曲垣
臑俞
天宗
肩贞

小海

支正

养老 阳谷
腕骨
后溪
前谷
少泽

手部常用穴位

　　人体手部穴位众多，其中以曲池穴、手三里穴、肩贞穴等最为常用。经常按摩这些穴位，可以有效地治疗肩周炎、高血压、偏瘫等症。所以，了解手部常用穴位，对防病保健有着极为重要的影响。以下便是对手部常用穴位的介绍。

所属手部经脉	常用穴位	主治病症	穴位位置
手阳明大肠经	肩髃	肩关节痛、肩周炎、高血压病、偏瘫等	位于三角肌上，当手臂向前或向外伸展时，肩峰下方出现的凹陷处便是此穴
	臂臑	肩臂痛、上肢瘫痪等	在肩髃和曲池两穴的连线上，曲池穴上面大约7寸的位置，同时也是三角肌的止点处
	曲池	上肢关节痛、高血压病、偏瘫等	位于肘部横纹的外侧端。每当肘部弯曲的时候，尺泽和肱骨外上踝连线的中点处便是此穴
	手三里	上肢麻痹、肩臂痛、消化不良、腹痛、腹泻等	位于前臂背面桡侧，阳溪和曲池的连线之上、肘横纹下面大约2寸的地方
	阳溪	腕关节及周围软组织疾病、小儿消化不良、头痛、牙痛、耳鸣、耳聋等	每当向上跷起拇指时，拇指与拇长伸肌腱之间就会出现凹陷，此处便是阳溪穴
	合谷	面神经麻痹、神经衰弱、五官科疾病、感冒、偏瘫等	位于第1和第2掌骨之间，第2掌骨桡侧中点
手少阳三焦经	肩髎	肩关节劳损、肩周炎、中风、偏瘫等	位于肩髃穴后方，每当胳臂向外伸展时，肩峰的后下方便会出现凹陷处，此处便是肩髎穴
	外关	上肢关节痛、落枕、腮腺炎等	位于尺骨与桡骨之间、腕背横纹直上2寸处
	阳池	腕关节及周围软组织疾病、感冒等	位于腕背横纹中，指伸肌腱的尺侧缘凹陷处，也就是手背第3/4掌骨之间直上的位置
手太阳小肠经	肩贞	上肢瘫痪、肩胛痛、耳聋、耳鸣等	位于肩关节后下方。当手臂向内收起之时，也厚纹头直上1寸的位置就是肩贞穴
	小海	肩背痛、尺神经痛、精神分裂症等	当肘部弯曲时，在肱骨内上踝与尺骨鹰嘴之间会出现一处凹陷。此处凹陷便是小海穴。它正好位于尺神经沟处

所属手部经脉	常用穴位	主治病症	穴位位置
手少阴心经	极泉	心痛、肘臂冷痛、胸胁疼痛等	位于腋窝顶点、腋动脉搏动处
	神门	心脏病、神经衰弱、失眠、健忘、多梦等	位于腕掌侧横纹尺侧端，尺侧腕屈肌腱的桡侧凹陷处
手太阴肺经	尺泽	肺炎、胸膜炎、支气管炎、咽喉肿痛等	伸开手掌，使掌心朝上，并使肘部微微弯曲，在肘横纹中肱二头肌腱桡侧凹陷处便是尺泽穴
	太渊	百日咳、哮喘、支气管炎、头痛、牙痛、感冒、腕关节及周围软组织疾病等	位于腕掌侧横纹桡侧、桡动脉搏动处
	鱼际	扁桃体炎、咳嗽、咽喉痛、哮喘等	伸开手掌，掌心朝上，第1掌骨中点桡侧、呈现赤白色的肉际处便是鱼际穴
手厥阴心包经	曲泽	心肌炎、风湿性心脏病、急性胃肠炎、支气管炎等	位于肘横纹中、肱二头肌腱的尺侧缘
	郄门	心绞痛、心肌炎、风湿性心脏病、胸膜炎等	位于大陵穴与曲泽穴的连线之上、两筋之间、腕横纹向上5寸处
	内关	心绞痛、风湿性心脏病、咽喉肿痛、胃痛、腹痛、呕吐、脾胃不和、哮喘等	位于掌长肌腱与桡侧腕屈肌腱之间、腕横纹正中向上2寸处
	劳宫	心绞痛、中风昏迷、手指麻木、手掌多汗症、中暑、口腔炎等	位于手掌心第2、3掌骨之间靠近第3掌骨的位置。当人们弯曲手指握紧拳头时，中指指尖所指的位置就是劳宫穴
	大陵	心肌炎、肋间神经痛、腕关节及周围软组织疾病、扁桃体炎、失眠等	伸开手掌，使掌心朝天，掌长肌腱与桡侧腕屈肌腱之间、腕掌横纹的中点处就是大陵穴
经外奇穴	落枕	落枕、肩臂痛、偏头痛、胃痛、咽喉痛等	位于手背第2、3掌骨之间，掌指关节后面大约0.5寸的地方

耳部经穴图示

耳朵是人体经络的重要聚集地，它不仅与十二经脉直接或间接相连，还是奇经八脉中阳跷脉与阳维脉的必经之处。

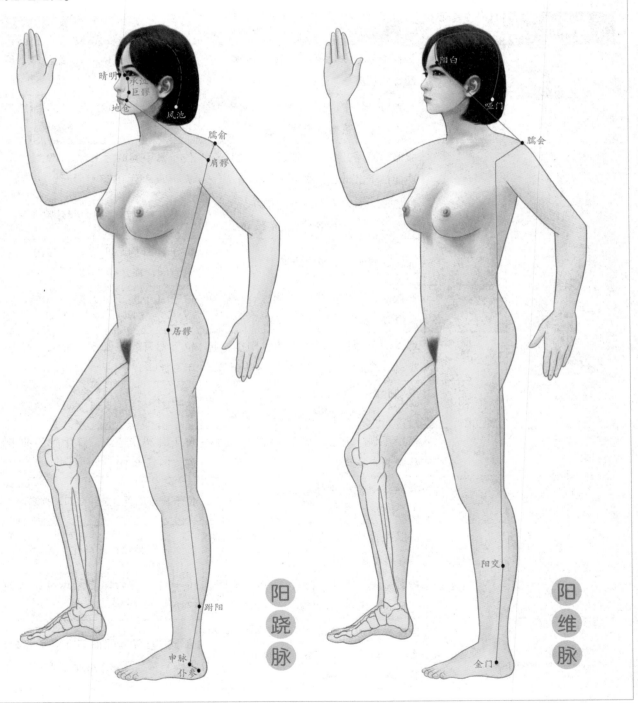

耳部常用穴位

作为身体的"显示器"之一，耳朵虽然形状偏小，对人体健康却有着极为重要的影响。而在此过程中，耳部的一些常用穴位发挥了非常关键的作用。

所属耳部分区	穴位名称	主治病症	所处位置
三角窝	神门	神经衰弱、失眠多梦、高血压病、戒断综合征等	位于三角窝后 1/3 的上部，即三角窝 4 区
	内生殖器	月经不调、痛经、功能性子宫出血、白带过多、阳痿、早泄、遗精等	位于三角窝前 1/3 的下部，即三角窝 2 区
耳甲	脾	腹胀、腹泻、食欲不振、内耳性眩晕、功能性子宫出血、白带过多等	位于耳甲腔的后上部，BD 线的下方，即耳甲 13 区
	胃	胃痉挛、胃溃疡、胃炎、牙痛、失眠、恶心、呕吐、消化不良、前额痛等	位于耳轮脚消失处，即耳甲 4 区
	三焦	便秘、腹胀、上肢疼痛等	位于外耳门后下方，肺与内分泌区之间，即耳甲 17 区
	心	心绞痛、心律不齐、心动过速、口舌生疮等	位于耳甲腔正中凹陷处，即耳甲 15 区
	肾	遗尿、肾盂、遗精、早泄、阳痿、腰痛、耳鸣、哮喘、肾炎、月经不调等	位于对耳轮下脚下方后部，即耳甲 9 区
	肝	肝郁胁痛、高血压病、近视、青光眼、眩晕、更年期综合征、月经不调等	位于耳甲艇的后下部，即耳甲 12 区
耳垂	内分泌	月经不调、痛经、更年期综合征、甲状腺功能减退或亢进症等	位于耳屏切迹内，耳甲腔的前下部，即耳甲 18 区
	眼	视网膜病变、急性结膜炎、电光性眼炎、睑腺炎等	位于耳垂正面中央部，即耳垂 5 区
耳轮	耳中	皮肤瘙痒症、出血性疾病、呃逆、咯血、荨麻疹、小儿遗尿等	位于耳轮脚处，即耳轮 1 区
对耳屏	皮质下	神经衰弱、假性近视、痛症、失眠、间日疟、忧郁、心血管系统疾病等	位于对耳屏内侧面，即对耳屏 4 区（内侧面）
对耳轮	交感	自主神经功能紊乱、胃肠痉挛、胆绞痛、心绞痛、多汗症、胃酸过多、流涎、输尿管结石等	位于对耳轮 6 区前端，对耳轮处下脚末端与耳轮内缘相交处

足部经穴图示

　　同手部相类似，足部也聚集着人体不少重要的经脉，其中最重要的莫过于十二正经中聚集于此处的六条经脉。它们分别是足厥阴肝经、足阳明胃经、足少阳胆经、足太阳膀胱经、足太阴脾经和足少阴肾经。这些经脉是勾连身体与健康的重要通道，只有对它们有了深入的了解，我们才能通过按摩等方式来缓解、防治身体的病痛，做好身体的保健工作。

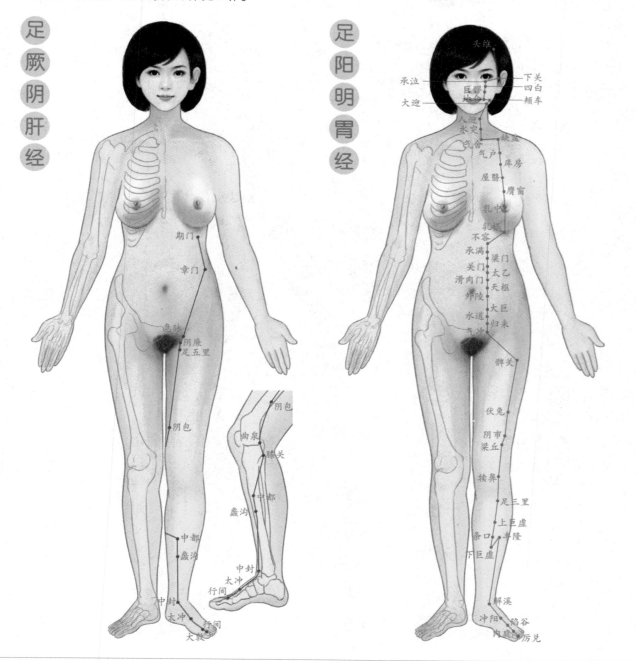

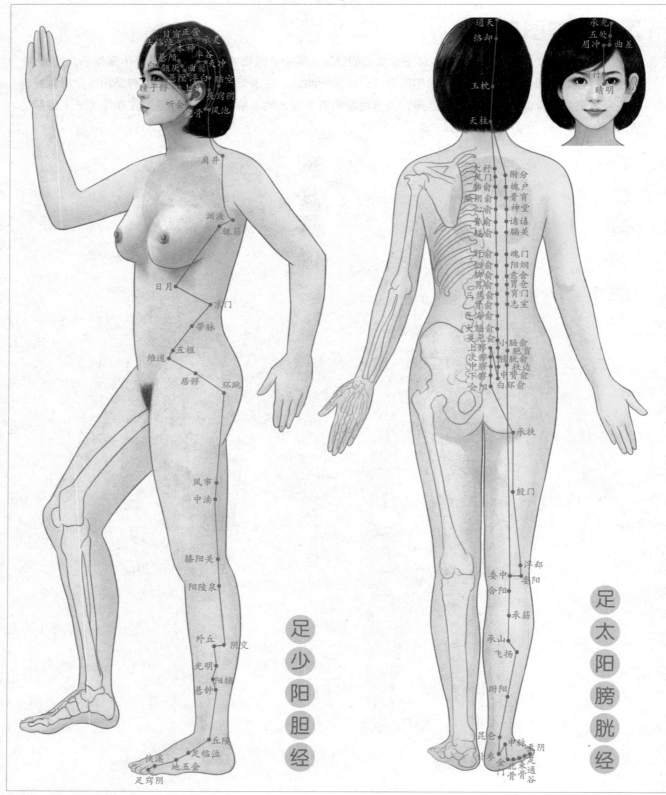

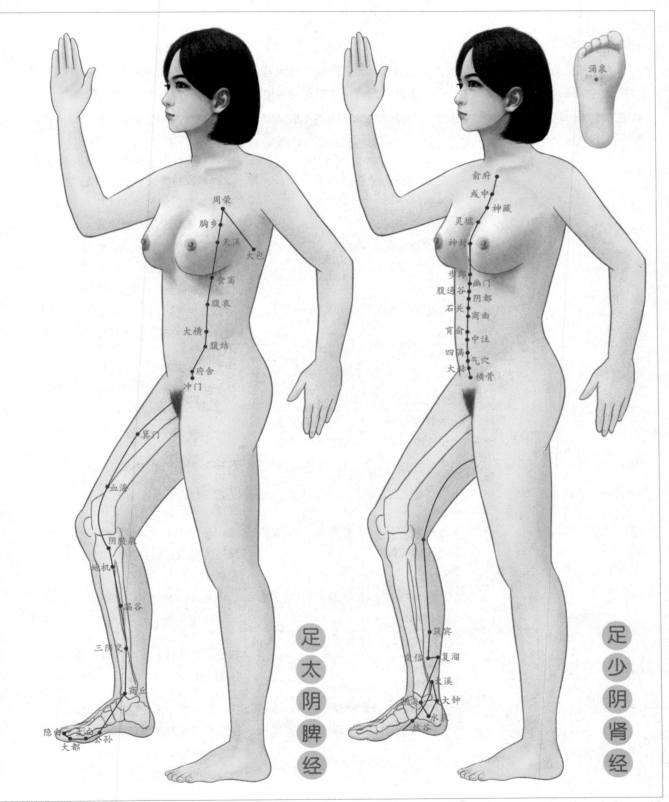

涌泉

周荣
胸乡
天溪
大包
食窦
腹哀
大横
腹结
府舍
冲门
箕门
血海
阴陵泉
地机
漏谷
三阴交
商丘
隐白 太白 公孙
大都

足太阴脾经

俞府
彧中
神藏
灵墟
神封
步廊
腹通谷
石关
肓俞
四满
大赫
幽门
阴都
商曲
中注
气穴
横骨
筑宾
交信 复溜
太溪
照海 大钟
水泉
然谷

足少阴肾经

27

足部常用穴位

在足部的众多穴位中，以环跳穴、涌泉穴、足三里穴等最为常用。这些足部的常用穴位能够帮助人们防治坐骨神经痛、腰胯痛、偏瘫等疾病。因此，充分地了解足部常用穴位将会对人体健康大有裨益。

所属足部经脉	常用穴位	主治病症	穴位位置
足少阳胆经	环跳	下肢麻痹、坐骨神经痛、偏瘫、腰胯痛等	当人们保持侧卧的姿势，并弯曲大腿的时候，股骨大转子最凸起的部位与骶管裂孔连线的外 1/3 与内 2/3 交界处就是环跳穴所在的位置
	侠溪	肋间神经痛、偏头痛、耳鸣、耳聋、高血压病等	位于足脊外侧、第 4/5 趾之间、趾噗后方赤白肉际处
	风市	腰腿痛、下肢瘫痪、头痛等	位于大腿外侧中线上腘横纹水平线上 7 寸处。另外，当人们保持直立垂手的姿势时，中指指尖的位置就是风市穴
	阳陵泉	下肢瘫痪、膝关节痛、脚气、肋间神经痛、习惯性便秘、肝炎、肩周炎、胆囊炎、高血压病等	当膝盖弯曲时，腓骨头的前下方会出现凹陷，这就是阳陵泉所在的位置
	悬钟（或名绝骨）	坐骨神经痛、膝踝关节与周围软组织疾病、落枕、偏瘫、偏头痛等	位于腓骨后缘、外踝尖上方 3 寸处
足太阳膀胱经	承扶	坐骨神经痛、腿痛、腰背痛、下肢瘫痪、便秘等	位于臀下横纹的中点、大腿后侧的正中线处
	承山	坐骨神经痛、下肢瘫痪、腰腿痛、腓肠肌痉挛等	位于小腿后面正中的位置。当人们伸直小腿或向上提起足跟时，腓肠肌肌腹下方就会出现尖角凹陷处，此处便是承山穴所在
	殷门	坐骨神经痛、下肢麻痹、腰背痛、后头痛等	位于大腿后侧、承扶和委中两穴的连线中，承扶穴下方 6 寸处
	昆仑	坐骨神经痛、踝关节及周围软组织疾病、腰背痛、头痛、下肢瘫痪、甲状腺肿大、颈强等	位于足部外踝后方、外踝尖与跟腱之间的凹陷处
	委中	坐骨神经痛、下肢瘫痪、中风、昏迷、膝关节炎、腰背痛、急性胃肠炎等	位于腘横纹中点的位置，也就是肱二头肌腱与半腱肌腱的中间
	合阳	下肢麻痹、腰膝酸痛等	位于小腿后面、委中穴与承山穴之间的连线处，具体位置在委中穴向下 2 寸处

所属足部经脉	常用穴位	主治病症	穴位位置
足少阴肾经	涌泉	下肢瘫痪、癔症、中暑、中风、失眠、头顶痛、高血压病等	位于足底部，足跟的正中央
	照海	月经不调、子宫脱垂、神经衰弱、咽喉炎、扁桃体炎、癔症、偏瘫等	位于足内踝尖直下方的凹陷处
足阳明胃经	髀关	下肢麻痹、膝关节炎、瘫痪、腰痛、膝寒等	在大腿前面，髂前上棘直下。屈肌时平会阴，居缝匠肌外侧凹陷处
	足三里	小儿消化不良、便秘、腹泻、腹痛、腹胀、急慢性胃炎、急慢性肠炎、神经衰弱、高血压病等	位于小腿的前外侧，外膝眼下面3寸的位置，大概距离胫骨前缘有一横指的长度处
	解溪	踝关节周围软组织疾病、肾炎、肠炎、眩晕、头痛、眼病等	位于拇长伸肌腱与趾长伸肌腱之间，足背与小腿交界处的横纹中央凹陷处
	上巨虚	肠炎、胃炎、腹胀、腹痛、腹泻、细菌性痢疾、偏瘫等	位于足三里下面3寸的地方，大约距胫骨前缘一横指的距离
	下巨虚	下肢瘫痪、胃热、急慢性肠炎、腹痛、急慢性肝炎等	位于上巨虚穴下面3寸处，距胫骨前缘大概有一横指的距离
足太阴脾经	箕门	尿失禁、尿道炎等	位于大腿内侧、血海上方6寸处
	血海	贫血、功能性子宫出血、月经不调、神经性皮炎等	当膝盖弯曲时，股四头肌内侧头的隆起处就是血海穴的位置，也就是大腿内侧、髌底内侧端向上2寸的位置
	三阴交	生殖系统疾病、月经不调、闭经、不孕、遗精、泌尿系统疾病、遗尿、神经衰弱、腹胀、腹痛、腹泻等	位于小腿内侧、胫骨内侧缘后方，足内踝尖直上3寸处
	阴陵泉	月经不调、遗精、阳痿、尿路感染、肠炎、肾炎、肠炎、腹胀、腹水、痢疾、膝痛等	在小腿内侧，胫骨内侧踝后下方凹陷处就是阴陵泉穴的所在
经外奇穴	膝眼	膝关节炎、膝盖痛等	当膝盖弯曲时，髌韧带两侧就会出现凹陷，其中位于外侧的称为外膝眼，位于内侧的称为内膝眼
新穴	失眠	精力不足、失眠等	位于足底，足部的正中央

手耳足特效穴位

除去常用穴位之外，人体还存在着一些特效穴位，不同的特效穴位对应着人体不同的病症。因此，在进行日常保健和防治疾病的过程中，按摩相应的特效穴位将会为人体健康带来积极的影响。以下便是对手耳足部特效穴位的详细介绍。

手部特效穴位

合谷穴

位置： 位于手背部，第一、二掌骨之间，第二掌骨桡侧的中点处。

保健功效：

①可以双向调节人体汗液代谢及大便异常。

②合谷穴集攻邪和补虚的双向作用于一身，可以有效地治疗手指痛、牙痛等各种疼痛疾病。

③刺激合谷穴还可以有效地治疗头面部五官疾患。此外，合谷穴还对感冒发热、皮肤隐疹有宣发透表的作用。

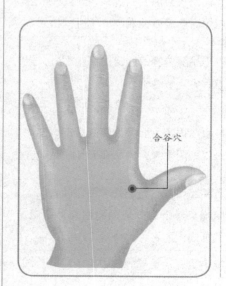

合谷穴

劳宫穴

位置： 位于手掌心，第二、三掌骨之间偏于第三掌骨处。

保健功效：

①刺激劳宫穴可以有效地治疗手掌痛、鹅掌风等手部疾患及心慌、心胸憋闷等各类心系疾病。

②按摩劳宫穴可以有效地治疗中风昏迷、更年期情绪失常等神志疾患。

③点按劳宫穴可以有效地缓解口臭、口疮等由心火引起的热证。

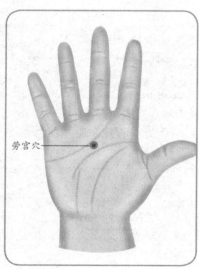

劳宫穴

内关穴

位置： 位于前臂掌侧，在掌长肌腱与桡侧腕屈肌腱之间且距离腕横纹上2寸处。

保健功效：

①点按内关穴可以有效地缓解胃痛、呕吐等胃部不适症状。

②时常点按内关穴有助于放松局部肌肉，畅通气血，有效地治疗手腕挛急疼痛。

③内关穴是手厥阴心包经上的穴位，按摩此穴可以使心痛、心慌等心系疾患及抑郁症、癫狂症等神志疾患得到有效的治疗。

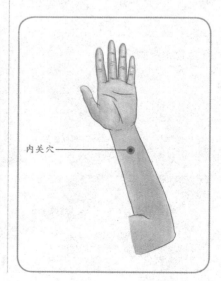

内关穴

手三里穴

位置：位于前臂背面桡侧，肘横纹下 2 寸处。

保健功效：

❶按摩手三里穴可以有效地治疗手臂麻痛、肘部肌肉痉挛无力等手部病症。

❷胃肠有实热常会导致牙痛、面颊肿痛、腹胀、吐泻等不适症状，经常用手点按手三里穴可以使上述不适症状得到缓解。

❸能有效缓解溃疡、肠炎、消化不良等。

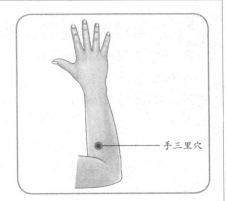

手三里穴

尺泽穴

位置：位于肘部横纹处，肱二头肌腱桡侧凹陷处。

保健功效：

❶坚持点按尺泽穴可以有效地缓解咳嗽、气喘、胸部胀满等症状。

❷点按尺泽穴可以使肘部关节、肌肉气血通畅，使肘臂肌肉痉挛疼痛得到很好的治疗。

❸按摩尺泽穴对咽炎、支气管炎、高血压病等病症有较好的治疗效果。

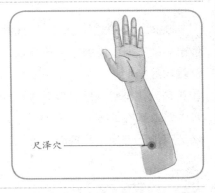

尺泽穴

曲池穴

位置：当肘部弯曲时，位于肘横纹外端与肱骨外上踝连线的中点处。

保健功效：

❶曲池穴具有清热降火的功效，因此对于一些由热病、血热等原因引起的皮肤疾患有着不错的疗效。

❷按摩曲池穴可以有效地治疗咽喉肿痛、吃痛等口腔疾患及腹痛、吐泻等肠胃疾病。

❸点按曲池穴还是治疗高血压病、上肢不遂、手臂肿痛的好方法。

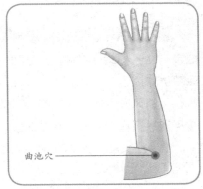

曲池穴

消泺穴

位置：位于人体的臂外侧，清冷渊穴与臑会穴连线中点处。

保健功效：

❶胸闷多食由上焦气郁积而成，而消泺穴正是三焦经上的一个穴位，所以按摩或敲击消泺穴可以使困扰人们的胸闷症状得以缓解并迅速消失。

❷按摩消泺穴还能够有效地缓解头痛、牙痛、颈项强痛、上肢麻木、肩背痛等疾患。

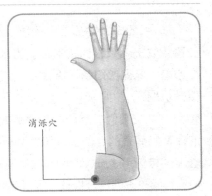

消泺穴

列缺穴

位置：位于前臂部，桡骨茎突上方，腕横纹上 1.5 寸处。

保健功效：

① 列缺穴可以同时调节肺经、大肠经和任脉，起到调肺气、通经络的作用。

② 时常按摩列缺穴可以使人们的皮肤变得更加光滑有弹性。按摩列缺穴，还有助于治疗偏头痛、咽喉炎、牙关紧闭、感冒、咳喘等疾病。

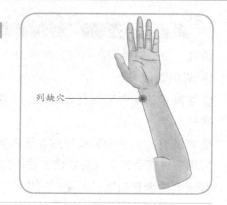

 少商穴

位置：位于拇指桡侧指甲角旁 0.1 寸处。

保健功效：

① 少商穴是肺经的经气传入大肠经的起始处。人们可以通过按摩少商穴达到止咳的目的。

② 还有助于治疗小儿食滞吐泻、唇焦、小儿慢性肠炎。

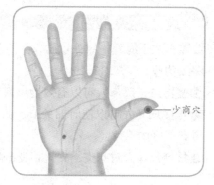

耳部特效穴位

 翳风穴

位置：位于人体头部的侧面，耳垂后方耳后高骨与下颌角之间的凹陷中。

保健功效：

① 按压翳风穴可以治疗耳鸣、耳聋、牙关紧闭、颊肿等病症。

② 用双手拇指或示指缓缓按压翳风穴可以提神醒脑，改善大脑供血不足，是治疗头痛、头晕的良方。此外，按压翳风穴还可以防治面瘫。

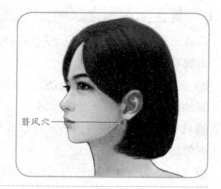

 听会穴

位置：位于耳朵眼的正前方。当人们张口时，两耳边就会各自出现一个凹陷，此处凹陷就是听会穴。

保健功能：

① 用针刺听会穴、耳门穴与翳风穴可以有效地疏通少阳经气，以达到治疗耳鸣耳聋的目的。此法对耳聋耳鸣病程较短者尤为适合。

② 坚持每天用 3 分钟时间来按揉两侧的听会穴，再利用 5 分钟时间从太冲向行间单方向进行推按，可以疏解身体中的邪火，还身体一片清凉。

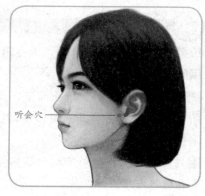

足部特效穴位

 涌泉穴

位置：足前部凹陷处第二三趾趾缝纹头端与足跟连线的前1/3处。

保健功效：

①补肾填精、益髓壮骨，可以治疗肾及其经脉循行部位的病症。

②与肾有关的疾病，如遗精、阳痿、腰酸耳鸣。

③全身各脏腑及骨、髓、脑的病症。如失眠健忘、头晕眼花、烦躁不安、精力减退，以及神经衰弱、高血压、低血压、便秘、腹泻、咽喉肿痛等症。

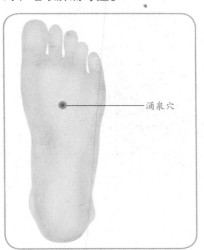

涌泉穴

然谷穴

位置：足内侧舟骨粗隆下方，赤白肉际处。

保健功效：

①推拿然谷穴可以防治食欲下降，保证人们拥有一个好胃口。

②有很好的清火作用，可以治疗心烦失眠、口渴喜饮、咽喉肿痛等阴虚火旺的各种症状。

③然谷穴还可以用来治疗表现出多饮、多食、多尿及消瘦等症状的糖尿病。

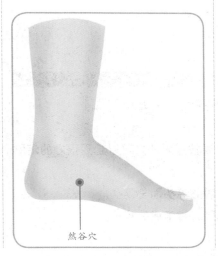

然谷穴

大敦穴

位置：足大趾末节外侧，距趾甲角0.1寸。

保健功效：

①可以很好地治疗疝气、少腹痛、睾丸炎、阴茎痛、精索神经痛、功能性子宫出血、月经不调、子宫脱垂等生殖系统疾病。

②可以很好地治疗脑溢血后遗症、癫痫嗜睡等神经系统疾病。

③可以有效地治疗便秘、胃脘痛、冠心病、心绞痛、糖尿病等疾病。

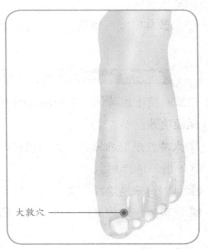

大敦穴

足三里穴

位置：位于小腿前外侧上部，距胫骨前缘一横指处。

保健功效：

①有效地调节人体的新陈代谢、消化吸收及脾胃运化功能。

②可以有效地缓解疲劳，增强身体的免疫力。

③可以促进脑细胞功能的恢复，提高大脑皮层细胞的工作能力。

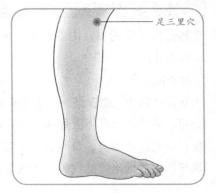

足三里穴

行间穴

位置：位于脚背大脚趾与二脚趾之间的赤白肉际处。

保健功效：

❶行间穴是个善于清泻肝火的穴位，对尿频、尿急、尿痛、尿血、小便不利、疝气、崩漏、月经失调、痛经、白带异常、外阴瘙痒、外阴或阴囊肿胀、阴囊湿疹等病症有很好的治疗作用。

❷按摩行间穴还可以很好地治疗中风、宿醉不适、腿抽筋、肝脏疾病、肋间神经痛、腹胀、心中烦热、干咳、失眠等疾病。

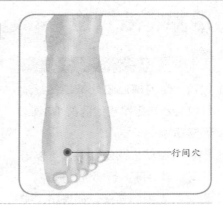

行间穴

太白穴

位置：位于足内侧缘，第一跖趾关节后下方赤白肉际凹陷处。

保健功效：

❶可以很好地治疗腰痛、下肢麻痹或疼痛等运动系统疾病。

❷可以有效地治疗胃痉挛、胃炎、便秘、肠炎、消化不良、痔疮等消化系统疾病。

❸可改善呕吐、腹泻、胸闷等症状。

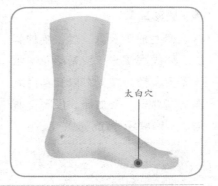

太白穴

太冲穴

位置：位于足背侧，第一跖骨间隙的后方凹陷处。

保健功效：

❶太冲穴是肝的原穴，人生气的时候按揉太冲穴可以起到很好的泻肝火、肝气的作用。

❷可以有效地治疗头晕头痛、目赤肿痛等头面部疾病。

❸还可以很好地治疗月经不调、痛经、带下病等疾病。

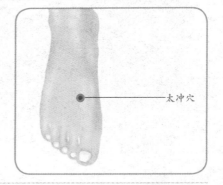

太冲穴

太溪穴

位置：位于足内侧，内踝后方，内踝尖与脚跟骨筋腱之间的凹陷处，双侧对称。

保健功能：

❶可以使肾炎、膀胱炎、遗尿等泌尿生殖系统疾病得到很好的治疗。

❷可以有效地治疗下肢瘫痪、足跟痛、腰肌劳损等运动系统的疾病。

❸可以使慢性咽炎、口腔炎、牙痛等头面部疾病得到很好的治疗。

❹可以有效地治疗肺气肿、支气管炎等呼吸系统疾病。

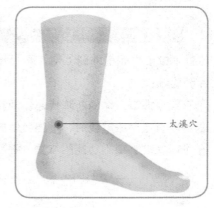

太溪穴

申脉穴

位置：位于足部外侧，外踝直下方凹陷中。

保健功效：

①可以缓解各种原因引起的睡眠时间不足或质量差、入睡困难等。

②可以有效地治疗内耳性眩晕、精神分裂症、脑血管病后遗症等神经系统疾病。

③可以使腰肌劳损、下肢瘫痪、关节炎、踝关节扭伤等运动系统疾病得到很好的治疗。

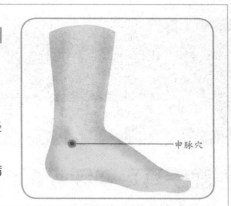
申脉穴

 丘墟穴

位置：位于人体双脚外踝突出位置的前下方，趾长伸肌腱的外侧凹陷处。

保健功效：

①通过刺激丘墟穴，人体脚部的循环代谢就会变得更加通畅，相应地，脚部的瘀血、淤积在身体末端的垃圾和有害物质也会随着代谢循环排出体外。如此，大脑处的血液循环就会变得非常流畅，脑部供氧和其他有用物质都会得以改善，头脑也会逐渐变得清晰。

②当出现情绪不高的情况时，按压一下丘墟穴，不仅调节了身体的肝胆功能，还能使心情变得舒畅，压力也会相应地有所缓解。

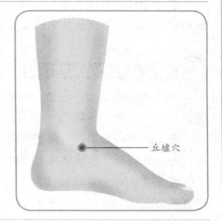
丘墟穴

 足临泣穴

位置：位于第四五跖骨结合部的前方，小趾伸肌腱外侧凹陷中。

保健功效：

①按压足临泣穴可以有效地缓解肋间神经痛。

②喜欢穿高跟鞋的人们可以通过按摩足临泣穴来缓解倦累感。

③对头痛、腰痛、高血压病、眼疾等有一定的防治效果。

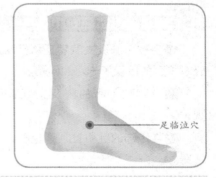
足临泣穴

 三阴交穴

位置：位于小腿内侧，足内踝尖直上3寸，胫骨内侧后缘。

保健功效：

①按摩三阴交穴可以起到调肝补肾、安神助眠、健脾益血的功效。

②经常用手指按摩此穴可以有效地治疗月经过多或过少、经期综合征、更年期综合征等各种女性病症，还可增强男子的性功能。

③可以使肌肤过敏、湿疹、荨麻疹、皮炎等病症得到有效的治疗。

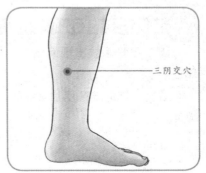
三阴交穴

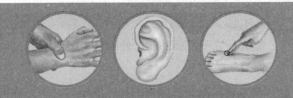

观手耳足知健康问题

观手耳足知呼吸系统问题

手耳足皆为身体重要的"显示器",而呼吸系统正是人体重要的组成部分。因此,通过观察手耳足的状态便可以对呼吸系统发生的病变做出比较科学准确的判断。

观手部形态获知呼吸系统问题

①当掌色呈现出苍白色,双掌青筋暴露且指端有发凉的感觉时,就表明感冒已经引发了肺部疾病。

②当大鱼际丘上部的颜色发红,多半情况下就会出现急性咽喉炎、支气管炎、扁桃体炎、口舌溃疡等上呼吸道炎症。

③当人们患上肺结核病时,指甲不仅会变薄,还会出现横沟。除此之外,患者还会出现小指弯曲、指关节处青筋暴出的症状。

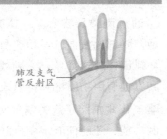

肺及支气管反射区

观足部形态获知呼吸系统问题

①当按压肺及支气管反射区时,如果出现比较明显的压痛就表明人体的呼吸系统可能出现了一定的问题。

②当哮喘患者的肺及支气管反射区受到按压时,足部就会出现痉挛的现象。

③当足部的趾甲呈现紫色时,人体的心肺功能很多时候已经出现了病变的征兆。

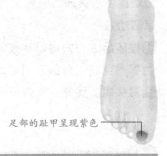

足部的趾甲呈现紫色

观耳部形态获知呼吸系统问题

①当呼吸系统出现问题时,位于耳部的肺穴、扁桃体穴就会出现压痛和丘疹。

②当耳部的肺区呈片状红晕,边缘不清,有光泽时,提示很可能患有急性肺炎。

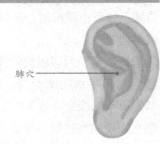

肺穴

观手耳足知消化系统问题

消化系统主要由肠胃等消化管与肝胆等消化腺两部分组成。无论是消化管还是消化腺，在手耳足部均有相应的反射区。这些反射区会将消化系统生理上的变化如实地在体表反映出来。因此，人们可以通过观察手耳足来获知消化系统问题。

观手部形态获知消化系统问题

①当大鱼际处呈现偏红的颜色时，就表明胃中有热，多数情况下会出现便秘的症状；当大鱼际处出现青筋鼓起的情况时，则预示着人们多半会被脾胃虚寒侵袭，并容易患上泄泻；而小鱼际处发红则是肝硬化的表现。

②手掌呈现黄色时，常表示会出现肝胆方面的疾病；而胃肠功能异常者的指甲常会处于黯淡无光的状态中。

③当肝脏发生病变时，按压右手大拇指与示指之间的掌蹼或是手部肝脏反射区都会有明显的胀痛点。

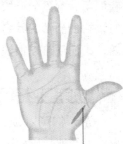

大鱼际处呈现偏红的颜色

观足部形态获知消化系统问题

①黄趾甲的出现多数情况下意味着肾病综合征、甲状腺功能减退、黄疸型肝炎等病症已经入侵人体；而脚掌呈现青色的人多是瘀血、肝郁气滞、静脉曲张等病症的患者；拥有右扁平足的人多数患有肝脏胆囊疾病。

②趾甲深深嵌入肉里是肝气瘀滞的表现，动摇松脱则是肝病血虚的征兆。如果足部第二趾与第三趾从侧面看出现了关节弯曲的情况，则表明人体可能会遭受胃肠疾病的侵袭。

③以足部为起点的肝经、胆经的功能出现衰退的迹象时，足部的肝脏反射区就会出现压痛感，同时还会伴随抑郁、乏力、口苦、下腹肿胀等情况出现。

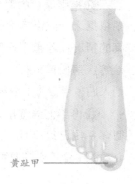

黄趾甲

观耳部形态获知消化系统问题

①耳轮出现红肿是肝胆火旺盛、上焦风热的表现；而耳部生出樱桃形的肿块多为"耳痔"的标志；耳肉呈现出淡红色时，多数情况下为脾肾两亏的预兆。

②患有十二指肠溃疡的人，十二指肠穴主要呈现以下特点：整个穴位呈现片状凹陷，带有暗红色或红润，或者呈现点状白色，边缘暗红或红润，且穴位出现压痛感。

③胰胆穴对应的耳背部出现红晕、压痛或点片状充血的情况时，都表明胆部出现了异常表现。

④当胃功能出现异常时，人体的胃穴就会呈现出点状或片状白色，并出现压痛感。有时，胃穴边缘还会出现红晕或呈现出充血的状况，用手抚摸还可触及片状隆

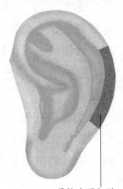

耳轮出现红肿

起或条索。

⑤当肝功能出现异常时，肝穴就会出现明显的压痛感，并出现点状或片状的红晕，肝阳穴下面还会出现片状增厚或是变成暗红色的情况。

观手耳足知循环系统问题

人体的循环系统主要由心血管系统与淋巴系统两部分组成。二者当中又以心血管系统颇为引人关注。我们平时常见的心绞痛、脑血栓等就是心血管系统发生病变所导致的。当心血管系统与淋巴系统发生病变时，它们的情况就会通过相应的反射区直接在体表呈现。所以，只要认真观察手耳足这些身体重要的显示器，人们便可以很快了解到自己身体的真实情况。

观手部形态获知循环系统问题

①人们可以通过用拇指按压心脏反射区来证明心脏功能是否出现了衰退。当完成按压心脏反射区的动作之后，如果反射区出现异常的痛感，且同时出现手指伸不直、手掌出汗的情况时，即表明人体的心脏功能出现了衰退的迹象。

②指甲颜色的变化也是判断人体循环系统是否出现不适或病变情况的重要依据之一。当指甲呈现轻微的暗红色时，则预示着人们可能出现了血压升高的情况；若指甲已然呈现出暗红色之时，则人们被心脏病、脑溢血、脑血栓等疾病侵袭的概率会变得很大；当指甲出现黑红瘀斑或是青紫色的时候，则人们多半会患上心绞痛或冠心病。

③当手部温度出现偏低的情况时，则预示着人体的循环系统特别是末梢循环系统已经出现了阻滞的情况，人们也因此容易被高脂血症、动脉硬化、心功能不全等心脑血管疾病侵袭。

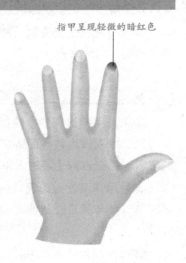

指甲呈现轻微的暗红色

观足部形态获知循环系统问题

①用手揉捏足部，如果脚趾甲除了麻木未出现其他迹象，则表明人们已经患上了心血管疾病；用拇指按压心脏等在足部的反射区之后，如果出现异常疼痛的情况，就预示着循环系统已经出现了病变的情况。

②当足部小趾出现关节僵硬的情况时，人们应该注意防护心脑血管系统。

③当趾甲呈现青紫色时，则表明人体的循环系统已经出现了障碍，人们可能已经患上了心血管方面的病症；若是趾甲出现透裂、直贯甲顶的情况时，则人们可能会出现中风的情况。

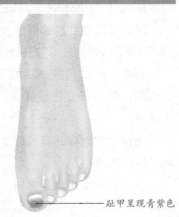

趾甲呈现青紫色

观耳部形态获知循环系统问题

① 可以运用按压心穴的方式来确定自己是否出现了循环系统的异常情况，如果出现了痛感，即表明人体的循环系统出现了不适或病变的情况。

② 当人们患上高血压病时，他们的脑点、脑干、肾上腺、皮质下等穴位就会出现点状或片状的红晕。

③ 当片状白色出现在心区皮肤上，并且呈现边缘不清的状况时，则说明人们可能患上了风湿性心脏病。

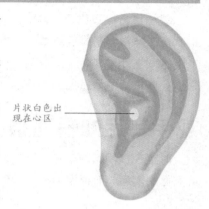

片状白色出现在心区

④ 若是耳部出现了斜行皱纹（即"耳折痕"或"耳垂皱"），心区出现隆起或条索形状等变化，多数情况下表明冠心病已经入侵人体。

⑤ 当点状凹陷或点状白色丘疹出现在心区，且边缘呈现红晕时，则多半是先天性心脏病的表现。

⑥ 若是心区出现红色有光泽的点状丘疹，且边缘出现红晕时，多数情况下是心肌炎的表现；如果在心区出现充血性片状红润，或是微血管扩张的情况时，则多提示心肌梗死发作的情况已经出现了。

观手耳足知神经系统问题

随着社会生活节奏的不断加快，神经衰弱、睡眠障碍、身体不适等神经系统方面的问题越来越多地出现在人们的生活中。而根据全息生物理论，观察手耳足的方法将帮助我们对神经系统出现的问题进行科学准确的判断。

观手部形态获知神经系统的问题

① 大拇指如果过分粗壮，则拥有此种手指的人多半性情比较偏激，容易肝火旺盛；如果大拇指过于扁平薄弱，拥有此种手指的人多半比较神经质，且体质较差。若是大拇指缺少韧性、出现弯曲的情况时，则意味着神经衰弱已经出现在他们身上。

② 示指如果出现白环，则预示着人们会时常出现身体不适、疲劳、睡眠障碍、头昏脑涨等症状，而且病症的轻重程度与白环大小直接相关；如果示指呈现出苍白瘦弱的状态，则表明人们常常会出现精神萎靡不振、容易疲劳的情况。当示指的第三指节过短的时候，神经、精神方面的疾病容易入侵人体。

③ 当无名指出现指节漏缝、指头弯曲的情况时，人们多容易出现神经衰弱、七情伤感的情况。

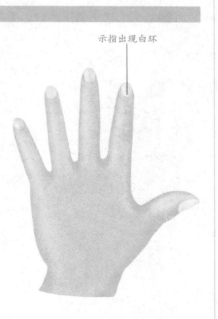

示指出现白环

观足部形态获知神经系统的问题

① 当纵行条纹出现在趾甲上时，则表明人体抵抗能力比较差，处于比较虚弱的状态，非常容易出现眩晕、乏力、失眠、头痛等症。

② 当五个趾甲都翘起来时，则预示着人们有神经衰弱的倾向。此时，大多数人会处于精神压力过大、心情难以舒畅的状态。

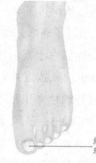

纵行条纹出现在趾甲上

观手耳足知骨骼系统问题

时至今日，随着电脑的不断普及，越来越多的工作者患上了颈椎病等骨骼系统方面的疾病。而根据全息生物理论，观察手耳足形态的变化将会帮助我们获知骨骼系统出现的问题。

观手部形态获知骨骼系统问题

① 当人们患有颈椎病时，手部通常会出现下列情况：手背处从手腕一直延续到手指的区域出现不平滑的状态；中指与无名指之间出现明显的凹陷状态；一条类似菱形的细纹出现在手掌的命运纹上；无名指下方出现一条从人纹线持续到小指根的明显细纹；有方形的细纹出现在人纹线与不健康线的交界处；手背的脊椎反射区出现了很多不规则的呈现暗褐色或咖啡色的小斑点或小斑块；位于左手拇指的颈椎反射区出现了一个明显的类似汉字的"十"字纹。

② 当胸、腰椎骨质增生出现时，人们的双手会表现出以下情形：按压手背腰穴时，人们会感觉到明显的胀痛感和压痛感；手掌会出现暗黄色或褐色的小斑点；纵向延伸的细纹会出现在个别指甲上；手背中指不仅会失去原有的光滑，还会令中指肌筋变得弯弯曲曲。

③ 当人们患上肩周炎时，手部会发生以下变化：位于手背部的肩反射区会出现很多不规则的暗褐色

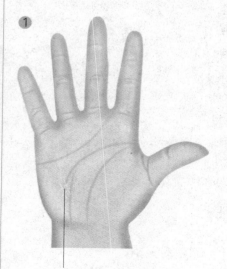

位于不健康线与人纹线之间的方形细纹

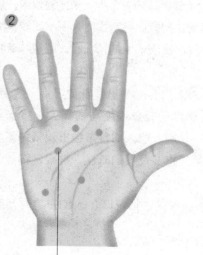

手掌会出现暗黄色或褐色的小斑点

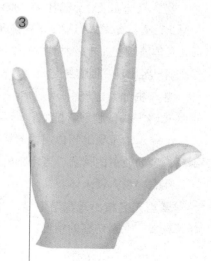

位于肩区的不规则的暗褐色斑点

小斑点；患病初期，患者位于手背部的肩反射区会呈现暗沉的青色；当病史较长的时候，肩反射区的颜色就会变成暗黄色或白色；位于手掌部的风湿区也会变成暗沉的青色或黑色。

④当腰椎间盘突出病侵入人体时，手部会出现如下情形：手背处会出现许多不规则排列的浅白色小斑点或小斑块；第二掌骨腰穴受到按压时，人们会有明显的压痛感和胀痛感；位于手背中指正下方靠近手腕的部位会出现软骨突起；地纹线的尾端处会呈现出明显的凹陷状；对位于地纹线尾端要胯部对应的反射区进行按压，人体会有明显的酸胀感与压痛感。手掌的侧腰区会出现许多红白相间且呈现明显视觉凹陷状的斑点。

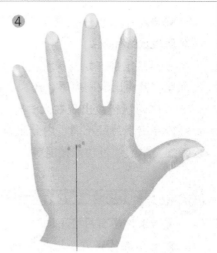

④

手背颈椎区不规则的暗褐色或咖啡色的小斑点、小斑块

观手耳足知泌尿生殖系统问题

根据全息生物理论，泌尿生殖系统在手部、足部、耳部均有相应的反射区，这些反射区便是该系统在体表的"投影"，因此，人们可以通过观察手耳足的方式来了解自身泌尿生殖系统的问题。

观手部形态获知泌尿生殖系统问题

①在双手十个手指中，以无名指与泌尿生殖系统的关系最为密切。其中当无名指呈现出细小苍白的状态时，人们的肾脏与生殖系统的功能大多较差；无名指根第一节是生殖能力与内分泌功能的象征。当无名指出现屈纹散乱的情况时，人们的体能大多较差；若是此种情况出现在孕妇身上时，孕妇应注意多补充营养。

②当白环出现在小指根上时，就预示着人体的腰肾、生殖器可能已经出现了诸如肾下垂、阳痿、早泄等严重的病灶。

③当手部的肾反射区出现压痛感时，泌尿生殖系统就可能出现病变；当青色出现在手部的女性生殖区时，痛经、闭经等疾患就可能出现在女性身上。

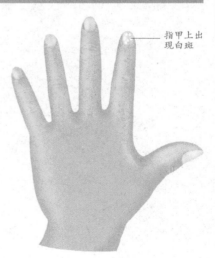

指甲上出现白斑

④当指甲上出现白斑时，人体就可能被阳痿、早泄、性功能低下等病患所侵袭；而当人们被肾功能不全困扰时，指甲则常常呈现出灰暗、黑滞的状态。若是有两三个指甲同时被大块不规则的凹变覆盖，则预示着子宫颈炎等慢性病已经出现了加重的情况。

观足部形态获知泌尿生殖系统问题

①当趾甲出现凹凸不平的情况时，则预示着人们可能已经出现了肾脏方面的疾病；当脚踝出现水肿时则是心衰或肾炎的反映。

②当趾甲出现一条或几条纵行黑线，则表明月经紊乱、痛经及内分泌失调等病症已经出现。

③当从足部开始的膀胱经与神经出现功能衰退的时候，一旦按压肾经上的涌泉穴就会出现剧痛感，还会出现尿频、耳鸣、乏力等症状。

④当网状粗纹出现在大脚趾腹侧的皮肤上，并呈现出针孔状的损害时，女性多会出现月经不调、内分泌紊乱、不孕等症状；男性则多数情况下会出现阳痿、早泄、性功能减退等。

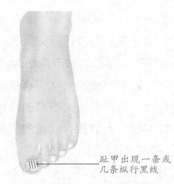

趾甲出现一条或几条纵行黑线

 观耳部形态获知泌尿生殖系统问题

①当女性患有月经不调时，她们耳部的子宫穴区域就会呈现红色。

②当耳部的肾穴、膀胱穴出现充血、丘疹的情况时，就预示着人体的肾脏及泌尿系统出现了健康隐患。

③当耳部出现糠皮且不容易擦去的情况时，人们便有可能出现某种妇科疾病。与此同时，耳部相应穴位还会出现压痛。

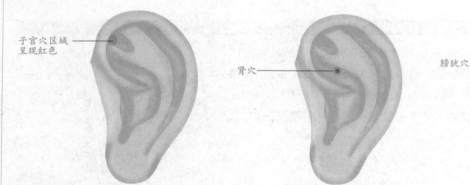

子宫穴区域呈现红色

肾穴

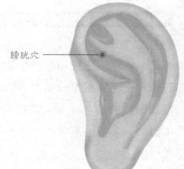

膀胱穴

第二章

简单易学的
手疗

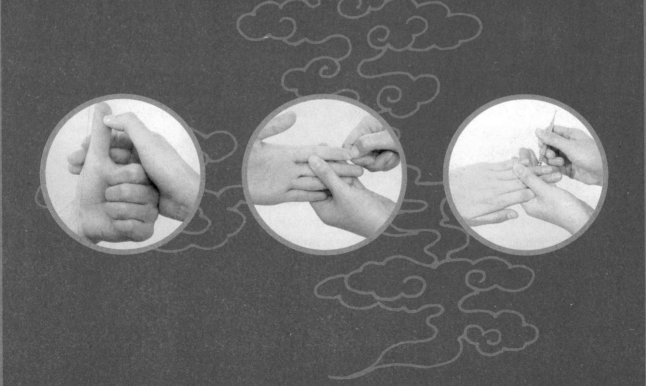

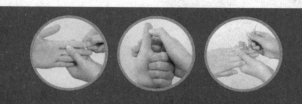

手诊是手疗的第一步

手诊的科学原理

手掌位于人体上肢的末端，同时也是气血循环的端点，因此，脏腑盛衰情况的变化都可以通过手掌情况的变化表现出来。手诊就是通过观察手掌的掌纹、掌色和指甲来诊断人们身体状况与病症的一种诊疗方法。它操作简单，是中医智慧与西医科学知识的结晶。

手诊的科学原理众多，其中最主要的有以下几种：

第一，中医的阴阳五行及经络反馈调节理论。

我国古代中医吸收了《易经》中的阴阳五行学说，将人体按照阴阳之别进行了区分。如人的上半身为阳，下半身为阴；人的背面为阳，前面为阴；气为阳，血为阴。此外，中医还按照五行学说将人体的脏器进行分类，其中肺属金，色为白，萧条能度

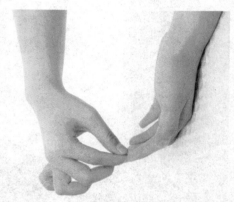

手诊操作简单，是中医智慧和西医科学知识的结晶

敛；肝属木，色为青，喜条达而生长等。当用五行来解释脏器生理活动之时，人们就可以依照手掌颜色的变化来判断器官的情况及是否发生了病变。

人的双手聚集着 12 条经络、88 个经穴与 224 个奇穴，但是它们无一例外地都与人体内的脏器有着密切的联系。因此，人体的生理变化情况均可以通过双手传达出来。而手掌中经络、穴位的痛觉与双掌颜色形态的变化均是人体生理变化最直接的反映。

第二，全息生物理论。

全息生物理论认为，人体某个部位的信息可以反映出整个机体和生命的信息。因此，手部可以成为人体各器官在体表的"投影仪"。人们可以通过自己双手掌纹、掌色、指甲形态等的变化来了解体内脏腑器官或者其他部位的生理变化情况。一旦脏腑器官或者体内的相关部位出现不适或是病变，人们双手的掌纹、掌色、指甲等就会发生相应的变化。而手诊正是根据全息生物理论将上述情况尽数掌握，并为病症的诊断提供一个明确而直观的依据。

第三，微循环理论。

微循环理论认为人体是由微小的生命单元构成的。若要维持人体的正常生理功能就需要不断地为生命单元补充新的能量，同时将排出能量交换过程中产生的废物及有害物质。

人们的双手神经、血管众多，它们在颜色、状态上的变化均可以反映出人体相应部位的变化及气血供应的情况。

第四，遗传学理论。

遗传学理论认为，人体的各种形状特征都与细胞中的遗传物质、基因、DNA 等的组成和表达方式有着密不可分的关系。人们的掌纹也同样遵循这一遗传规律。在手部的三大掌纹中，小纹理会在婴儿出生之后随着环境及机体的变化而发生相应的改变。如果人体的某个脏器发生了病变，该脏器就会表现出相应的症状，他的后代中也会有人出现同样的症状。而无论是长辈的症状，还是晚辈的症状，都会在掌纹上出现相应的特征，这一点早被遗传学研究和临床手诊所证实。

在人体的各个系统中，手是最能反映人们身心健康的器官，也是人们生理和心理的投影仪，记载着人体健康情况的全部数据，而手诊的出现正是充分发挥了手部的这一重要功能，为人们的防病治病及日常保健提供了坚实的保障。

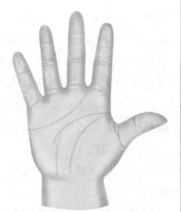

人体的掌纹能显示出人体脏器的变化情况

观掌纹诊病

掌纹是反映人体健康状况的重要表象之一，人体主要有三大掌纹，分别是大鱼际线、小鱼际线和远端横纹线。其中大鱼际线又被称为地纹、生命线，它的起点在拇指与示指之间的虎口中央，终点在手腕线处。整个大鱼际线呈现出弧形或抛物线的形状。小鱼际线又被称为人纹、智慧线，它的起点通常情况与大鱼际线相同，或是稍稍分开。小鱼际线的纹线在向尺侧近心处倾斜时逐渐变细。远端横纹线又被称为天纹、感情线。它在靠近指根部的位置，反映心血管状态。

除此之外，掌纹还具有以下两个特点：一是遗传性。掌纹是遗传性基因的一种外在显示，当人体发生病变时，掌纹就会随之发生变化。二是可变性。掌纹除了具有遗传的因素外，还会由于内外环境的变化而变化。根据全息生物理论，掌纹的各种变化必然包含着人体生理变化的信息，这便是观掌纹诊病的科学依据。人们可以通过观察掌纹的变化来达到治病防病、保健强身的功效。

第一，远端横纹线（即感情线）是心血管状态的具体映射。健康的远端横纹线颜色红润，纹路清晰连贯，在近心侧可能会出现小分支。需要注意的是它的末端至少不能比到达中指的中心垂线短。

第二，小鱼际线（即智慧线）主要控制着人们的脑力、智慧和神经系统的强弱。它是一个人适应能力、思维反应能力、决断能力、调控能力、记忆能力的综合体现。健康的小鱼际线色泽红润，纹路清晰连贯，并呈现弓形形状。当岛纹出现在小鱼际线上时，人们很多时候就会被头痛、头晕等病症困扰。值得注意的是，岛纹出现的位置不同，人们患病的具体症状和年龄也不相同。

第三，大鱼际线（即生命线）主要是人们健康、精力、体质及疾病状况的体现。它是一个人精力强弱、性格

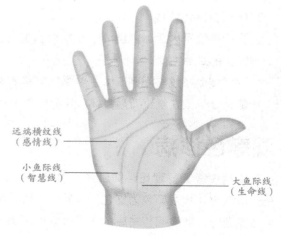

远端横纹线
（感情线）

小鱼际线
（智慧线）

大鱼际线
（生命线）

急慢、先天素质与后天发育好坏最直接的反应。健康的大鱼际线呈现出粉红色，纹路清晰连贯，线条由粗变细，而且形状为抛物线的大鱼际线范围较大。另外，当起源点靠近示指时，相应地，大鱼际线的面积就会变大。这是身体强壮、健康状况良好的征兆；而当起源点靠近拇指时，大鱼际线的面积就会变小，人体就可能出现不适或是病变的状况。

除去三大主要掌纹之外，人体还有很多种辅助掌纹，它们同样是身体健康状况重要表象的组成部分。这些辅助掌纹包括：

1. 金星线

金星线又被称为过敏体质线。它的位置在双手手掌示指到无名指之间。金星线线条的长短、粗细决定着人体生殖系统、中枢神经系统功能是否正常及免疫力的强弱。

2. 不健康线

不健康线是身体不适或是疾病患者特有的掌纹，它位于大鱼际线附近，由大鱼际线逐渐斜向小指根部。当不健康线出现在手部时，人们多数情况下会患有消化系统或呼吸系统方面的疾病。另外，有肿瘤危险倾向的人手部也可能出现不健康线。

3. 放纵线

放纵线又称为副健康线，位于小鱼际线周围，在手颈部上方呈横向分布。长期作息不规律的人手上常会有放纵线出现。也有一些人天生手部就有放纵线，当手部的放纵线达到三条，且纹理比较清晰时，人们患上糖尿病的概率就会大大增加。

4. 环指纵线

环指纵线又被称为太阳线，它本身的数量并不固定，是人们心理、情绪状态好坏的重要标志，具体位置在无名指根的掌丘之上。

5. 性线

性线是位于手掌小指根掌丘尺侧缘的横褶纹，是人体生殖系统功能强弱的重要表征。人体的性线通常情况下以 2~3 条为宜。

6. 副生命体质线

该线是位于大鱼际内侧的一种掌纹。副生命体质线的出现意味着人们拥有良好的身体素质，饱满的精神与旺盛的生命力。

观察辅助掌纹与观察三大主要掌纹同样重要。只有对掌纹的状态和变化进行细致的观察分析之后，我们才能读懂隐藏在掌纹背后身体的密码，才能对症下药保证身体健康。

观掌色诊病

根据中医五行理论，肺属金，代表颜色为白色；肝属木，代表颜色为青色；肾属水，代表颜色为黑色；心属火，代表颜色为红色；脾属土，代表颜色为黄色。而手通过经络与五脏相连，因此凡是手部出现上述颜色时，就表明相对应的脏腑器官的平衡与盛衰水平出现了变化，人们的身体也可能出现了不适或病

金星线

不健康线

放纵线

变的情况。这就是观掌色诊病的科学依据所在。

在手部出现的颜色大体上有以下几种：

 白色

当双掌的掌色呈现白色时，很多时候即表明寒证、虚证和炎症已经在脏腑器官中出现了。

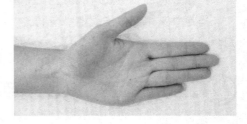

炎症出现时，手掌的局部就会出现很多白点或白斑。如若是在手掌的肺部反射区出现了大量白点，那就表明人体肺部已经出现了严重的炎症。

虚证主要包括由于正气消耗造成的"阴气虚"和由于失血过多造成的"血虚"。当人们手掌的肾反射区出现白色时，即表明人们身体的抵抗力下降，肾功能可能会因此受到影响。

所谓寒证就是风寒、脾寒等病症。如当人们手掌的脾脏反射区出现白色时，很可能出现因吃生冷食物而导致腹泻或脾胃不适症状。

 青色

手掌呈现青色是器官疼痛或气血瘀滞的表现。当青色出现在手掌某个器官的位置时，就表明该器官已经由于受凉而饱受强烈疼痛和功能障碍的困扰了。

另外，当人们的情绪总是郁积于内，不能正常发泄时，就会出现肝郁气滞、气血循环受阻的情况。这时，手掌处的肝反射区就会呈现青色。

 黑色

手掌呈现黑色是肿瘤病变、患过重病及生理性衰老的表现。当发现自己的手掌光泽全无，且发现手掌布满了黑色、凸起、边缘不清的斑点时，人们就需要考虑可能已经出现癌变的情况。

当人们机体功能出现衰竭迹象的时候，手背上就会出现黑褐色的斑点。

此外，当手掌呈现黑色时，人们还可能处于长期服药的过程中，或是在过去曾经患过重病。

 红色

红色按照颜色深浅不同可以分为深红、浅红、鲜红等。深浅不一的颜色反映着机体各部位不同的病理情况。

当鲜红色出现在手掌某个脏器反射区的时候，表明该脏器正在出血。如果鲜红色的斑点出现在肝脏反射区或是大小鱼际时，则呈现为"朱砂痣"，它是肝硬化的重要标志；当鲜红的斑点出现在胃反射区时，就表明胃部正在出血。

相反地，当暗红色斑点出现在手部相关的脏器位置时，则说明患者患有某种病症，或是病症持续的时间较长。

当手掌相关脏器位置出现浅红色时，说明人们正在遭受低热的困扰，脏器的功能也在减弱，并处于发病的初级阶段。

而当浅红色演变成深红色时，则表明人们的病症进一步加重。

当紫红色的斑点或斑块出现在手掌之上时，多表示人体的气血运行出现了轻微的瘀滞情况。

当手掌某个部位出现棕红色的斑点或斑块时，则说明患者手术后的止血与伤口愈合程度并没有达到预想的效果。

 黄色

当双掌呈现黄色的时候就表明机体已经出现了湿证、炎证。

所谓湿证，通常情况下就是指消化系统出现的病症。常见的肝炎、肠炎等就是湿证家族中的一员。当人们患上急性肝炎或是黄疸时，患者的双手和皮肤都会出现黄色；当人们患上慢性肝炎时，手掌的肝脏反射区则会变得黯淡无光，呈现出淡黄的色泽。

而当慢性病入侵机体时，患者的手掌则一般会出现老茧或是呈现黄色。

除去上述五种主要的掌色外，人体有时还会出现红黄青相间掌、咖啡色掌等情况。其中红黄青相间掌又叫免疫力低下掌，多见于糖尿病、癌症等消耗性疾病的晚期。而咖啡色掌一般是肾衰患者特有的掌色。只有将常见的掌色和某种疾患特有的掌色结合起来，观掌色诊病才能变得更加科学准确。

观指甲诊病

指甲的甲根虽然只是人体部位中非常不起眼的部位，但是却决定着人体健康。它不仅拥有 28 个穴位，还与经络和五脏六腑有着非常密切的联系。所以，指甲就成了身体健康状况的投影仪。人们可以根据对指甲的观察结果来诊断病症。

指甲所占的面积并不大，它只是手指第一节背侧上面的一片角质结构，全长不过 10~15 毫米，主要由甲床、甲板、甲沟、甲根、甲半月弧、甲游离缘组成。当人们的指甲红润光泽、营养充足、无明显的横沟或纵沟时，就是一个健康的指甲。反之，则预示着某种病变。

观指甲诊病主要体现在以下几个方面：

第一，从形态上来看，指甲的大小、厚薄、纵沟横沟等的变化都可能是身体健康状况变化的反应。

通常情况下，健康的指甲应为指甲本指节的 1/2。指甲过大的人多半患有支气管炎，而指甲过小的人则容易患上头痛等病症。

指甲的纵沟是由几条深浅不同的纵纹组成，横沟则是由凹陷几毫米的横纹组成。当指甲上出现明显的横沟和纵沟之时，人体就会发生相应的病变。其中纵沟意味着人体可能出现银屑病、类风湿性关节炎等免疫系统疾病及糖尿病等内分泌系统疾病；而横沟出现则说明人们可能患上伤寒、糖尿病、猩红热、药物中毒等病症。

正常人的指甲一般应该是红润有弹性的。一个人若是指甲过薄，就可能出现营养不良的情况；而如果本人身体消瘦，指甲却很厚，则多半可能患有高血压病。

第二，从甲面的纹路来看，一个健康的 35 岁以上的人十个指甲的甲面会出现纵细条纹。

当甲面的纹路出现以下情况时，机体则有出现病变的可能。

首先，就拇指而言，当拇指甲面出现一条高于甲面的褐色纵线纹路时，则表明人们可能患上了高血压病或是心绞痛；当此纹路低于甲面时，则意味着脑动脉硬化可能已经入侵机体。

其次，就示指而言，若是甲面有一条高出甲面的褐色纵线纹，人们则多半可能患上了支气管炎。

再次，就无名指而言，当甲面出现一条突起的纵线纹时，则预示着胆囊疾病有出现可能。

最后，就小指而言，当甲面出现一条突起的纵线纹时，则多半暗示着消化系统可能出现病变。

第三，从指甲的颜色来看，健康的指甲是透明无色的。凡是出现下列颜色，就表明身体已经出现了病变。

当指甲出现青色或紫色时，则预示着由腹胀、腹痛等引起的急症或先天性心脏病已经有发作的可能。

当指甲呈现蓝色的时候，则多半是急性肠道传染性疾病、白喉或是药物中毒、过敏等症状的体现。

气血不足、贫血、月经不调、营养不良患者的指甲多半会呈现苍白色或惨白色，而习惯性便秘患者、神经质或体力透支患者的指甲则多呈现为点状白。

当指甲端呈现红色或粉红色，且甲根部的一半已经变成类似玻璃的白色时，多半是慢性肾衰竭的预兆；而当指甲前端出现深红色条状时，则可能是胃炎、心脏瓣膜病变的情况。

第四，从指甲的半月弧来看，正常的半月弧大小是整个指甲的 2/5。其他情况则均属不正常、不健康的状态。

当半月弧小于正常标准或是半月弧并不明显时，则表明人们患上了脑软化、胃溃疡、十二指肠溃疡等病症；当半月弧大于正常标准或突然变大时，则预示着人们可能已经患上了高血压或脑卒中；当没有半月弧的情况出现时，多半是贫血、神经衰弱或是低血压等症状的反映。

另外，奶白色是半月弧的正常颜色。当颜色一旦变为淡红色或淡白色时，则说明患者可能已经出现了贫血症状的不良反应；而当颜色变为蓝色，则多半是心脏病、类风湿性关节炎等疾病的反映。

第五，从指甲的斑点来看，当指甲出现白色斑点的时候，人体就会出现病变的情况。

当甲板上出现一个或几个白点时，对于儿童而言，则可能是肠胃积滞或是消化不良等疾病；对于成人而言，则可能预示着肝功能代谢受损或是性功能低下等。当白点呈现点状时，多数情况下会是习惯性便秘、肠胃紊乱等病症的先兆。

做好以上五个方面的观察，我们便可以对指甲这面"屏幕"进行科学准确的观察，以便对相关病症做出合乎身体实际情况的诊断。

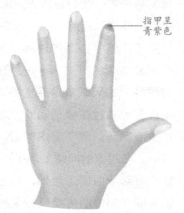

指甲呈青紫色

正常的半月弧大小是整个指甲的 2/5

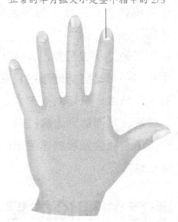

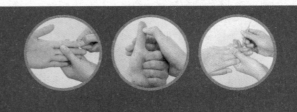

走进手疗

手疗是什么

　　手疗即是手部按摩疗法的简称，是一种深受广大群众喜爱的传统医学疗法，也是中医学的重要组成部分。它有广义和狭义之分，狭义的手疗是指运用点、按、揉、推等方法对手部的经穴、经外奇穴、手部病理反射区等部位进行按摩，以达到疏经通络、畅通气血、防病治病、养生保健目的的一种疗法。而广义的手疗则还要包括对手部穴位进行针灸、中药外敷、浸泡、穴位注射等。

　　手疗属于按摩疗法的一部分，同按摩一样有着悠久的历史。早在原始社会，人们在遇到寒冷的天气或是感觉不适的时候，都会不自觉地通过按揉活动双手来防冻保暖、改善血液循环。到了秦汉时期，手疗开始出现雏形。在起源的问题上，手疗同古老的按摩、针灸有着异曲同工之妙，都是依靠人体体表某些固定部位的疼痛反应来寻找与记录可以从体表感知人体健康状况的部位和穴位。而这一依据早在《黄帝内经》中就已经得到了证实。

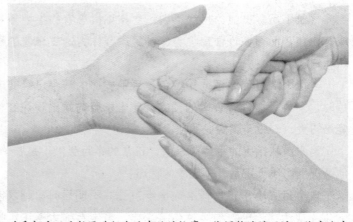
对手部病理反射区进行准确有效的按摩，能调整脏腑不适、防病治病

　　于是，从古至今，各种不同体系的手疗应运而生，如手部经穴按摩、手部全息按摩、手部特定穴位按摩等。手部是脏腑健康的投影仪与晴雨表，它拥有众多的神经与反射区，并与经络、脏腑有着不可分割的联系。所以，只要对手部穴位病理反射区进行准确有效的按摩，脏腑不适或病变的情况就会得到很大程度的缓解，从而达到治病防病、保健身体的目的。

　　随着社会发展的速度不断加快，人们的生理与心理健康开始呈现出一种不平衡的状态，手疗的应用也越来越广泛。

手疗的理论依据

　　手疗不仅是中医学中重要的组成部分，而且还伴随着医学的发展融入了西医的智慧。这就使得其理论及实践突破了中医经络学说一元化的范围，也帮助手疗成长为一种与时俱进的多元化疗法。

　　手疗的理论依据与手诊非常类似，主要包括以下三个方面：

第一，中医的经络反馈调节理论。

经络不仅是气血运行的通道，还是体表的筋骨与体内的脏腑联系的媒介。人体手部总共有手太阴肺经、手阳明大肠经、手少阴心经、手太阳小肠经、手厥阴心包经、手少阳三焦经六条经脉。而这六条经脉上面拥有数百个穴位，人体生理与心理变化将会通过手部的众多穴位所在的反射区呈现出来，因此，手部的穴位所承担的是微动开关或是反馈调节器的角色。如此，刺激这些穴位就可以达到治病的效果。

第二，全息生物理论。

全息生物理论认为，身体的某一部分都可

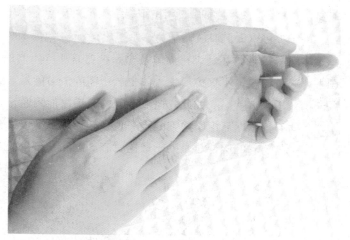

手部有众多的穴位，刺激这些穴位就可以达到治病的效果

以反映出整体的生理信息。因此，人体手部任何部位的变化都是身体生理情况在体表的反映。以第二掌骨侧全息穴为例，由十二部分构成的第二掌骨全息穴完全覆盖了整个身体。当身体的某一部分出现失衡的情况时，对与其相对应的穴位进行有效的刺激，就可以达到调节机体平衡、保障身体健康的目的。

第三，大脑神经病理反射学理论。

手部聚集着身体众多部位的反射区。当人体的内外平衡失调或是某一脏器发生病变时，体内的变化就会通过反射区在体表显现出来。相应地，手部的反射区就会出现疼痛感。若能对这些反射区进行相应的刺激，人们便可以通过运用大脑神经的整合作用，来达到调和脏腑、治病防病的功效。

手疗本身并非一种难以掌握的复杂疗法，而对于上述三种理论的理解能够加深人们对手疗的认识与理解，从而使手疗发挥出更为积极的作用。

手疗的功效

手疗是一种非药物疗法，也是一种自然疗法。它主要是通过对人体功能的调节而达到治病防病、保健身体的目的。手疗有着广泛的应用价值与广阔的前景，其功效主要表现在以下几个方面：

第一，可以有效地维持经络平衡。

双手是人体经络和神经最为密集的区域之一。所以，人体众多脏腑器官的生理变化信息都会通过经络汇集到双手中来。如此，双手便成为各个脏腑器官在体表的"投影仪"与"代言人"。人们可以通过刺激手部相应的穴位来调和体内脏腑器官的生理变化，从而达到保持气血运行通畅、维持经络平衡、完成自我保健的目的。

第二，能够出色地完成调整身体阴阳平衡的工作。

阴阳调和是中医中的重要理念之一。在中医看来，人的一切活动都离不开瞬息万变的阴阳转化。当体内的阴阳平衡被打破时，人们就会被疾病困扰。而手疗则是通过按摩的方法刺激发病脏器对应的穴位或是反射区，从而达到疏通经络、通畅气血的目的。经络是气血运行的通道，当经络不再受到阻滞的时候，气血运行就会变得畅通无阻，阴阳失衡的状态就会逐渐缓和乃至消失。同时，手疗还能补充人体元气的生命能量，这些生命能量对调和阴阳同样有着至关重要的影响。

第三，可以促进血液循环。

体液的正常循环是维持人体各个系统器官新陈代谢的重要保障。血液便是人体体液重要的构成部分。在手疗的过程中，不仅会产生人体生长所需的生命能量，还会促进毛细血管与淋巴结的扩张，令人体的神经末梢处于兴奋状态。如此，血液运行的通道才能畅通，堆积在体内的废物与有毒物质才能随着血液排出体外。同时，微循环中所遇到的阻滞也会被清除干净，更重要的是手疗对于脑部血液循环的积极影响，它令指挥全身器官的脑部总是处于最佳状态。因此，全身的血液循环自然可以得到有效的改善与增强，我们的身体也将常葆健康。

第四，手疗是出色的全息生物理论的实践者。

生物全息现象是普遍存在的现象。它强调的是一个生物体局部与整体之间的关系。以树木为例，树木的一个分枝就是整棵树的缩影，而取月季花的一节枝条，经过悉心培育之后，会长出一枝新的月季花来。所以，无论肉眼可见的，还是不可见的，生物体的局部都包含着整体的全部信息。

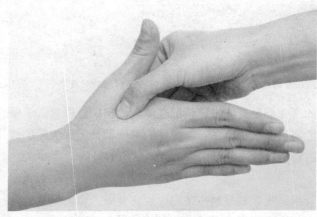
按摩双手的特定部位可以达到调节脏腑器官生理功能的目的

1973 年，医学专家张颖清在人体第二掌骨上发现了一种类似人体缩影的穴位群。当人体出现病变的情况时，在穴位群的某些部位进行按摩之后，症状就会得以好转。此处便被命名为"全息胚"。身体各个部位都有全息胚的身影，人们可以通过全息胚来获知人体的种种情况。所以，按摩这些部位也可间接影响相关脏腑器官，从而达到治病防病的目的。

第五，手疗符合神经反射原理。

神经反射原理认为，由于人体存在"刺激——反应"的生理现象，所以按摩双手的特定部位便可以达到调节脏腑器官生理功能的目的。因此，身体各脏腑器官发生不适或病变时，其情况就会在双手相关的穴位或反射区显现出来。同样地，当双手的穴位或反射区出现异常的情况时，人们便可以确定脏腑器官出现的异状。如此便可以有效地达到治病防病的目的。

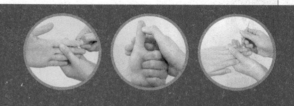

认识手部反射区

手部反射区图示

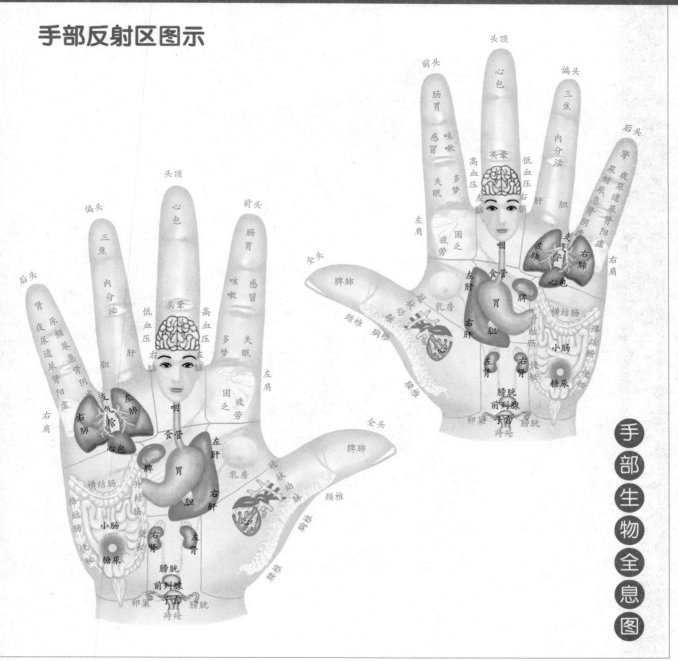

手部生物全息图

双手掌反射区示意图

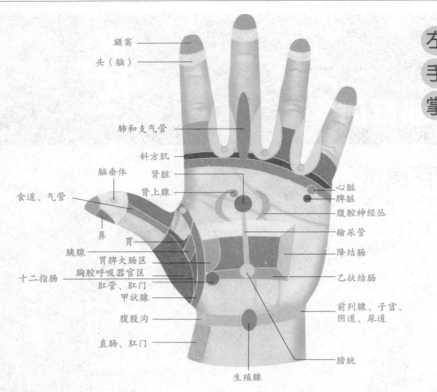

左手掌

额窦
头（脑）
肺和支气管
斜方肌
脑垂体　肾脏
肾上腺
食道、气管
心脏
脾脏
腹腔神经丛
鼻　胃
输尿管
胰腺
胃脾大肠区
降结肠
十二指肠
胸腔呼吸器官区
乙状结肠
肛管、肛门
甲状腺
前列腺、子宫、
阴道、尿道
腹股沟
直肠、肛门
膀胱
生殖腺

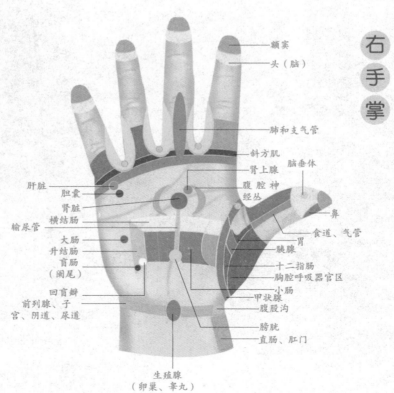

右手掌

额窦
头（脑）
肺和支气管
斜方肌
肾上腺
脑垂体
肝脏
胆囊
腹腔神
经丛
肾脏
鼻
横结肠
食道、气管
输尿管
胃
大肠
胰腺
升结肠
十二指肠
盲肠
胸腔呼吸器官区
（阑尾）
小肠
回盲瓣
甲状腺
前列腺、子
腹股沟
宫、阴道、尿道
膀胱
直肠、肛门
生殖腺
（卵巢、睾丸）

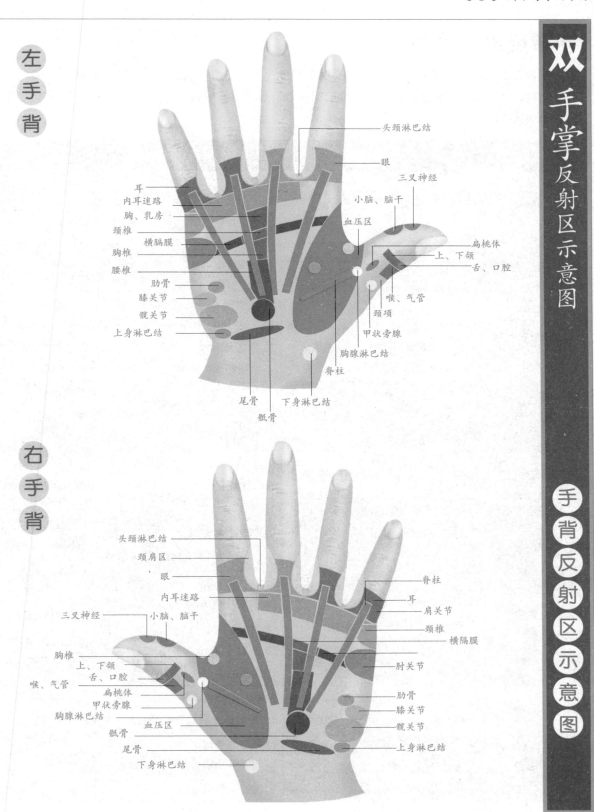

左手背

右手背

双手掌反射区示意图

手背反射区示意图

左手背：
耳
内耳迷路
胸、乳房
颈椎
胸椎
横膈膜
腰椎
肋骨
膝关节
髋关节
上身淋巴结
头颈淋巴结
眼
三叉神经
小脑、脑干
血压区
扁桃体
上、下颌
舌、口腔
喉、气管
颈项
甲状旁腺
胸腺淋巴结
脊柱
尾骨
骶骨
下身淋巴结

右手背：
头颈淋巴结
颈肩区
眼
内耳迷路
三叉神经
小脑、脑干
胸椎
上、下颌
舌、口腔
喉、气管
扁桃体
甲状旁腺
胸腺淋巴结
骶骨
尾骨
下身淋巴结
血压区
脊柱
耳
肩关节
颈椎
横膈膜
肘关节
肋骨
膝关节
髋关节
上身淋巴结

手掌反射区分布

　　手掌部的反射区是手部反射区的重要组成部分，人体的重要部位几乎都可以在这里找到对应的反射区。因此，当身体出现不适的情况时，我们就可以对照手掌反射区的图表找到相应的位置进行按摩，以便达到治病防病的目的。

反射区	主治病症	所在部位	按摩手法
额窦	头晕、头痛、眼耳鼻、鼻窦、失眠等	包括双手掌面及十指顶端大约1厘米的范围	用左右手拇指指端在反射区上面各点按5~10次
头（脑）	头痛、脑卒中、脑血管病变、失眠、高血压病等	包括十指末节螺纹面及双手掌侧	从指尖开始，向指根方向推按10~20次
肺和支气管	肺炎、支气管炎、肺结核、鼻炎、心脏病、便秘、腹泻等	肺反射区位于双手掌侧，横跨第2、3、4、5掌骨，靠近掌指关节区域。支气管反射区则位于中指第3节指骨	1.从中指根部开始向指尖方向推按10~20次 2.掐按中指的敏感点10~30次
脑下垂体	心脏病、高血压病、贫血、甲状腺、甲状旁腺、肾上腺、性腺等功能失调等	位于双手拇指指腹中央，在大脑反射区深处	用拇指指甲点点按或掐按拇指指腹中央5~10次
斜方肌	落枕、颈椎病、肩颈背部疼痛等	横带状，位于手掌侧面，眼、耳反射区的下方	从尺侧向桡侧轻轻推按10~20次
肾上腺	肾上腺功能低下或亢进、过敏性疾病、心律不齐、哮喘、各种感染、风湿病、昏厥、糖尿病、生殖系统疾病等	位于双手掌侧第2、3掌骨之间，距离第2、3掌骨头1.5~2厘米	点按10~30次
肾脏	肾功能不全、急慢性肾炎、前列腺炎、肾结石、前列腺增生等	位于双手手掌中央，相当于劳宫穴的位置	点按10~30次
鼻	鼻炎、鼻窦炎、头痛、头晕等	位于双手掌侧拇指末节，指腹桡侧面的中部	掐揉或点按10~20次
心脏	心脏疾病、口舌生疮、高血压病、肺部疾病、盗汗、失眠等	位于左手尺侧，手掌肌手背部第4、5掌骨之间靠近掌骨头处	向手指方向拿捏30~50次，或推按10~30次
脾脏	发热、贫血、唇炎、消化不良、食欲不振、皮肤病、高血压病、肌肉酸软等	位于膈反射区与横结肠反射区之间，左手掌侧第4、5掌骨之间靠近中段远端处	点按10~20次

反射区	主治病症	所在部位	按摩手法
腹腔神经丛	胃肠功能紊乱、更年期综合征、生殖系统疾病、胸闷、烦躁、头痛、失眠	位于肾反射区两侧，双手掌侧第2、3掌骨及第3、4掌骨之间	围绕肾反射区两侧，从指端向手腕方向推按10~30次
输尿管	输尿管结石、肾积水、动脉粥样硬化、尿路感染、高血压病等	呈带状，位于双手手掌中部，肾反射区与膀胱反射区之间	向手腕方向均匀地推按10~30次
降结肠	结肠炎、腹痛、腹泻、便秘等	位于左手掌侧、平虎口水平，第4、5掌骨之间直至腕骨之间的带状区域	向手腕方向均匀地推按10~30次
乙状结肠	结肠炎、乙状结肠炎、直肠炎、便秘、直肠癌等	位于左手掌侧，第5掌骨底与钩骨交接底腕掌关节处至第1、2掌结合部的带状区域	从左手掌尺侧向桡侧轻轻推按10~30次
胃脾大肠区	食欲不振、消化不良、腹胀、腹泻、皮肤病、贫血等	位于手掌面，第1、2掌骨之间的椭圆形区域	按揉30~50次
胸腔呼吸器官区	胸闷、气喘、咳嗽等呼吸系统病症	位于手掌侧，拇指指尖关节横纹到腕横纹之间的区域	向拇指指根及腕横纹各推按10~30次
肛管、肛门	肛裂、脱肛、肛门周围炎、便秘、痔疮等	位于左手掌侧，第2腕掌关节处，乙状结肠反射区的末端	用按摩棒或指端轻轻点按手腕桡侧10~30次
食道、气管	食管炎症、食管肿瘤、气管疾病等	位于双手拇指近指节骨桡侧、赤白肉际	从拇指向指跟方向掐揉或点按10~30次
胃	胃炎、胃溃疡、胃下垂、消化不良、胆囊疾病、胰腺炎、糖尿病等	位于双手第1掌骨骨体的远端	向手腕方向均匀地推按10~30次
胰腺	胰腺炎、胰腺肿瘤、消化不良、糖尿病等	位于第1掌骨骨体中部，双手胃反射区与十二指肠反射区之间。	向手腕方向均匀地推按10~30次
十二指肠	十二指肠炎、十二指肠溃疡、腹胀、消化不良、食欲不振等	位于双手掌侧，第1掌骨体近端，胰反射区的下方	向手腕方向均匀地推按10~30次
小肠	小肠炎症、肠功能紊乱、消化不良、腹泻、心律失常、失眠、贫血等	包括双手掌心结肠各反射区及直肠反射区所包围的区域	向手腕方向快速、均匀地推按10~30次
腹股沟	生殖系统病变、性功能低下、前列腺增生等	位于双手掌侧腕横纹的桡侧段、桡骨头的凹陷处	按揉10~30次

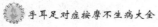
续表

反射区	主治病症	所在部位	按摩手法
肝脏	肝脏疾病、肾脏疾病、消化系统疾病、血液系统疾病、指甲疾病等	位于右手的掌侧及背侧，第4、5掌骨体中点之间	拿捏10~20次
胆囊	胆囊炎、胆石症、胃肠功能紊乱、消化不良、皮肤病、高血脂、失眠、痤疮等	位于右手的掌侧及背侧，第4、5掌骨之间，紧靠肝反射区的腕侧的第四掌骨处	拿捏或按压10~20次
横结肠	结肠炎、腹痛、腹泻、便秘等	位于右手掌侧，升结肠反射区至虎口之间的带状区域；左手掌侧与右手相对应的区域，其尺侧接降结肠的反射区	1.右手从尺侧向桡侧推按10~30次 2.左手从桡侧向尺侧推按10~30次
大肠	阑尾炎、结肠炎、结肠肿瘤、腹胀、便秘、腹痛、直肠炎、痔疮、肛裂等	双手掌侧中下部	左右手推按、推揉或掐揉10~30次
升结肠	结肠炎、结肠肿瘤、腹泻、腹痛、便秘等	位于右手掌侧，第4、5掌骨之间，腕掌关节接合部的盲肠、阑尾、回盲瓣反射区至第4、5掌骨体中部，约平虎口水平之间的带状区域	向手指方向均匀地推按10~30次
膀胱	输尿管泌尿系统疾病	位于掌下方，大小鱼际交接处的凹陷中，它的下面就是头状骨骨面	向手腕方向均匀地推按10~30次
盲肠（阑尾）	消化不良、腹胀、腹泻、便秘、阑尾炎及其术后腹痛等	位于手掌侧，第4、5掌骨底与腕骨接合部近尺侧处	掐揉10~30次
回盲瓣	下腹胀气、腹痛等	位于右手掌侧，第4、5掌骨底与腕骨接合部近桡侧，盲肠、阑尾反射区稍上方	掐揉10~30次
前列腺、子宫、阴道、尿道	前列腺炎、前列腺增生、尿路感染、阴道炎等	位于双手掌侧横纹中点两侧的带状区域	从中间向两侧分别轻轻推按30~50次
甲状腺	甲状腺功能亢进、心悸、烦躁、儿童生长发育不良、失眠多梦、肥胖等	从双手掌侧第1掌骨近心端开始，至第1、2掌骨之间，随之转向拇指间方向至虎口边缘连成带状区域。转弯处为反射区敏感点	按揉反射区敏感点10~30次后从桡侧赤白肉际处推向虎口10~20次

反射区	主治病症	所在部位	按摩手法
直肠肛门	肛裂、脱肛、痔疮、便血、便秘等	双上肢前臂桡侧远端大约3横指的带状区域	向手腕方向均匀地推按10~30次
三叉神经	三叉神经痛、偏头痛、面神经麻痹、牙痛等	位于双手掌面，拇指指腹尺侧远端，即拇指末节指腹远端1/2尺侧缘	从拇指指端尺侧出发，向着虎口方向进行掐按或推按，次数以10~20次为宜
生殖腺（卵巢、睾丸）	月经不调、子宫肌瘤、不孕症、前列腺增生、性功能低下、不育症等	位于双手掌腕横纹中点处，大概相当于手厥阴心包经上的大陵穴	按揉10~30次

手背反射区分布

　　手背部也有很多重要的反射区。如按摩内耳迷路在手背部的反射区就可以有效地缓解常见的耳鸣、晕车、晕船等症状。以下就是对手背反射区具体情形的简述。

反射区	主治病症	所在位置	按摩手法
耳	中耳炎、耳聋、晕车、晕船、眩晕等	位于双手手掌和手背第4、5指指根部	点按或点掐双耳侧部5~10次
内耳迷路	耳鸣、平衡障碍、头晕、高血压病、低血压、晕车船等	位于双手背侧，第3、4、5掌指关节之间，第3、4、5指根接合部	从拇指、示指指端开始，沿着指缝向手指方向推按5~10次
胸、乳房	胸部疾患、乳房疾患、胸闷、乳汁不足、各种肺病、重症肌无力、食管病症等	位于手背第2、3、4掌骨的远端	由腕骨方向桡侧掐按或推按10~20次
横膈膜	呃逆、恶心、反胃、腹痛、呕吐等	双手背侧，横跨第2、3、4、5掌骨中点的带状区域	从手背桡侧向尺侧轻轻推按10~30次
上身淋巴结	各种炎症、癌症、子宫肌瘤、发热囊肿、免疫力低下等	位于双手背部尺间，手背腕骨与尺骨之间的凹陷处	掐按10~20次
眼	青光眼、近视、结膜炎、角膜炎、白内障等	位于双手手掌和手背第2、3指指根部	分别从掌面、背面出发，由桡侧向尺侧推按30~50次

反射区	主治病症	所在位置	按摩手法
小脑、脑干	记忆力减退、神经性头痛、偏头痛、失眠、眩晕、震颤麻痹等	位于双手掌侧，拇指指腹侧面，即拇指末节指骨体靠近心端1/2处尺侧缘	从拇指指尖向指根方向进行掐按或推按，次数以10~30次为宜
扁桃体	扁桃体炎、发热、上呼吸道感染等	位于双手拇指近节背侧正中线肌腱的两侧	按照每侧10~20次的标准向指尖方向推按
舌、口腔	口舌生疮、口感唇裂、口腔溃疡、口唇疱疹等	位于双手拇指背侧，指间关节横纹的中央处	点按或掐按10~20次
上下颌	臼齿、牙周炎、牙龈炎、口腔溃疡、打鼾等	位于双手拇指背侧，拇指指间关节横纹与上下最近皱纹指尖的带状区域	由尺侧到桡侧掐点或推按10~20次
喉、气管	气管炎、咽喉炎、气喘、声音嘶哑、咳嗽等	位于双手拇指近节指骨背侧中央处	点按或掐揉10~20次
甲状旁腺	甲状旁腺功能低下或亢进、各种过敏疾病、心悸、失眠、佝偻病、心脏病等	位于双手桡侧第1掌指关节背部凹陷处	点按10~30次
颈项	颈项酸痛、颈椎病、消化道疾病、落枕、高血压病等	位于双手拇指近节掌侧颌背侧	向指根方向全方位推按5~10次
胸腺淋巴结	子宫肌瘤、囊肿、乳房或胸部肿块、胸痛、癌症、免疫力低下等	位于第1掌指关节尺侧	点按胸腺淋巴结10~30次
脊柱	颈椎病、腰椎间盘突出、腰肌劳损、落枕、背部不适等	手背第1至第5掌骨体均为脊柱反射区	从各个手指指根处出发，向手腕推按10~30次
头颈淋巴结	淋巴结肿大、免疫功能低下、眼耳鼻舌、口腔、牙齿等疾病	位于各手指间指根部凹陷处	点掐5~10次
颈肩区	颈椎病、肩周炎等	双手各指根部近节指骨的两侧及各掌指关节接合部。手掌面为颈肩前区，手背面为颈肩后区	左右手分别向指根方向推按或掐揉5~10次
腰椎	腰酸背痛、腰肌劳损、腰椎骨质增生、腰椎间盘突出、坐骨神经痛等	位于双手的背侧，各掌骨近端约占整个掌骨体的1/2	用指腹向手腕方向推按，左右手各10~20次
胸椎	颈肩软组织损伤及呼吸疾病引起的胸痛、胸闷等	位于双手背侧，个掌骨远端约占整个掌骨体的1/2	用指腹向手腕方向推按，左右手各10~20次

反射区	主治病症	所在位置	按摩手法
血压区	高血压病、低血压、发热、眩晕、便秘、头痛等	位于手背，由第1掌骨、阳溪穴、第2掌骨所包围的区域及示指近节指骨近端1/2的桡侧	按揉10~20分钟
骶骨	腰骶劳损、坐骨神经痛、便秘等	位于手背侧，各腕掌关节结合处	向手腕方向轻轻掐按，左右手各10~20次
尾骨	骶尾骨部损伤、疼痛等	位于手背侧，腕背部横纹区域	找到尾骨敏感点之后，用指端掐按10~30次
下身淋巴结	各种炎症、发热、子宫肌瘤、免疫力低下、水肿、囊肿、癌症等	位于手背部桡侧缘，手背腕骨与前臂桡骨之间的凹陷处	掐按10~30次
肩关节	肩关节周围炎、肩部损伤、肩峰下滑囊炎等	位于第5掌指关节尺侧凹陷处。其中手背部为肩前反射区，手掌部为肩后部反射区，赤白肉际处为肩中部反射区	掐按10~30次
颈椎	颈椎病、颈椎酸痛或僵硬、落枕等	包括双手各指近节指骨背侧近桡侧，及各掌骨背侧远端约占整个掌骨体的1/5的区域	用指腹向手背近桡侧轻轻推按10~30次
肘关节	肘部病痛、增生性关节炎、髌上滑囊炎等	位于手背侧，第5掌骨体中部尺侧处	按揉或掐揉10~30次
腰椎	腰椎骨质增生、腰椎间盘突出、腰肌劳损、腰酸背痛、坐骨神经痛等	位于双手背侧，各掌骨近端约占整个掌骨体1/2处	用左右手的指腹分别向两只手的手腕方向进行推按，次数以10~20次为宜
肋骨	肋骨病变、肋膜炎、肋软骨炎、胸肋疼痛、胸闷气短、胸痛、胸膜炎等	位于双手背侧，其中外侧肋骨反射区位于第4、5掌骨之间，近掌骨底的凹陷中，内侧肋骨反射区位于第2掌骨体中部偏远端的桡侧	点按10~20次
膝关节	膝关节病变和肘关节病变等关节疾病	位于第5掌骨近端尺侧缘与腕骨所形成的凹陷处。其中手背部为膝前部，手掌部为膝后部，赤白肉际处为膝两侧部	掐揉或者点按10~30次
髋关节	髋关节疼痛、肩关节疼痛、坐骨神经痛、腰背痛等	位于双手背侧，尺骨和桡骨茎突骨面的周围	按揉10~30次

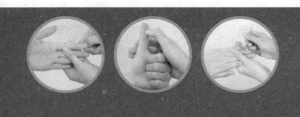

手部按摩常识

手部按摩的方法

手部按摩可以广泛应用于呼吸、消化等众多系统疾病的治疗，同时其方法简便，易于操作。以下便是对手部按摩几种常见手法的简介。

1. 拿法

手部按摩中的拿法主要有两种方式，一种是用大拇指与示指、中指在患部或一定的穴位上进行节律性的提捏；另一种是用拇指和其余四指的指腹相对用力地紧捏患部或是穴位。拿法适用于手部各穴。

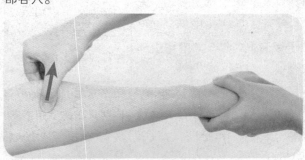

2. 推法

在手部按摩中，所谓推法就是用单指、指掌作用于一定的部位上，并按照一定的方向直线移动。

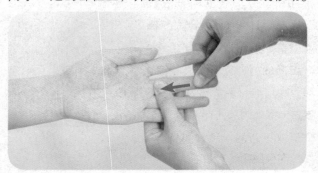

运用推法时一定要注意用力平稳，不可操之过急。推法一般应用于手部纵向长线的穴位。

3. 捏法

三指捏是手部按摩捏法中最常用的方法。所谓三指捏就是指用大拇指、示指、中指将手部的某两个穴位夹住，并有节律地进行挤压。运用此法时要注意力量的增加需要按照循序渐进的原则。另外，捏法时常会与拿法结合起来使用，合称为拿捏法。

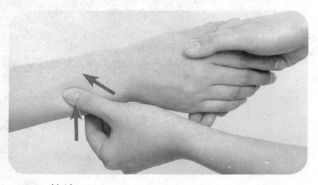

4. 按法

在手部按摩中，按法是最常用的手法之一。所谓按法就是指用拇指的指端或是螺纹面有节律地作

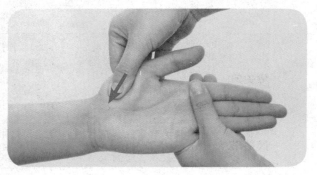

用于手部穴位或病理反射区之上。在用按法进行手部按摩的过程中，被按摩者会逐渐感觉到酸、麻、重、胀、走窜等感觉。当需要加强刺激的时候，不宜用力过猛，而应该采取双手拇指重叠的方式。另外，按法还时常与点法、揉法配合使用。此法多用于手部平坦的区域。

5. 掐法

掐法是手部按摩中刺激最为强烈的一种方法。所谓掐法就是指用拇指的指甲端重掐穴位。在运用掐法进行手部按摩的过程中，取准穴位是非常重要的，可以有效地避免刺破皮肤。另外，还可在需要重掐的部位覆盖一层薄布来进行防护。此法多用于重、急症。

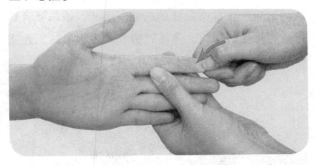

6. 点法

在手部按摩中，点法就是用拇指或者中指的指端等部位着力在手部穴位或病理反射区上。点法接触面积虽小，刺激量却比较大。另外，点法常与按法、揉法一起配合使用。此法一般用于骨缝处的穴位，要求力度大而区域较小的部位。

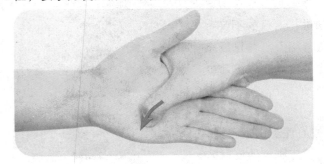

7. 揉法

在手部按摩中，指揉法是比较常见的。所谓指

揉法就是指将拇指的螺纹面作用于手部的某一穴位或部位上，同时腕部放松，以肘部为轴，通过摆动前臂来带动腕部与掌指轻柔摆动的方法。揉法一般多与按法结合使用，适用于手部各穴。

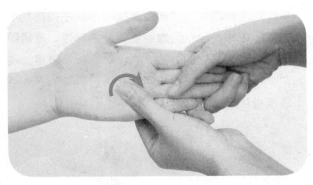

8. 摩法

在手部按摩中，摩法就是将指腹或者手掌贴于手部穴位，有节律地急性环形按摩的手法。在运用摩法的过程中，用力要均匀，动作要轻柔。另外，运用指摩宜轻快，掌摩稍重缓。此法多用于手部较为开阔的部位或是在其他手法结束之后放松调整。

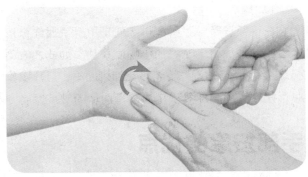

9. 擦法

在手部按摩中，用指腹、掌根或是大小鱼际紧贴皮肤做快速往返的直线运动，并产生一定热量的

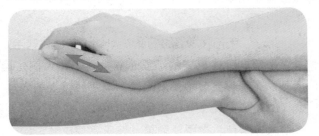

方法就是擦法。在运用擦法的过程中，力度要保持平稳适中，以皮肤不起皱为宜。此法主要应用于手部骨骼分布的穴位。

10. 理法

在手部按摩中，理法主要是指用双手拇指或单手拇指、中指、示指沿着经络循行的部位，或指键等处施以加持挼理的方法。操作时，按摩者用力要均匀，速度宜快且一松一紧。此法主要应用于双手十根手指从指根到指尖部。

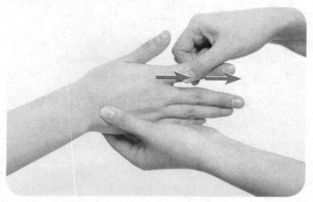

11. 抖法

在手部按摩中，所谓抖法就是用双手握住被按摩者的腕部做上下左右的小幅度摆动。如此，波动感就会上传至肩肘部，帮助上肢肌肉放松。操作时，按摩者的腰部要稍稍向前弯曲，而被按摩者则需要放松肢体，并使肢体尽量向外伸展。抖动的时间大概是每次 10 秒。此法多用于上肢。

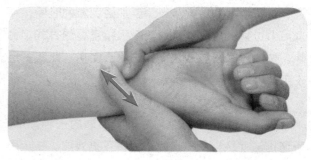

12. 压法

在手部按摩中，压法是比较常见的穴位刺激法，它采取的就是运用大拇指或示指长时间按压穴位的方式。操作时，被按摩者的呼吸方式也会对压法的运用产生非常重要的影响。因此，被按摩者最好遵循指压时呼气、停压时吸气的呼吸原则。此法一般用于手部平坦的区域。

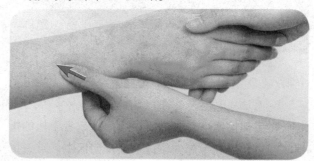

手部按摩的优点

随着医疗事业的不断发展，手部按摩（即手疗）越来越多地应用于人体各个系统疾病的治疗当中。不仅如此，运用此法进行治疗的不仅有老人和青壮年，还有儿童的身影。其广泛的应用价值与治疗人群已经充分地显示出其具有独到之处。手部按摩的独到之处主要表现在以下几个方面：

第一，手部按摩是进行病症早期诊断的好帮手。

手部是身体重要的"显示器"之一，人们生理或心理上出现不适，都可以在手部充分地显示出来。双手经络上的穴位与相应脏腑的反射区会在上述情况发生之时出现异常反应。这些异常反应，我们可以通过观察掌纹、掌色、指甲及触摸、按压手部皮肤，以确定是否出现各种形状

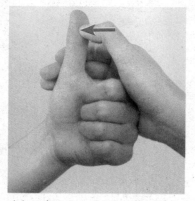

手部按摩是病症早期诊断的好帮手

的硬结或是压痛感等方式来判断。找到真正的病灶之后，采用对应的按摩手法从而调和脏腑器官功能，维护身体健康。

第二，手部按摩是一种方便有效的治疗方法。

手部按摩的方便有效性主要体现在下述几个方面：

1. 它是一种自然疗法，既不需要在专门的诊疗场所进行治疗，也不需要依靠任何种类的药物与医疗器械。按摩者可以凭借触诊等方法直接从被按摩者的手部获取其脏腑等生理变化的情况。

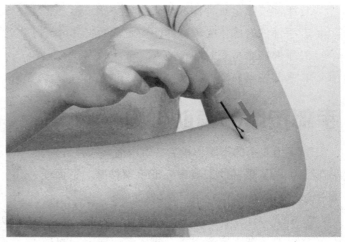

手部按摩是一种方便有效的治疗方法

2. 手部按摩除了约请专门的按摩师之外，人们还可以进行自我按摩或给家人进行按摩。按摩时，按摩者可以直接用双手或借助钢笔、钥匙等简单的工具为被按摩者进行辨证施治。

3. 如果被按摩者是自己或是家人，按摩时间还可以灵活掌握，找一个空闲时间即可。不过，按摩的时间不宜过长，以30分钟为宜。

第三，手部按摩具有见效快的特点。

手部按摩见效快的特点最直接的表现就是能够将郁积在体内的毒素迅速排出体外。由于生理与心理方面的各种原因，人体内堆积着大量毒素与有害物质，它们在人体中主要以自由基、胆固醇、尿酸、乳酸、宿便、瘀血等形式存在。经科学研究证明，毒素长期存在会严重破坏人体血液循环，使血液在运行过程中常常受到阻滞，出现气血不畅、脏腑功能失调等情况。这些情况的出现将对人们的健康产生极为不利的影响。

手部本身就是身体重要的"显示器"之一，按摩者可以从患者手部的穴位或是相关病理反射区中找到毒素堆积、脏腑功能异常的迹象。如相应的穴位或病理反射区会出现显示毒素沉积的硬块。此时，人们可以通过按摩手部相应的穴位或反射区，使沉积的毒素通过皮肤排汗或是消化及泌尿系统排出体外。毒素排出之后，血液循环的通道就被打通了，气血运行就变得通畅了。又加之气血通畅会带来大量的营养，所以出现不适或病变情况的脏腑器官就会由于得到营养而逐渐好转起来。如此，人们便能很快恢复健康。

第四，长期临床实践证明，安全无副作用是手部按摩最大的优点。

我国传统中医理论认为"药之效，毒为之"，也就是说，所有的药都是因为有了毒才有了药效。不过，这里的"毒"实际上是指副作用。绝大多数药物都会存在一定的副作用，而手部按摩则不会出现副作用。另外，经长期临床实践证明，手部按摩不仅是广大患者恢复健康的重要治疗方法，还可以帮助健康的人达到强身健体的目的。它与当今医学界所推崇的"无创伤医学"和"自然疗法"的理念不谋而合。

第五，手部按摩还很容易进行普及推广。

手部按摩成为易于普及推广的疗法，是因为它具备以下特性。

1. 手部按摩是一种标本兼治的全身疗法，尤其是对一些慢性病症的治疗更是显示出自己独特的功效。

2. 手部按摩操作简单，即便使用辅助工具也可以就近取材，选择生活中一些常用的物品。

3. 手部按摩不受时间、地点、条件的限制。

4. 手部按摩易学、易掌握。

手部按摩的辅助工具

除了用双手的指腹、指尖、螺纹面等按摩之外，我们还可以运用辅助工具来完成手部按摩。下面便是手部按摩过程中常用辅助工具的简介。

1. 梳子

用梳子按摩主要有以下几种方式：第一，可以运用梳子手柄的尖端对关节附近的穴位进行有节律的按摩；第二，可以用梳子齿同时刺激多个穴位；第三，可以用梳子进行快速敲打，也可在间隔一两分钟之后持续刺激穴位。

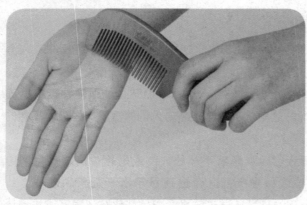

2. 夹子

运用夹子将疼痛部位或是相应的穴位夹住，就可以收到与捏法一致的疗效，只是在操作时需要注意不宜在同一部位夹的时间过长。

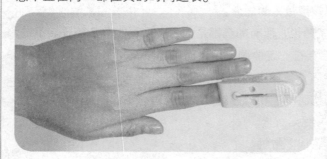

3. 圆珠笔

用圆珠笔进行手部按摩最适宜在日常工作中使用。操作的时候，可用圆珠笔比较尖的一端以适度的力量来点压相关穴位。

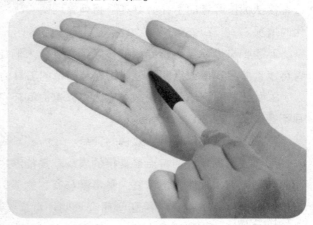

4. 牙签

运用牙签进行手部按摩主要有三种方法：一是将牙签绑成一束对相关穴位进行按摩；二是单取一只牙签，用牙签圆的一端对相关穴位进行点按；三是可以将牙签的尖端和圆端分开用，以达到刺激不同穴位的目的。

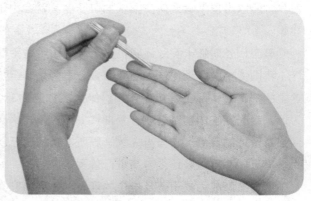

5. 电吹风

运用此法时可令电吹风沿着经脉的走向吹，只是需要注意一定要与皮肤保持 15 厘米左右的距离，以免烫伤。

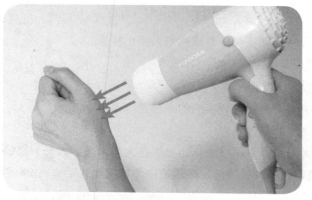

6. 米粒

用米粒进行手部按摩，只需要用胶布将米粒固定在疼痛部位就可以随时开始。若是能用王不留行籽来代替米粒的话，按摩效果会更加明显。

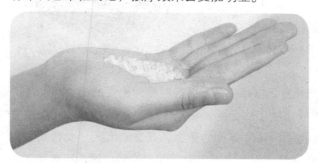

7. 软毛刷

我们可以通过运用软毛刷按摩手掌来达到刺激手部病理反射区的目的。

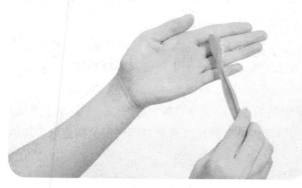

8. 钥匙

不能在按摩中很好地控制力度的人可以选择利用钥匙来刺激手部穴位。通常情况下，运用钥匙进行手部按摩，刺激力度较大，手部穴位的被按摩面积加大，效果也会变得更加明显。

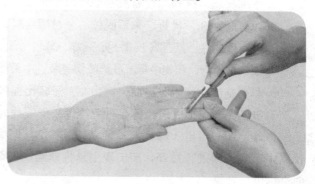

9. 核桃

运用核桃进行手部按摩的通常做法就是将两颗核桃握在手中，并使其随着手指的转动而转动，从而达到锻炼手指、健脑益智的保健效果。

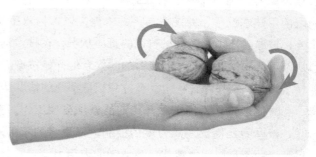

10. 按摩棒

用按摩棒进行手部按摩的具体做法是，以细

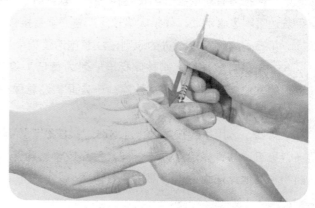

铁棍的尖端对手部穴位进行按压，以取得更好的保健效果。

手部按摩的禁忌与注意事项

禁忌：

1. 手部皮肤有破损及患有皮肤病的人禁止按摩。

2. 患有肠穿孔、骨折、关节脱位、急性腹膜炎、急性阑尾炎等外科疾病的人禁止按摩。

3. 患有败血症、严重肾衰竭、心衰竭、急性心肌梗死等病症的人禁止按摩。

4. 被食物中毒、药物中毒、狂犬咬伤等急性中毒侵扰的人禁止按摩。

5. 患有脑出血、内脏出血、胃出血、子宫出血等各种严重出血性疾病的人禁止按摩。

6. 被伤寒、结核、肝炎等各种急性传染病侵扰的人禁止按摩。

另外，还有相当一部分人不宜立即或在 24 小时之内进行手部按摩。如患者在大喜大悲、大怒大恐的情绪中不宜立即进行按摩，而出现由急性软组织损伤导致的关节扭伤、韧带拉伤等情况的人不宜在 24 小时之内进行按摩。

注意事项：

第一，在按摩开始之前，按摩者需要做好充分的准备。

按摩前的准备工作包括准备好操作时所用的按摩用品、观察被按摩者情况、保持个人卫生及良好的身心状态等。在按摩开始之前用热水洗手，并注意指甲的修剪，以保持双手温暖清洁。另外，按摩者还须注意调试自己的身心状况，在按摩前要稍作休息，切不可在暴饮暴食及过度疲劳的时候仓促开始按摩。

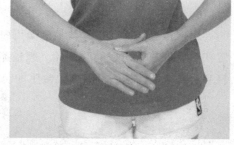
按摩时要注意手法的选择

第二，在按摩过程中，要注意根据不同的情况选择相应的按摩手法，并及时处理出现的相关问题。

对症选穴是手部按摩开始前的一项重要工作。完成此项工作之后，按摩者就可以开始按摩了。按摩时，按摩者还需要注意力度的控制，以患者的年龄、性别、体质等作为依据，儿童、老人、女性用力宜轻，青壮年可以用力略重；身体瘦弱者用力宜轻，身体强壮者用力宜重。当手部穴位较小时，可选择工具来辅助进行力度均匀的手部按摩。

当被按摩者患有腰颈部及各种关节、软组织损伤的时候，按摩者需要根据具体的情况辨证施治，应边施手法边嘱咐患者活动，如果病情较为严重必须直接按摩患部。慢性病在进行治疗的过程中应保持手法轻柔。

第三，遵循循序渐进的原则，注意施治过程中出现的穴位疲劳与疼痛问题。

如果是自我按摩，则按摩标准一般为每日 1~2 次，每次 20~30 分钟。为他人按摩者要对按摩过程中出现的穴位疲劳与疼痛多加注意。一方面要注意保持有节律地按摩，另一方面可以采取交换按摩左右手穴位的方式来缓解穴位疲劳。

第四，运用手部按摩进行施治时，被按摩者要调整好自己的心态，要具有毅力与恒心，不能急于求成。

第五，与许多治疗方法一样，手部按摩也具有一定的局限性。所以，当患者遇到严重的病症时，应以药物和其他疗法为主，手部按摩为辅。

第三章

神奇有效的耳疗

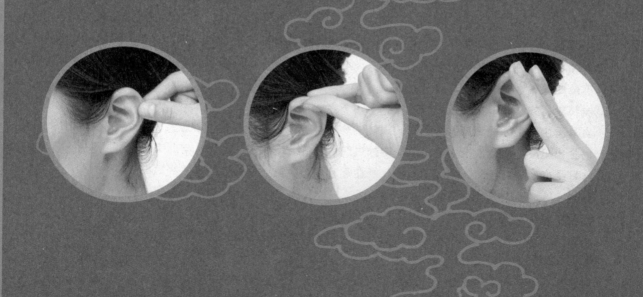

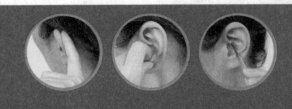

耳疗从耳诊入手

观耳部色泽诊病

耳朵是身体重要的"显示器"之一，它的每一点细微变化都是人体脏腑器官生理变化情况在体表的反映。人们可以通过观察这些变化来诊断病症。而耳部色泽的变化就是其中非常重要的一种。

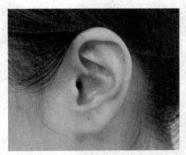

健康的耳部色泽

通常情况下，健康的双耳光滑红润，色泽略呈微黄色。若是耳朵出现了变色的情况，则表明一些不适的症状甚至疾病已经开始在人体中出现了。

1. 黄色

①当黄耳的情况出现，并且伴随着耳中掣痛的症状时，则表明人们可能患上了伤寒。

②当耳朵出现黄中见赤的色泽时，则可能预示着热证、湿热证或风证的出现。

③当耳郭处出现显著的黄色时，就表明人体出现了脾郁湿盛或者兼有风热的情况。

④当耳朵呈现出淡黄色时，就说明人体存在湿邪阻滞中焦的情况。

⑤当耳朵呈现出像橘子皮一样的深黄色，且同时伴有目黄、面黄等症状时，则说明人们患上了黄疸。

2. 红色

①当耳背上出现红色脉络，同时伴有耳根发凉的症状出现时，人们多半可能患上了麻疹。

②耳朵出现红肿可能是疖肿、湿热火毒上蒸所致，也可能是少阳相火上攻所致，还可能是中耳炎或者疖肿、冻疮所致。

③发热患者的耳郭常常会呈现鲜红色。

④当耳垂由于受寒而变成紫红色时，人体的病变情况就会逐渐加重，肿胀会变成溃疡。不仅如此，人们还容易生出痂皮。以上情况均是由于体内糖过剩引起的。糖尿病的出现也与此有着密切的联系。

⑤当耳朵变成暗红色时，就表明人们已经在逐渐开始康复或是女性处于月经后期等。

3. 青色

①当整个耳朵呈现青黑色时，患者多半为剧痛患者。

②当耳朵的某一部位长期呈现青紫色时，则表明人体多半已经出现了肿瘤或其他器质性病变。

③虚寒患者的双耳多整体呈现为青白色。

④耳垂呈现青色可能预示着人们患上了风湿性关节炎，也可能是房事过多的表现。

4. 白色

①易受风寒的人与贫血病患者的双耳多整体呈现为白色。

②耳朵呈现淡白色多是气血不足、脏腑气虚弱、抵抗力低下的表现。

③耳朵呈现苍白色常常是由惊吓所致，或是由身体虚弱寒邪入侵所致。

④耳朵变为灰白色，则预示着人体出现阳气衰微、气血枯竭的情况，病情已经变得极为严重，恢复起来相当困难。

5. 灰色

耳朵呈现灰色是提示人体患有慢性病或有肿瘤病变的可能。同时，耳朵呈现灰色也是热性病的标志。当耳朵的颜色从淡灰逐渐变成灰黑，就预示着热证从轻转重。

当耳轮出现焦黑干枯的情况时，表明人体已经出现了肾精亏损的征兆。

当耳朵出现湿润的情况，并变成黑色时，就表明人体已经被寒湿侵袭。

6. 褐色

①当耳郭呈现褐色时，人们多数情况下会是久治不愈的慢性病患者。

②吸毒患者耳部的肺区及支气管区常常会呈现暗红色或是褐色。

耳朵颜色的变化是人们对自身生理变化情况的重要判断依据。当其深浅、形态与位置常常发生变化时，人体所患疾病通常会比较容易治疗；而当其深浅、形态与位置长久不变时，人体常常会发生器质性病变，且治疗起来比较困难。

观耳部形态诊病

除了耳部色泽之外，耳部形态的变化也是诊断人体脏腑器官是否出现病变的重要依据之一。通常情况下，一旦耳部出现丘疹或耳垂变厚等情况时，就预示着人体内部出现了病变。至于具体情况，主要包括以下几个方面：

首先，从耳垂来看，耳垂过厚或过薄是呼吸系统或心脑血管等方面疾病的表现。

1. 当耳垂部较薄，甚至连聚集于其周围的血管网都可以很清楚地看到时，人们通常会患上突眼性甲状腺肿瘤或是呼吸系统疾病。

2. 当耳部（包括耳垂）较薄，且呈现出白色时，就表明患者多为肾功能衰竭病人，同时也可能是病情垂危的病人。

3. 当耳垂部较薄，且呈现咖啡色时，通常预示着肾脏病或糖尿病已经入侵人体。

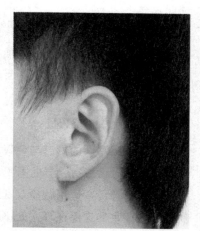

健康的耳部形态

4. 当耳垂部的肉既厚且宽，并呈现出红色时，则表明人们通常情况下会有身体肥胖且容易患上脑出血的表现。

5. 无论是冠心病患者，还是耳鸣、听力下降、低血压、心律不齐的患者，他们的病症在耳垂部通常会有共同的表现，那就是患者单耳或双耳的耳垂部会出现一条从前上方一直延续到后下方的有着明显褶皱的斜线纹。

其次，从耳郭来看，耳郭相应部位出现形态改变是肝病、急慢性肠炎、气管炎等病症的征兆。

1. 当耳郭表现出萎缩无力的形态时，则预示着人们可能出现了心脏衰竭的症状；当耳郭出现片状凹陷时，就表明牙齿缺失或炎症已经出现了；当耳郭出现片状隆起时，就说明人体通常情况下已经出现了慢性器质性病变。

2. 各种皮肤病患者的耳郭处常会出现白色的像糠皮一样的皮肤脱屑，且即便是擦拭也不易除去。

3. 当耳郭的相应部位出现高于周围皮肤的点状隆起，且伴有红色或白色的水疱样疱疹时，则人们可能患有急慢性阑尾炎、急慢性肾炎、急慢性气管炎、急慢性肠炎、膀胱炎等疾病。

4. 若是人们患有心脏病、胆石症、肝病、肿瘤等疾病时，耳郭的相应部位常会出现条索样隆起、节状隆起、纵横交错的线条、圆圈形凹陷及点状凹陷等。

5. 当人们的耳郭部出现呈现放射状的血管时，则多数情况下是外伤、血管病、急性病、痛证等疾病患者发病的征兆。

最后，从耳部反射区及耳朵其他部位来看，其形态的变化预示着消化系统等部位可能发生了病变。

1. 便秘患者位于耳部的大肠及乙状结肠反射区常常会出现白色片状的隆起。

2. 肝硬化患者位于耳郭处的肝反射区常会呈现出边缘清楚的隆起和结节。

3. 当耳部的颈椎反射区出现锥形增生、分叉状双结节隆起、双结节状白色隆起或呈弧形变形时，都可能预示着颈椎病的出现。

4. 脂肪肝患者位于耳部的肝脏反射区常会出现色泽正常、质地柔软的肿大隆起。

5. 患有偏头痛的患者通常会在耳部的颞区出现片状隆起。

6. 当耳部的口区出现数目不等的丘疹，且皮肤失去光泽时，则人们可能患上了消化不良等消化系统方面的疾病。

7. 当人们用双手搓动耳朵，如果没有出现泛红的情况，则表明此人可能已经患上了贫血症。

8. 患有支气管扩张、心肌梗死、冠心病、高血压病等疾病的患者耳部的皮肤常会显现出充盈的血管。

9. 当人们患有腰椎、颈椎骨质增生等疾病的时候，耳轮处常会出现粗糙不平的棘突状结构。

触摸耳部诊病

除了观察耳部的形态与色泽之外，我们还可以通过触摸双耳来诊断自己的健康是否出现了问题。此法与医学中的触诊法有着异曲同工之妙。

通常情况下，运用触摸双耳进行诊病可以采取以下两种方式：一种就是运用耳穴测定仪的探测棒或是用作压痛测定的探棒在耳穴处稍稍施加压力，并从不断变化的动作中感知耳穴的形态变化；另一种就是用

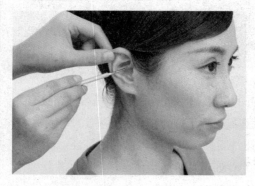

左手轻轻地扶住耳郭处，将拇指放置于被测的耳穴之上，将示指放于耳背部与拇指相对称的部位，在两指指腹相互配合的触摸中感知耳朵形态的变化。

其实，无论是采取上述两种方法，还是采用其他的方法，触摸法的关键之处就在于通过探知耳部是否存在压痕、凹陷、隆起及它们的深浅与色泽的变化来判断人体是否出现了病变的情况。与此同时，在耳部施力之后是否会出现压痛感也是运用触摸法进行诊病判断的重要依据。

至于具体情况，主要包括以下几个方面：

第一，当耳部出现压痕时，它的色泽、深浅、修复时间的不同将会预示着人们会患上实证或虚证。

当压痕较深，恢复平坦速度较快，且呈现出红色的时候，人们常常患有肝炎、肺炎、胃肠炎、阑尾炎、高血压、胆系感染、泌尿系感染等属实证的疾病。

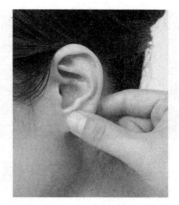

当压痕较浅，恢复速度较慢，且呈现白色的时候，人们时常会患有过敏性疾病、重症肌无力、水肿、胃下垂、贫血、缺氧、酸中毒等属虚证的疾病。

第二，当疾病入侵人体时，与其相关的耳穴就会出现许多形状不规则的凹陷。

当人们患有耳鸣、缺齿、冠心病等病症时，耳部多会出现线状凹陷；当头目眩晕、慢性结肠炎、溃疡病入侵人体时，人们的耳部多会出现片状凹陷；当人们患有十二指肠溃疡、缺齿、散光、肠炎等疾病时，耳部常会出现点状凹陷。

第三，当人体出现病变时，耳部常会出现凹陷性水肿及水纹波动感。

当耳部出来水纹波动感时，人们常常会患上心律不齐、冠心病等疾病；而凹陷性水肿则多见于肝硬化腹水、下肢静脉回流障碍、慢性肾炎、各种原因引起的水肿、内分泌功能紊乱等疾病。

第四，当不同形态的隆起出现在人们耳部时，各种不同类型的病毒就会入侵人体。

当圆形结节出现时，则预示着多种肿瘤方面的疾患可能已经出现。

当条索出现在耳部时，则表明人们可能患上了冠心病、心动过速、气管炎、脊椎增生、消化性溃疡、外伤性关节炎、痔疮、子宫肌瘤等方面的疾病。

当耳部出现软骨增生时，则可能是神经衰弱、肝大、脊椎增生等疾病出现的征兆。

患有腰腿痛、偏头痛、腰肌劳损、慢性胃炎、慢性阑尾炎、肠功能紊乱等病症的患者常会在耳部出现片状隆起。

头痛、气管炎患者常会在耳部出现点状隆起。

耳部出现条片状隆起的情况多见于附件炎、肌纤维组织炎、慢性胆囊炎、腰肌劳损、便秘等病症的患者。

第五，当用手指或其他工具对耳朵的具体部位进行触压时，人们常常会出现压痛感。

出现压痛感的部位即是最佳治疗点的所在。此外，人们的情绪也会对耳穴的痛觉产生极大的影响。若是心情不舒畅或是过于激动时，人体的敏感度也会下降。但只要触摸双耳时力度均匀，并进行仔细的比较，都能找到敏感度相对较高的耳穴。

运用压痛感来诊断疾病的方法主要适用于急性炎症病变及痛证的鉴别诊断，同时也为治疗确定了准确的刺激部位。

以上五种情况是运用触摸双耳诊病的重要依据。但是，在进行耳疗的过程中，还有一点需要特别注意，那就是触摸的顺序。触摸时，人们应该按照耳郭的解剖部位顺序即先上后下、先右后左、先内后外的顺序进行。随后，在系统触摸耳郭各部位的基础之上，左耳以触摸胰腺、心、脾、小肠、大肠穴为主；右耳以触摸肝、胆、胃、十二指肠、阑尾穴为主。唯有按照正确的顺序进行触摸，人们才能对耳部情况拥有准确的感知，才能对自身是否出现不适或病变做出科学的判断。

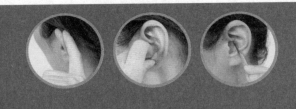

走进耳疗

耳部保健的依据

广受大家欢迎的耳疗不仅源自我国源远流长的传统中医，还凝聚了现代医学智慧的结晶。无论是中医重要的经络学说，还是对现代医学影响颇深的全息生物理论，都是耳部保健的重要依据。

具体说来，耳部保健的依据主要表现为以下几个方面：

第一，它与经络学说有着密不可分的关系。

早在两千多年前，《阴阳十一脉灸经》就有了关于"耳脉"的记载，并较为详细地阐述了耳部同经脉、经筋、经别之间的关系。人体的十二经脉都直接或间接地从耳部经过。另外，奇经八脉中的阳跷脉与阳维脉也从耳部经过，所以耳部便成为宗脉聚集之地。

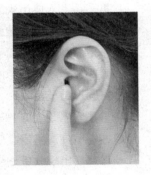

传统医学认为，按摩刺激耳部会对人体产生一定的影响，主要是因为经络的作用。经络不仅遍布全身，沟通内外，还是气血运行的重要通道。耳部是身体经络的重要聚集地，所以按摩刺激耳部可以加强人体上下内外之间的沟通，尤其是与体内脏腑之间的联系。

同时，耳部与脏腑器官之间的关系也非常密切。据《黄帝内经》《难经》《证治准绳》等书记载，耳部与五脏均有密切的联系。如"肾气通于耳，肾和则耳能闻五音矣""肺主声，令耳闻声"等。当脏腑器官出现不适或病变的情况时，耳部相关部位就会出现异常情况。人们可以通过观察耳部具体情形的变化来获知脏腑器官的生理变化信息，并通过耳部按摩的方式加以缓解。

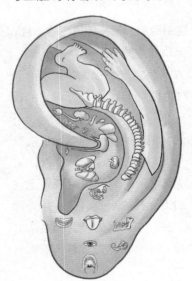

第二，阴阳平衡学说也是耳部保健重要的支柱。

阴阳平衡学说认为，人只有在阴阳二气平衡的状态下才能保证自身的身体健康。人体是一个有机联系的整体，各个部分之间都存在着密不可分的联系。当某些部位出现异常时，该部位的生理功能就会出现弱化，人体的阴阳之气就会失去平衡，人们就会生病。而耳部按摩可以起到疏通经络、调和气血的功用。当经络畅通、气血充沛的时候，出现异常的脏腑器官就会逐渐恢复正常的生理功能，人们就会逐渐痊愈。

第三，耳郭全息理论为耳部保健提供了最直接的证据。

耳郭全息理论认为，耳朵就是人体的一个缩影，耳郭就像一个头朝下、臀向上的倒蜷缩在母体子宫中的婴儿。几乎人体各个相对独立的部位在耳郭处都有一个对应的反射区。这些部位同与其相对应的反射区之间不断交换着身体内外的信息。每当体内器官出现不适或异常情况，其在耳部的反射区就会出现明显的反应。人们只需按摩刺激该部位在耳部的反射区即可达到调和器官生理功能，恢复身体健康的目的。

第四，神经反射学说为耳部保健提供了重要的理论支撑。

当人们运用按摩刺激耳部时，这些刺激就会通过耳部丰富的神经血管传入体内。又加之耳部同经络及脏腑有着密切的联系，所以耳部所受的刺激会进一步被传递至发生病变的脏腑器官。经过一定时间的积累，传递至脏腑器官的刺激会逐渐调和其生理功能，人们的身体也会逐渐痊愈。

耳部保健的功效

耳朵虽小，却是人们在日常生活中治病防病的好帮手。我们不仅可以通过观察耳部的色泽及形态的变化来获知自身器官的生理情况，还可以运用按摩刺激耳穴的方法来诊断与治疗体内相关部位的疾病。

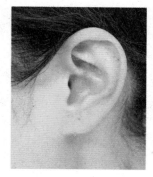

中医认为肾主藏经，开窍在耳。耳朵就是肾脏生理情况在体表的重要表现。每当耳部出现异常变化时，就表明肾脏出现了不适或病变的情形。而耳郭较长、耳垂组织丰满圆润在一定程度上是肾气充足的象征。所以经常按摩刺激双耳可以有效地保证肾脏的健康。

除去肾脏之外，耳部同人体其他脏腑器官的关系也非常紧密。经常按摩刺激双耳同样可以使人体的其他脏腑器官的功能得到有效的调节。这就决定了耳部按摩可以广泛地应用于疾病的治疗。据临床实践发现，耳部按摩治疗疾病的种类已经突破 200 种，它不仅是许多功能性疾病的克星，还能有效地缓解一些器质性疾病。具体说来，主要包括以下几种情况：

1. 耳部按摩对腰腿痛、肢体麻木、肩周炎、消化不良等慢性病症具有减轻痛苦、改善症状的作用。

2. 耳部按摩可以帮助患有牙周炎、咽喉炎、扁桃体炎、面神经炎、末梢神经炎、气管炎、肠炎、盆腔炎等炎症性病症的人们在一定程度上消炎止痛。

3. 耳部按摩对三叉神经痛、肋间神经痛、坐骨神经痛等神经性疼痛及五官、四肢等各种外科手术后产生的伤口痛、麻醉后的头痛等手术后疼痛有着很好的止痛效果。

4. 对于患有疟疾、扁平疣等传染性病症的患者而言，耳部按摩可以帮助他们逐步恢复与提升自身的免疫力与抵抗力，从而使身体尽快走向康复。

5. 耳部按摩对心律不齐、高血压病、多汗症、肠功能紊乱、眩晕症、神经衰弱、月经不调等功能紊乱性病症具有良性调整的作用。

6. 经绝期综合征、甲状腺功能亢进及单纯性甲状腺肿患者可以借助耳部按摩实现减少药量、改善症状等目的。

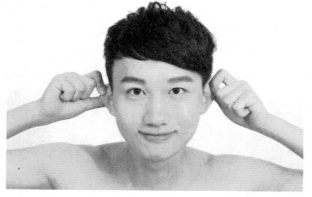

7. 耳部按摩还可以帮助患有过敏性鼻炎、过敏性结肠炎、哮喘、荨麻疹等过敏与变态反应性病症

的患者实现消炎、脱敏、提升自身免疫力的目的。

除去上述病症之外，耳部按摩在预防感冒、晕车、晕船、戒烟、减肥、预防与处理输血输液反应及妇科病的治疗方面也有着显著的疗效，甚至连戒毒者都可以借助此种疗法来缓解自己的一部分症状。

耳穴四步疗法

通常情况下，耳穴疗法需要遵循以下四步流程：

第一，在治疗开始之前，按摩者必须要完成耳穴探查的工作。

耳朵是人体重要的全息胚之一，几乎全身所有部位都在耳部存在相应的反射区。每当某一部位发生异常时，其异常情况就会在耳朵表面明显地表现出来。而耳穴探查最主要的目的就是要找到出现不适或病变的部位。

通常情况下，耳部探查主要可以采取两种方式：

一种是触摸耳朵或对某一部位进行按压。当摸到耳部有丘疹、凹陷等或出现压痛感时，就表明与耳部部位对应的相关身体器官已经出现了异常情况。

另一种是观察耳部的形态。当耳部出现色泽异常或是形态改变的时候，就预示着人体相应的部位发生了病变。

第二，进行耳部消毒。

消毒是耳穴四步疗法中非常重要的一环。进行严格的消毒可以避免按摩中出现感染等情况。通常情况下，按摩者可以采用乙醇棉球来对患者耳郭处进行擦洗并消毒，只是需要特别注意的是，所用的棉球应是浓度为 75% 的乙醇棉球。

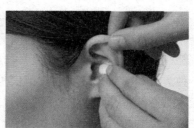

第三，在患者相关部位进行贴压。

进行贴压时，人们主要可以采用两种方法：

①运用血管钳或是镊子将准备好的贴压胶布在相关耳穴贴牢，并按压片刻。

②按摩者可以用左手握住被按摩者的耳郭，用右手将准备好的贴压胶布在耳穴上贴牢，并按压片刻。

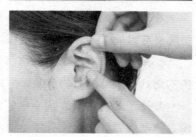

另外，在进行贴压时，按摩者还需要注意以下细节：

①贴压时刺激强度不宜过小或过大，以被按摩者感到耳郭处出现发热、胀痛感为宜。

②贴压时用力需要遵循循序渐进的原则，不宜突然加大或减小力量。

③不同的人群刺激手法的轻重程度也并不相同。一般说来，患有急性病、实热证的病人及体质较为强壮的人，皮肤较为粗糙，敏感度相对较低，刺激手法应相对重一些；而神经衰弱患者、儿童、孕妇及年老体弱的人，敏感度相对较高，刺激手法应相对轻一些。

第四，确定耳部疗法使用疗程的长短。

耳部疗法疗程的长短与患者的病情有着直接的联系。如果人们所患的病症属于慢性病，疗程就会稍长；如果属于急性病，疗程就会稍短。

通常情况下，患者可以按照每天自我按摩 4~5 次、每次按摩每个反射区 1~2 分钟的标准来进行。此外，疗程之间需要进行适当的休息，休息时间以 3~4 天为宜。

至于具体操作，人们可以采取双耳同时贴压的方式，也可以采取每次只贴压一侧耳穴、双耳轮流来的方式。当患者采取轮流贴压的方式时，应注意更换的时间以 3~7 日为宜。

耳穴压豆治疗法

耳穴压豆治疗法是深受人们喜爱的一种常见的耳穴治疗方法。它不仅简便易学，而且疗效明显。据相关医学调查发现，它在某些疾病的治疗过程中，疗效甚至要超过久负盛誉的针灸疗法，因此，被人们视为一种神奇的治疗方法。

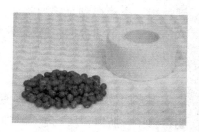

中医认为，若要达到治病固本的效果，关键就在于调节自身的阴阳平衡。这一理论正是耳穴压豆疗法的理论根基。耳穴压豆疗法又被称为压籽法、压丸法，就是将选好的质地坚硬光滑的小粒药物种子或是药丸贴压在相关耳穴部位进行治疗的一种方法。它不仅集合了埋针、毫针等传统治疗手法的长处，还具有安全无痛的特点，更能起到持续刺激的作用。

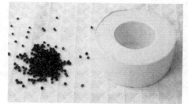

当小粒药物种子或药丸被贴压至患者相关耳穴处时，只要按摩者对耳穴轻轻进行按压，耳穴处不仅会受到相应的刺激，还会将这些刺激通过神经反射原理传至人体内，并使其最终到达相关脏腑器官。待刺激持续一段时间之后，新的兴奋区就会在患者大脑中形成，并逐渐取代旧有的病理兴奋区，人们就会逐渐恢复健康。

由于耳部分布着人体几乎所有器官的反射区，又加之其平时不会受到什么强烈的刺激，因此，在耳穴处进行压豆治疗对于绝大多数人来讲会感到效果非常显著。近年来，随着医学事业的不断发展，压豆方式不仅越来越被大家认可，还有了重大的发展。据医学实践发现，在一些重要的地方实施耳前耳后分别压豆的方式要比单一的压豆方式效果更加明显。

耳穴压豆疗法具有安全无副作用、治疗范围广泛等众多优点，具体操作起来也并不困难。它对于治疗的时间、地点与所用的材料并没有固定的规范，只是选取空闲时间、通风清洁的场所及常见的植物、药物种子即可。即便耳穴压豆疗法具有一些自己独特的规范，按摩双方还是非常容易做到的。

耳穴压豆疗法的特定规范主要包括"五禁五不禁"。

具体说来，所谓"五禁"就是指"禁强刺激""禁时间过久""禁少时""禁揉"及"禁熬夜"。

1. 禁强刺激

强刺激是如今耳穴压豆法中普遍存在的问题。由于在日常生活中，很多没有经过专业训练的人经常会给家人朋友进行耳穴按摩，所以他们在确定耳穴的位置及患者的耐受力程度等方面可能会出现一定的偏差。所以，在运用耳穴压豆法时，按摩者需要对患者反射点的定位及刺激的力度进行准确把握，避免强刺激而误伤患者。

2. 禁时间过久

有的人认为，按压时间越久，效果就会越显著。实际上，这是一个普遍存在的误区。当然，耳穴压豆法需要坚持一段时间之后才会发生显著的效力，但若是持续的时间过久，由于所有的耳穴都具有双向调节的功能，过度的刺激就会被耳穴消解，所以按压时间并非越久越好。耳朵的压豆治疗必须要遵循一定的作用时间。

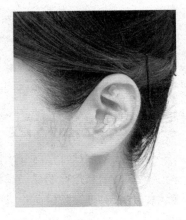

3. 禁少时

"少时"的情况与"时间过久"恰恰相反。有一些性急的患者还没有等到贴压于耳穴处的药豆完全发挥作用就匆忙地将其拿走了。如此便使得耳部反射区不能得到足够的刺激，按压效果也会大打折扣。所以，在运用耳穴压豆法进行治疗时，既需要注意令刺激持续一段时间，又不可令持续时间过久。

4. 禁揉

很多时候，人们常常将压豆治疗法中的"按"这一动作等同于"揉"。由于耳部面积较小，穴位和反射区众多，所以"按"与"揉"两个动作虽然差别并不大，但却会产生截然不同的影响。

5. 禁熬夜

中医认为，过度的熬夜会使人体出现气血紊乱、阴阳失衡的情况。此时，如果进行耳穴治疗，往往会对治疗效果产生极大的影响。只有当睡眠变得规律之后，耳穴治疗才会表现出应有的效力。

所谓"五不禁"是指"不禁材料""不禁时间""不禁饮食""不禁年龄"及"不禁洗澡"。

1. 不禁材料

耳穴压豆法对于贴压于耳穴处的药豆并无格外的要求，凡是大小合适、质地坚硬光滑的植物、药物的种子或是药丸都可以成为药豆。王不留行籽是最为常见的药豆。

2. 不禁时间

通常情况下，有一些疗法对于治疗时间有着非常严格的规定，或是清晨，或是饭后。相比之下，耳穴压豆法可以选择在任何时间进行，只要需要用耳穴来治疗就可以随时开始。

3. 不禁饮食

平时，很多疗法都会有一些诸如不要吃刺激性过大的食物等饮食方面的规定。这样做的目的常常是为了避免饮食对治疗可能产生的不良影响。而压豆法则无需任何饮食上的限制，因为耳部的反射区完全可以通过相互作用来提升身体的消化功能。

4. 不禁年龄

众所周知，年龄上的差别会对治疗产生一定的影响。很多时候，不同年龄阶段的人服用药物的数量都不相同。而耳穴反射区属于反射区的原理，本身就是一个尺度标准，患者只需注意自身情况即可。

5. 不禁洗澡

由于药豆是贴压在耳朵上的，所以常会有一些患者担心洗澡会令药豆脱落，或是对治疗产生影响。而操作实践表明，压豆法不会对正常的生活方式产生任何影响，其中也包括洗澡。

掌握了五禁与五不禁，可以令按摩双方在进行耳穴压豆疗法时多注意细节，以便保证贴压的效果。但实际上无论是需要禁止的，还是不禁止的，都不仅仅局限在上述几个方面。按摩者需要在具体操作过程中随时进行调整。

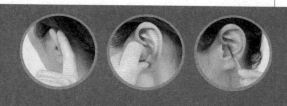

认识耳穴

耳部全息反射区图

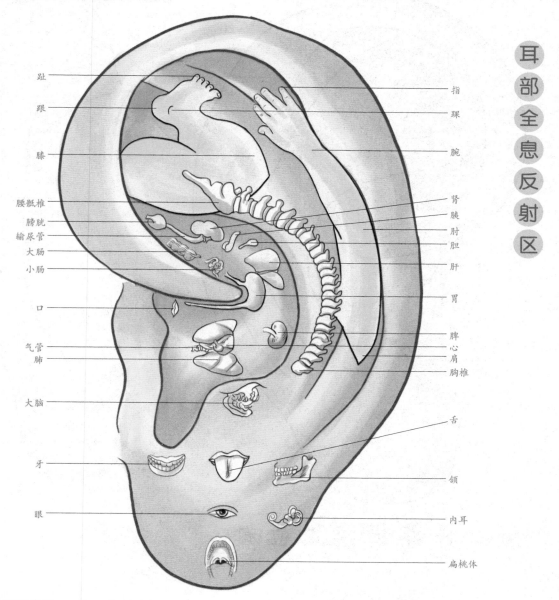

耳部全息反射区

趾
跟
膝
腰骶椎
膀胱
输尿管
大肠
小肠
口
气管
肺
大脑
牙
眼

指
踝
腕
肾
胰
肘
胆
肝
胃
脾
心
肩
胸椎
舌
颌
内耳
扁桃体

耳部穴位示意图

耳部是人体最小的"显示器"，但分布于耳部的穴位却有九十多个。为了使耳部穴位更好地为人们服务，国家专门制定了统一的标准，即国家标准耳郭分区图与国家标准耳穴定位图。

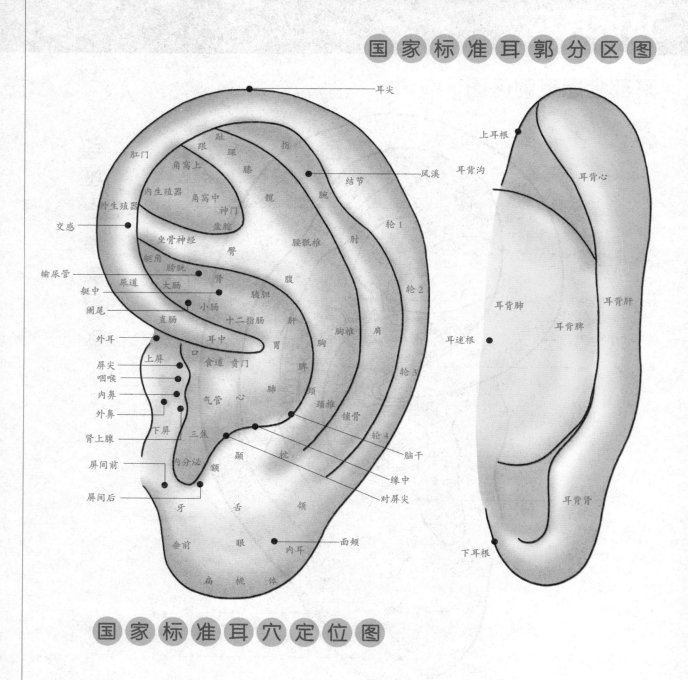

国家标准耳郭分区图

国家标准耳穴定位图

耳部穴位分布

在了解耳部穴位的分布前，应先了解耳郭的表面解剖知识。

耳郭前面

耳轮 是耳郭最外缘的卷曲部分。其深入至耳腔内的横行突起部分叫"耳轮脚"；耳轮后上方稍突起处叫耳轮结节；耳轮与耳垂的交界处叫"耳轮尾"。

对耳轮 在耳轮的内部与耳轮相对的隆起部，又叫对耳轮体；其上方有两分叉，向上分叉的一支叫对耳轮上脚，向下分叉的一支叫"对耳轮下脚"。

三角窝 对耳轮上脚和下脚之间的三角形凹窝。

耳舟 耳轮与对耳轮之间凹沟，又称舟状窝。

耳屏 指耳郭前面瓣状突起部，又叫耳珠。

屏上切迹 耳屏上缘与耳轮脚之间的凹陷。

对耳屏 对耳轮下方与耳屏相对的隆起部。

屏轮切迹 对耳屏与对耳轮之间的稍凹陷处。

屏间切迹 耳屏与对耳屏之间的凹陷。

耳垂 耳郭最下部，无软骨的脂肪垂。

耳甲艇 耳轮脚以上的耳腔部分。

耳甲腔 耳轮脚以下的耳腔部分。

外耳道开口 在耳甲腔内的孔窍。

耳郭背面

主要有3个面、4个沟和4个隆起。

耳轮背面 耳轮的外侧面，因耳轮是向前卷曲的缘故此面多向前方。

耳轮尾背面 耳舟隆起与耳垂背面之间的平坦部分。

耳垂背面 耳垂背面的平坦部分。

对耳轮沟 对耳轮上脚和对耳轮体部背面的凹沟。

对耳轮下脚沟 对耳轮下脚的背面，从内上略向外下行走的凹沟，又称耳后上沟。

耳轮脚沟 耳轮脚背面，此沟向内上方延伸并分为上下两支，多数人这个地方不明显。

对耳屏沟 对耳屏突起的背部凹陷。

耳舟 隆起耳舟的背面。

三角窝隆起 三角窝的背面，对耳轮沟与对耳轮下脚沟之间。

耳甲艇隆起 耳甲艇背面之隆起。

耳甲腔隆起 耳甲腔背部隆起。

人体的任何一种疾病，都会在耳朵的不同部位出现若干个不同的反应点，这些就是我们人体大药选取的地方。但是在治疗的时候要采取"少而精"的原则，选择压上去最疼的反应点，一般取 3 ~ 5 个点为宜。

所在耳部分区	穴位名称	主治病症	所在部位
耳根	上耳根	各种疼痛、神经系统疾病等	位于耳根最上部
	下耳根	下肢瘫痪、小儿麻痹后遗症、低血压等	位于耳根最下部
	耳迷根	鼻塞、心动过速、胆囊炎、胆结石、腹痛、腹泻、胆道蛔虫症等	位于耳轮脚后沟的耳根处
耳背	耳背沟	高血压病、皮肤瘙痒症等	位于对耳轮沟和对耳轮上下脚沟处
	耳背心	心悸、多梦、失眠等	位于耳背上部，即耳背 1 区
	耳背肝	胁痛、胆囊炎、胆结石等	位于耳背中外部，即耳背 4 区
	耳背脾	胃痛、消化不良、食欲不振等	位于耳背中央部，即耳背 3 区
	耳背肾	忧郁症、神经官能症、神经衰弱、头痛、头晕、自主神经功能紊乱等	位于耳背下部，即耳背 5 区
	耳背肺	气管炎、支气管炎、支气管哮喘、皮肤瘙痒症等	位于耳背中内部，即耳背 2 区
耳垂	扁桃体	扁桃体炎、咽炎等	位于耳垂正面下部，即耳垂 7、8、9 区
	内耳	耳鸣、中耳炎、内耳性眩晕症、听力减退等	位于耳垂正面后中部，即耳垂 6 区
	面颊	面瘫、面肌痉挛、痤疮、腮腺炎、三叉神经痛等	位于耳垂正面与内耳区之间，即耳垂 5、6 区交界处
	垂前	神经衰弱、牙痛等	位于耳垂正面前中部，即耳垂 4 区
	牙	牙痛、牙周炎、低血压等	位于耳垂正面前上部，即耳垂 1 区
	舌	舌炎、口腔炎等	位于耳垂正面中上部，即耳垂 2 区
	颌	颞颌关节功能紊乱症、牙痛等	位于耳垂正面后上部，即耳垂 3 区
耳甲	大肠	便秘、腹泻、牙痛、咳嗽、痤疮等	位于 AB 线与耳轮脚及部分耳轮之间的前 1/3 处，即耳甲 7 区
	小肠	消化不良、腹痛等	在 AB 线与耳轮脚及部分耳轮之间的中 1/3 处，即耳甲 6 区
	十二指肠	十二指肠溃疡、腹胀、腹泻、腹痛、胆囊炎、胆结石、幽门痉挛等	在 AB 线与耳轮脚及部分耳轮之间的后 1/3 处，即耳甲 5 区
	膀胱	膀胱炎、腰痛、坐骨神经痛等	位于耳轮下脚下方中部，即耳甲 9 区
	输尿管	输尿管结石等	位于肾区与膀胱区之间，耳甲 9、10 区之间的交界处

所在耳部分区	穴位名称	主治病症	所在部位
耳甲	阑尾	腹泻、单纯性阑尾炎等	在大小肠区之间，即耳甲6、7区之间
	艇中	腹胀、腹痛等	在小肠区域肾区之间，耳甲6区与耳甲10区的交界处
	艇角	尿道炎、前列腺炎等	位于对耳轮下脚下方前部，耳甲8区
	胰胆	胆道蛔虫症、胆囊炎、中耳炎、偏头痛、耳鸣等	位于耳甲艇的后上部，耳甲11区
对耳屏	对屏尖	腮腺炎、哮喘、睾丸炎、附睾炎、神经性皮炎等	位于对耳屏游离缘的尖端，对耳屏1、2、4区
	屏间后	额窦炎等	位于屏间切迹后方对耳屏前下部，对耳屏1区下缘处
	额	偏头痛、头晕等	位于对耳屏外侧面的前部，对耳屏1区
	颞	偏头痛、头晕等	位于对耳屏外侧面的中部，对耳屏2区
	枕	头痛、头晕、哮喘、神经衰弱、癫痫等	位于对耳屏外侧面的后部，对耳屏3区
	胃	胃炎、胃痉挛、胃溃疡、恶心、呕吐、消化不良、牙痛、失眠、前额痛等	位于耳轮脚消失处，即耳甲4区
	口	口腔炎、牙周炎、舌炎、面瘫、胆囊炎、戒断综合征、胆结石等	位于耳轮脚下方前1/3处，即耳甲1区
	食道	食管炎、食管痉挛等	位于耳轮脚下方中1/3处，即耳甲2区
	贲门	贲门痉挛、神经性呕吐等	位于耳轮脚下方后1/3处，即耳甲3区
	脑干	后头痛、气管炎、支气管炎、假性近视、眩晕、干咳、小儿高热等	位于轮屏切迹处，即对耳屏3、4区
	缘中	内耳性眩晕、功能性子宫出血、遗尿、尿崩症等	位于对耳屏游离缘上，对屏间与轮屏切迹中点处
耳屏	上屏	鼻炎、咽炎等	位于耳屏外侧面上部1/2处，即耳屏1区
	下屏	鼻炎、鼻塞等	位于耳屏外侧面下部1/2处，即耳屏2区
	屏尖	牙痛、斜视、发热等	位于耳屏游离缘上部尖端，即耳屏1区后缘处
	屏间前	口腔炎、咽炎等	位于屏前切迹前方耳屏最下部，即耳屏2区下缘处

所在耳部分区	穴位名称	主治病症	所在部位
耳屏	外耳	外耳道炎、中耳炎等	位于屏上切迹前方接近耳轮之处，即耳屏1区上缘处
	外鼻	鼻炎、鼻前庭炎等	位于耳屏外侧面的中部，即耳屏1、2区之间
	内鼻	鼻炎、副鼻窦炎、上颌窦炎、感冒等	位于耳屏内侧面下部1/2处，即耳屏3区
	咽喉	咽炎、扁桃体炎、声音嘶哑、哮喘等	位于耳屏内侧侧面上部1/2处，即耳屏3区
	肾上腺	风湿性关节炎、链霉素中毒、低血压、腮腺炎、哮喘、休克、眩晕等	位于耳屏游离缘下部尖端，即耳屏2区后缘处
三角窝	角窝上	高血压病等	位于三角窝前部1/3处的上部，即三角窝1区
	角窝中	哮喘等	位于三角窝中部1/3处，即三角窝3区
	盆腔	盆腔炎、痛经、闭经、下腹疼痛、前列腺炎等	位于三角窝后部1/3处的下部，即三角窝5区
对耳轮	坐骨神经	坐骨神经痛、下肢瘫痪等	位于对耳轮下脚的前2/3处，即对耳轮6区
	腰骶椎	腰骶部疼痛等	位于腹区后方，即对耳轮9区
	胸椎	胸痛、产后泌乳不足、经前乳房胀痛、乳腺炎等	位于胸区后部，即对耳轮11区
	颈椎	颈椎综合征、落枕等	位于颈区后方，即对耳轮13区
	颈	颈部疼痛、落枕等	位于对耳轮体前部的下1/5处，即对耳轮12区
	胸	胸闷、胸肋疼痛、乳腺炎、肋间神经痛等	位于对耳轮体前部的中2/5处，即对耳轮10区
	腹	腹胀、腹泻、腹痛、痛经、产后宫缩痛、急性腰扭伤等	位于对耳轮体前部上2/5处，即对耳轮8区
	臀	臀筋膜炎、坐骨神经痛等	位于对耳轮上脚的后1/3处，即对耳轮7区
	髋	髋关节疼痛、腰骶部痛、坐骨神经痛等	位于对耳轮上脚的下1/3处，即对耳轮5区

所在耳部分区	穴位名称	主治病症	所在部位
	膝	膝关节疼痛、坐骨神经痛等	位于对耳轮上脚的中 1、3 处，即对耳轮 4 区
	跟	足跟痛等	位于对耳轮上脚前上部，即对耳轮 1 区
	踝	踝关节扭伤等	位于趾、跟区下方处，即对耳轮 3 区
	趾	趾部疼痛、甲沟炎等	位于耳尖下方的对耳轮上脚后上部，即对耳轮 2 区
耳舟	风溪	过敏性鼻炎、荨麻疹、皮肤瘙痒症等	位于耳轮结节前方，指区与腕区之间，即耳舟 1、2 区交界处
	锁骨	肩周炎等	位于肩区下方，即耳舟 6 区
	肩	肩部疼痛、周围炎等	位于肘区下方，即耳舟 4、5 区
	肘	肘痛、肱骨外上髁炎等	位于腕区下方，即耳舟 3 区
	腕	腕部疼痛等	位于指区下方，即耳舟 2 区
	指	手指麻木、手指外伤疼痛、化脓性指甲沟炎等	位于耳舟上方处，即耳舟 1 区
耳轮	轮 1	头痛、头晕、高血压病等	位于耳轮结节下方的耳轮处，即耳轮 9 区
	轮 2		位于耳轮结节下方的耳轮处，即耳轮 10 区
	轮 3		位于耳轮结节下方的耳轮处，即耳轮 11 区
	轮 4		位于耳轮结节下的耳轮处，即耳轮 12 区
	轮 5		位于耳垂 6 区外上缘处，从耳轮结节下缘开始，至耳垂下缘中点结束，将这一区域划分为五等分（6 个点），按照从上到下的顺序，第 5 个点便是轮 5
	轮 6		位于耳垂下缘中点处
	耳尖	急性结膜炎、发热、牙痛、高血压病、失眠等	位于耳郭向前对折的上部尖端处，即耳轮 6 区、7 区交界处
	结节	头痛、头晕、高血压病等	位于耳轮结节，即耳轮 8 区
	直肠	腹泻、便秘、痔疮等	位于耳轮脚棘前上方的耳轮处，即耳轮 2 区
	尿道	尿急、尿频、尿潴留等	位于直肠上方耳轮处，即耳轮 3 区
	肛门	肛裂、痔疮等	位于三角窝前方的耳轮处，即耳轮 5 区
	外生殖器	外阴瘙痒、睾丸炎、附睾炎等	位于对耳轮下脚前方耳轮处，即耳轮 4 区

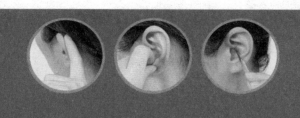

耳部按摩常识

耳部按摩的方法

由于"耳为宗脉之所聚",十二经脉都在耳部经过,因此当人体脏腑器官或某一部位出现不适或病变的情况时,其位于耳部的反射区就会通过经络反应迅速获知,耳朵的相应部位就会出现异常。如此,人们便可以通过这些异常反应来进行耳部按摩。

耳部按摩的方法众多,常用的有以下几种:

1. 耳背按摩法

此法的具体操作步骤如下:

首先,患者需要将自己双手的示指(或示指与中指)的指腹放于耳背部的上端。

其次,沿着耳背部的曲线,按照由上至下、再由下至上的顺序进行反复按摩。

最后,以患者感到耳背轻度发热为宜。

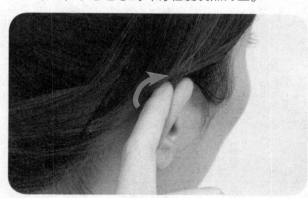

2. 捏提耳尖法

运用捏提耳尖法时可以按照下面的做法:

首先,患者需要用双手的拇指和示指捏住耳尖。

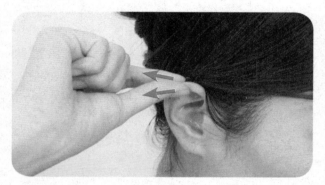

其次,一方面要对耳尖进行捏揉,另一方面要向外侧摩擦牵拉耳尖。

最后,当拇指与示指离开所捏的耳缘部位时,耳郭就会弹回原位。

此外,在运用此法时,患者不宜为了追求显著的效果而无限制地对耳尖进行牵拉按摩,而应以自己耳尖出现发红发热的情况为宜,牵拉按摩次数最多不宜超过 81 次。

3. 耳郭正面按摩法

此法具体操作时可以依照下列步骤:

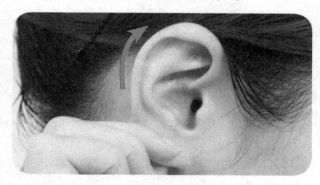

首先，患者需要摩擦自己的双手，直到掌心出现发热的情形。

其次，并拢五指向上，用双手手掌对双耳耳郭进行轻轻的按压。

最后，按照由下至上的顺序对耳郭正面进行按压，并以耳郭出现轻度发热的情况为宜。

4. 指腹旋摩法

此法的具体操作方式如下：

患者需要将一只手指的指腹放置于外耳门口或耳郭生理凹陷处，随后按照先顺时针再逆时针的顺序进行转动按摩。

通常情况下，以按摩 15~27 次为宜（以一顺一逆为 1 次）。

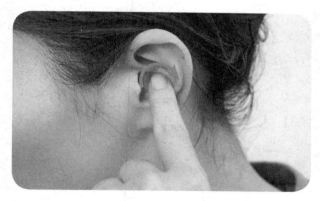

5. 捏拉耳垂

捏拉耳垂的具体操作方法如下：

患者先需要用自己双手的拇指与示指将耳垂捏

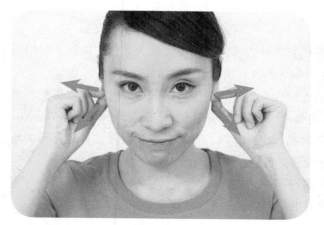

住，然后一面对耳垂进行揉捏，一面将其向外进行摩擦牵拉。当患者的拇指与示指离开时，耳郭就会弹回。

如此一牵一拉便完成了对耳垂的一次捏拉。

在运用此法时，应以患者耳尖局部发红为最佳状态。另外，牵拉、按摩的次数以 81 次为宜。

6. 压法

所谓指压法就是患者需要运用自己的指甲、指峰或指侧峰对耳部特定的穴位进行按压的一种按摩方法。

此法强度较大，适用于耳部某些特定穴位的按摩。

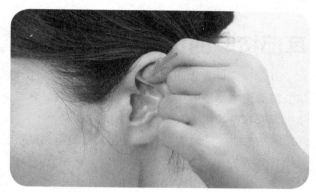

7. 掐按法

在耳部按摩中，掐按法的操作方法如下：

按摩者需要先将拇指放于患者耳朵前部的穴位点，再将双手示指放于与前一穴位点相对应的耳后的位置，然后运用两指向中间进行掐按。

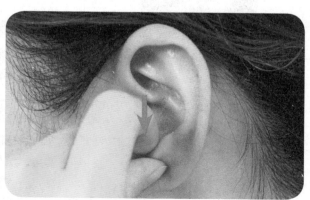

8. 点按法

按摩者可以用指尖对准耳部相关穴位进行点按，还可以用金属、竹、木等为原材料的自制点压棒或压力棒对与疾病相应耳部穴位进行点按。

9. 揉按法

在耳部按摩中，所谓揉按法就是按摩者运用示指端或按压棒对患者的耳穴进行顺时针方向的揉按。

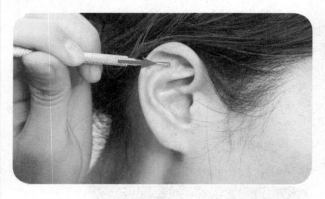
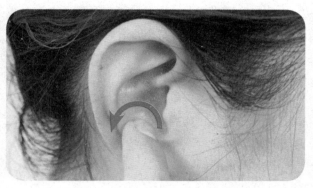

耳部按摩的优点

耳部按摩就是通过对耳部穴位及相关反射区进行有效刺激，从而实现治病防病与日常保健的一种疗法。随着医学事业的不断发展，如今已经有越来越多的人加入了运用耳部按摩治疗的行列。这与耳部按摩本身具有独特的优势有着密不可分的关系。

一般来讲，通过按摩刺激耳部穴位及相关反射区来保证人体健康具有以下几个优势：

1. 取穴方便

同人体其他全息胚相比，耳朵不仅面积最小，而且不受气候变化影响。如此，按摩者在寻找患者穴位时就会很容易地找到相关穴位，从而保证了耳部按摩效力的发挥。

此外，耳部由于区域较小，标志明显，更便于按摩者准确地找到病变部位在耳部的反射区，即所需施术部位。

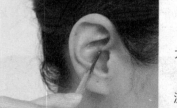

2. 安全无副作用

如今，越来越多的人为药物的副作用而心生疑虑。而耳部按摩却不会为人们带来这种担心。

首先，它并不依靠药物等外力作用，而是运用人体自愈原理，采用刺激按摩耳部穴位与相关反射区的方式来达成治病防病的目的。

其次，它既可以通过神经反射、经络传导等来缓解脏腑器官病变的情况，又可以顺应人体自身需求，调节人体的功能，从而实现标本兼治的目的。

最后，当没有任何病毒入侵人体时，耳部按摩可以通过对耳部相关反射区的刺激来达到身体保健的目的。

3. 经济实用，简便易行

首先，耳穴的分布具有一定的规律性，按摩者掌握起来非常方便。

其次，耳部按摩并不需要借助任何复杂的医疗器械，而仅靠双手及日常生活中一些简单容易寻找的工具。

再次，耳部按摩的操作手法比较简单。

最后，耳部按摩并不受时间与空间的限制。

此外，对于工作繁忙的人或是老年人而言，没有比耳部按摩更适合的了。

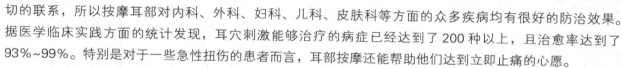

4. 应用范围比较广泛

由于耳部同人体的众多器官、脏腑、经络之间存在着非常密切的联系，所以按摩耳部对内科、外科、妇科、儿科、皮肤科等方面的众多疾病均有很好的防治效果。据医学临床实践方面的统计发现，耳穴刺激能够治疗的病症已经达到了 200 种以上，且治愈率达到了 93%~99%。特别是对于一些急性扭伤的患者而言，耳部按摩还能帮助他们达到立即止痛的心愿。

5. 充分地弥补其他疗法带来的一些不足之处

随着中医越来越受欢迎，很多人都熟知了针灸、拔罐等治疗方法。但是也有一些人对于运用针灸等方法从心理上表现出极大的恐慌。相比之下，作为常见的耳部按摩方式之一的耳针疗法就比较容易令人接受了。

进行耳针疗法时，按摩者需要左手固定患者的耳壳，右手将消过毒的 1~2 厘米的毫针垂直刺入相应的耳穴。整个操作过程中以刺穿软骨而不穿透对面的皮肤为原则。

另外，很多医疗方法都有一定的针对性，存在一定程度上的缺陷。而耳部按摩则既可以作为单独的主治手段，也可以成为某些疗法的辅助手段。例如耳穴疗法就可以加强针灸的效果，减少晕针等反应的出现。

耳部按摩的工具

众所周知，耳朵是人体中较小的全息胚。因此，若想使耳部按摩的效果得到更好的发挥，按摩者除了要运用好双手及相关操作手法之外，还需要借助一定的辅助工具。

通常情况下，用于耳部按摩的工具主要有以下几种：

1. 用于按压的药物

耳部按摩所用的材料并不受时间与空间的限制，可以采取因地制宜的原则从日常生活中获取。

无论是植物种子，还是药物种子或是药丸，只要它们具有表面光滑、质地坚硬、无副作用、体积大小合适等特点，都可以成为进行耳穴按压时选用的工具。

常见的按压药物主要包括绿豆、油菜籽、王不留行籽、磁珠、六神丸等。

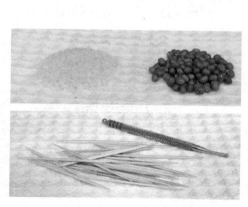

2. 按摩棒

在耳部按摩中，按摩棒的作用主要是协助按摩者点按相关耳穴。

耳部按摩中所用的按摩棒主要可以包括两类：

一类就是安全无污染的光滑、大小适中的按压棒；

另一类就是运用竹子、木材及金属自制的，顶端光滑圆润、粗细得当、大小适中的按摩棒。

3. 胶布

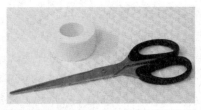

胶布通常都是同按压药物合用的。在耳部按摩时，按摩者需要先将医用胶布剪成适宜贴于耳部的小块，再将选用的药物放在胶布的中央。完成剪胶布、放药物的工作之后，如果不急于使用，可以将准备好的贴有药物的胶布逐块排列在纱布上备用。

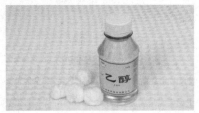

按摩者所选取的胶布以剪成 0.6 厘米 x0.6 厘米的小方块为宜。

4. 棉球

人们还可以用准备好的浓度为 75% 的乙醇溶液与棉签一起来进行耳部的消毒与擦拭。

耳部按摩的禁忌与注意事项

耳部按摩以其安全无副作用及可以弥补其他疗法不足等优点而深受大家欢迎。当人们采用正确的按摩方式时，耳部按摩不仅会将自己的优点发挥得淋漓尽致，还会令人们的身心得到放松，保证人们的身心健康。错误的按摩方式则常常会适得其反，不但对身体保健、治病防病没有丝毫帮助，还可能会加重病情。因此，我们需要对耳部按摩的禁忌与注意事项进行充分的了解。

耳部按摩通常情况下并没有绝对的禁忌，但下述几个方面的内容应引起人们高度的注意。

首先，在按摩开始之前，按摩者需要注意个人卫生及选取整洁的环境。

虽然耳部按摩对环境并没有什么特定的要求，但是应该保持房间的干净整洁，清静通风，不宜选择充满噪声或强光的房间。

此外，按摩者的个人卫生也非常重要。按摩者在按摩开始之前要保持手部的干净整洁，指甲要经常剪。患有皮肤病的人不宜为他人按摩，最好也不要请他人为自己按摩，以免造成感染。

其次，按摩者需要对手法的选择、按摩时间的长短及按摩力度的大小等情况进行整体把控。

按摩者需要整体把控的事情主要包括：

1. 患者自身的体质、感受与要求是按摩者进行手法选择的重要依据。当患者处于身心都比较放松的状态时，按摩者可以选择适当延长按摩时间。

2. 按摩者在进行按摩之前都需要对针刺样的反射痛点进行测试，以免影响按摩效果的发挥。

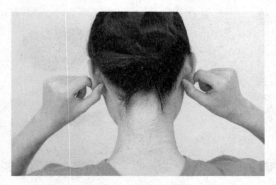

3. 按摩时，按摩者的力度要保持在均匀有力的状态中，要平稳有节奏感，不宜骤然加力，动作变化要自然。被按摩者的耐受力与舒适感是按摩手法的最佳依据。

4. 按摩时需要遵守循序渐进的原则，由轻到重，由浅入深，由慢至快，特别是在按摩结束之前还要做好局部放松的工作。

再次，按摩者需要注意应对按摩过程中出现的情况及做好按摩结束后的善后工作。

按摩过程中可能出现的情况包括以下几种：

1. 只按摩一侧的耳部穴位。

2. 运用耳穴贴压法时，患者可能对胶布过敏。

3. 温灸耳穴时可能出现烧焦头发或烫伤皮肤的情况。

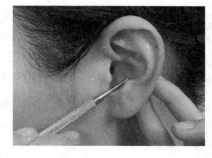

当上述情况发生时，按摩者需要加倍注意。特别是运用耳穴压贴法时，如果患者对胶布过敏，就需要尽量缩短压贴时间，并按压肾上腺穴。

按摩结束后的善后工作包括：

1. 要注意清理手指及按压耳穴的器具及针具等，以免发生继发性感染。

2. 按摩后要及时补充水分，时间一般在半小时之后，开水的数量通常在 500 毫升。但如果被按摩者是肾病患者，所喝开水的数量则不宜超过 150 毫升。

最后，还有一些患者不宜接受耳部按摩：

1. 经常服用激素及极度疲劳的人不宜接受耳部按摩。

2. 严重心脏病患者不仅不宜接受耳部按摩，更不宜采用强刺激。

3. 外耳患有湿疹、溃疡等显著炎症时暂时不宜进行按摩。

4. 高血压病患者、严重器质性疾病患者及年老体弱的人不宜进行刺激量过大的按摩。

5. 有佩戴耳环习惯的人在取下耳环之前不宜进行按摩，如果强行按摩容易出现损伤。

6. 女性怀孕期间要慎用按摩，有习惯流产史的孕妇应做到禁用。

7. 女性在月经期内不宜进行按摩。但是，痛经患者与子宫功能性出血患者可以选择在经期进行耳部按摩治疗。

耳疗后的常见反应

耳朵不仅是五官的重要成员之一，还是重要的经络聚集之地，人体 12 条重要的经脉均从耳部经过。另外，耳部还分布着丰富的神经血管，所以只要对耳朵稍稍进行刺激，机体就会在短时间内出现整体或局部的反应。此时请不必惊慌，这些反应的出现与耳部同经络的传导性及机体的反应性有着密切的关系。它们都属于耳疗之后的常见反应，并不会产生任何副作用，因此不必过于担心。一旦身体完全康复之后，它们就会自然而然地消失。

耳疗后的常见反应包括以下几种：

1. 耳部反应

当进行耳疗之后，人体的多数耳穴会出现酸、胀、痛、麻、凉等感觉，耳郭的局部或整体呈现出充血、发热的状态。

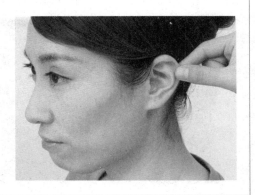

对于一些具有敏感体质的患者而言，耳部可能会出现一种弥漫性无菌性的红肿现象。这种现象是由患者本身的体质引起的，不必过于惊慌，多数情况下也无须进行处理。当治疗停止之后或进行一段时间的休息之后，红肿就会自行消失。

2. 全身反应

有些患者在接受耳穴治疗之后会出现抵抗力得到提升、精力变得更加旺盛的现象。这是患者的"精、气、神"得以完全修复的重要标志。

3. 适应反应

当一些患者的疗程较长时，适应反应就会出现。它主要表现为：开始的时候，疗效很明显；一段时间之后，疗效就会因为患者已经适应了耳疗的治疗节奏而变得停滞不前。所以，如果患者需要较长时间的治疗时，最好能够在疗程中间适当地停下治疗，休息几天之后再继续治疗。如此，既能使机体得到休息，又有利于缓解适应反应，巩固治疗效果。

4. 患部反应

由于位于耳部的反射区是患部在体表的反应，因此对反射区进行按摩刺激之后，机体相关的脏腑器官或是相应的患部就会出现皮肤发热的情况。这种情况常常令患者感到很舒适。究其原因是神经反射及经络传导的关系。另外，有些患者的患部还会出现不自主的跳动。

5. 经络反应

耳部是全身十二经脉的聚集处。当耳部得到适当的按摩刺激之后，有些患者会在沿着十二经脉循行的路径上感到酸麻感和像蚂蚁爬行一样的感觉。若是患者耳疗之后出现此种情况，则证明其身体复原较快，耳疗之后的效果非常明显。

6. "闪电"反应

当与病变部位相关的耳部穴位或反射区受到一定的刺激之后，与其相关的患部或脏腑器官就会通过神经反射作用迅速从体表接收到这种刺激，以便使自己的生理功能得到有效的调理。如此，人体的症状就会迅速获得缓解，甚至是消失。

7. 迟钝反应

出现迟钝反应的患者主要有两类：一类就是耳部病理性敏感点匮乏或是对耳部刺激反应迟钝甚至毫无反应的患者；另一类就是生命垂危的患者。

当遇到上述两类患者时，不宜将耳疗作为其治疗手法或主要的治疗手法，而需根据病人的病情选取其他的治疗方式。

8. 缓反应

有时，一些患者在进行耳疗过程中或耳疗之后会出现疗效不佳甚至是毫无效果的情况。可是，停止治疗一段时间之后，患者的症状却出现显著改善或是明显好转。这就是耳疗常见反应中的延缓反应。

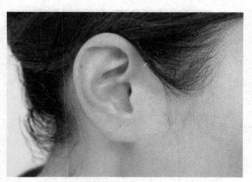

9. 连锁反应

日常生活中还常会出现耳疗在治疗患者某一病症的同时还缓解或治愈了其所患的其他病症的情况。这就是耳疗中的连锁反应。

另外，患者在耳疗过程中还可能会由于精神紧张或是治疗时取穴与力度的问题而出现症状加重的情况。此种情况发生之后，大多数患者可以在稍加调整之后继续治疗。若是症状没有改善，应立即停止耳疗并迅速就医。

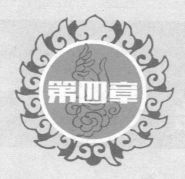

第四章

科学实用的
足疗

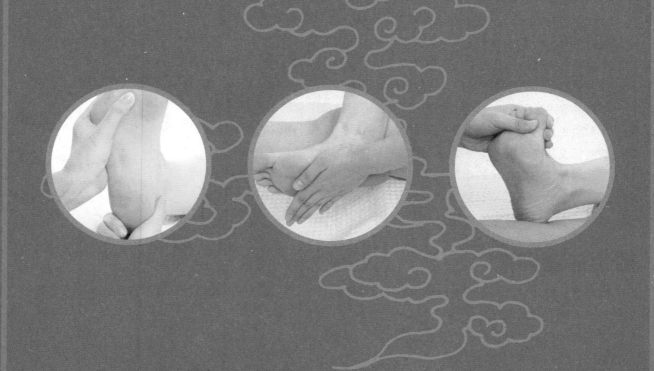

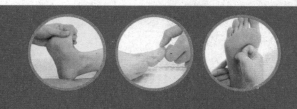

足疗从足诊开始

观足色诊病

传统中医认为，人体是一个相互联系的整体，足部如果出现不适或病变的情况就会影响到身体的其他部位。同样地，身体其他部位出现不适或发生病变也会对足部造成一定程度的影响。因此，我们可以通过观察足部的形态来获知身体脏腑器官的情况。观足色就是其中非常重要的一项工作。

根据中医五行理论，足部颜色的变化代表着其对应的脏腑器官的生理变化情况。

土以黄色为代表，黄色主脾、主湿。当足部皮肤呈现偏黄的颜色时，则表明人体脾虚湿重，免疫力较为低下，人们容易患上肝胆疾病。

木以青色为代表，青色主肝、主风。当足部皮肤呈现出青绿色，足背与小腿皮下的青筋出现突起的状态时，表明人体出现了血液循环不良的情况。此时，血液的酸度和黏稠度都在升高，血管的弹性也在变差。人们出现这种情况主要表现为两种可能：一种可能是患上了静脉曲张；另一种可能是此人肝火旺盛，情绪比较容易激动。

金以白色为代表，白色主肺，有肃杀、沉降、收敛的特性。当足部皮肤呈现苍白色时，则多数情况下表明此人不仅贫血，而且肾虚，特别惧怕寒冷。

火以红色为代表，红色主心、主火。当足部皮肤呈现鲜红色时说明人体内有炎症发生或是心火较为旺盛；当足部皮肤呈现暗红色，趾甲出现萎缩，像烧灼一样的疼痛并在夜晚加重时，就预示着人体可能被糖尿病的并发症侵袭。

水以黑色为代表，黑色主肾，有寒凉、滋润、向下、闭藏的特性。当足部皮肤颜色发黑时，则可能是疼痛、瘀血所致，多为脉管炎病人的特征。

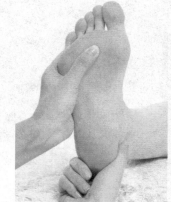

足部颜色的变化体现出其对应脏器的生理变化

除此之外，咖啡色足的出现也不容忽视。当足部皮肤呈现出紫红咖啡色或是黄咖啡色时，人们应及时去医院对身体进行细致的检查，因为此种足色预示着患恶性肿瘤的可能性。

望足形测异常

同足色一样，足形也是相关脏腑器官在体表的投影之一。人们可以通过观察足形的变化来感知自我身体生理和心理变化的情况。

对足形的观察主要包括三个方面：

第一，仔细观察足部的外形。

从外形上看，健康的双足总是保持着红润，皮肤也呈现出润泽、厚实、饱满的特点，而当出现下列情况时，则表明机体可能已经发生了某种病变。

1. 被扁平足困扰的人容易受到腰椎、头、颈、肩、胸椎及循环系统疾病的侵袭。另外，左扁平足与右扁平足的患者也有很大的不同。其中前者容易患上心脏病，后者容易患上肝胆疾患。

2. 当足部肌肉处于过度僵硬的状态时，人们多数情况下易出现气血瘀滞的情况；足部肌肉处于过度松软状态时，则多半为气虚阳衰。

3. 当人体内分泌失调时，人们双足的后跟就会同前脚掌一样宽大。

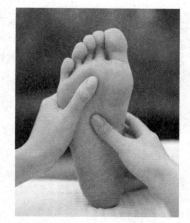

4. 足部韧带也是双足外形的重要组成部分。当足部韧带呈现出过度强硬的姿态时，就表明此人的寒湿痰瘀情况比较严重；当足部韧带呈现出过度松弛的状态时，则预示着人们的肝脏与肾脏亏损得过多。

第二，对双足大小细加端详。

健康的双足与发生异常状况的双足在大小上也有显著的区别。健康的双足符合人体的相关比例，大小适中，柔软灵活，显示出良好的健康状况。而发生异常的双足通常会明显小于人体的正常比例，在中医看来，足部瘦小是体质衰弱、气血不足的表现。

第三，脚趾也是传递体内信息的重要途径。

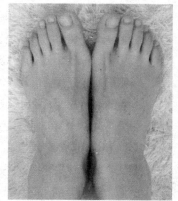

健康的双足通常表现为足底曲线柔和，足弓明显，趾头圆润光滑。而脚趾出现下列情况则意味着人体可能出现了病变。

1. 大踇趾呈现出薄而无力的状态时，人体的胰腺功能通常都较弱，此时人体最容易受糖尿病侵扰。

2. 颈椎与甲状腺病变的患者多数会出现大踇趾外翻的情况（俗称"踇外翻"）。

3. 大踇趾经常发生肿胀则意味着体内的糖代谢可能出现了异常。

4. 当左脚大脚趾的顶端出现发尖、发硬的情况时，人们的脾胃吸收功能大多都不在正常水平。

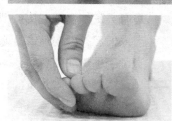

5. 当肝脏出现异常时，脚趾就可能出现下列征兆：

①第四足趾根部出现硬块。

②右脚大脚趾出现上翘、肿胀，指腹尖端出现硬结节。

③双脚大脚趾柔软肥胖，趾腹像山一样凹凸不平。

6. 当脑动脉硬化、脑供血不足等病症出现时，人们双脚大脚趾处的皮肤及皮下组织就会出现干瘪、失去弹性的情况。

7. 当硬块出现在双脚大脚趾的根部、足跟部以及足内侧弓中部时，人们就需要注意提防咽喉部恶性肿瘤的爆发。

8. 足部小趾呈现出细小皮薄的状态时，则表明人体肾气出现了衰退的迹象；呈现出粗大厚实的状态时，则表明人体肾气充实，人们身体健康状况良好。

9. 女性患者的双脚小趾根部或足部出现硬块，则预示着患者有被子宫或乳腺肿瘤侵袭的可能。

10. 当足部的鼻反射区出现突出的症状时，人们就容易患上炎症；当出现凹陷的情况时，则可能有过敏的情况发生。

此外，在观察足部整体外观的同时，也要注意观察一些细节上的变化。如当长而浅的褶皱出现在足部时，就表明身体不适的情况已经出现了很长时间；而当出现的褶皱比较短且比较深的时候，则预示着身体不适的情况并没有持续多长时间。只有将观察足形的整体外观与细节变化结合起来，人们对于身体生理变化情况的判断才会更加科学准确。

看趾甲知健康

中医认为，人的趾甲是阴经与阳经的交接之处。又加之脚趾处的血管与神经末梢分布得较为密集，因此，趾甲便成了观察人体气血运行与脏腑生理变化的重要窗口。

首先，从形状上看，健康的趾甲通常都是光滑平整的，而出现异常的趾甲则往往会出现纵行黑线或凹凸不平的情况。

当纵行黑线出现在趾甲上时，无论数量如何，都预示着内分泌失调、痛经、月经紊乱、头痛、眩晕、失眠等病症可能已经入侵人体。

当趾甲呈现钩状或出现嵌入肉中的情况时，往往表明人们可能患上了脉管炎、多发性神经炎等病症。

当大脚趾趾甲出现向上翘的情形时，往往预示着近视眼、散光、假性近视等眼部疾病已经出现在人们身上；而五个脚趾趾甲全部翘起的时候，人们常常会遭遇神经衰弱。

趾甲出现凹凸不平的情况时，最好去检查一下自己的肝肾部位是否出现了慢性疾患；若是同时还伴有趾甲薄软、有纵沟甚至脱落的情形时，就表明人体已经出现了营养不良的症状。

其次，从颜色上看，健康的趾甲通常是呈现半透明的颜色，若是出现其他颜色则表明人体健康出现了问题。

趾甲常常呈现青色的人极有可能患上了心血管疾病。

出现紫色趾甲的人多半患有心肺方面的疾病。

患有肾病综合征、黄疸型肝炎、甲状腺功能减退等病症的人多数情况下会出现黄趾甲。

当人们患上甲沟炎或是服用了某些药物之后，趾甲就会变成黑色或蓝色。

当趾甲呈现灰白色时，人们可能患有甲癣；趾甲呈现苍白色时，可能患有贫血；而趾甲半红半白的人可能是肾病患者。当儿童的趾甲下出现白斑或是红白相间的斑点时，则表明儿童可能患有虫疾。

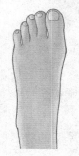 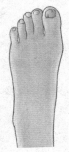 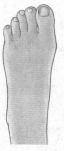 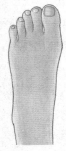 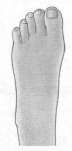 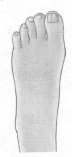

| 正常的趾甲 | 不平、有纵沟的趾甲 | 畸形趾甲 | 凹凸不平的趾甲 | 有纵行黑线的趾甲 | 向上翘的趾甲 |

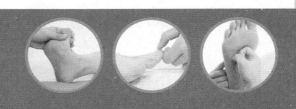

走进足疗

到底什么是足疗按摩

足疗按摩是日常生活中深受大家喜爱的一种治疗方法。它不仅集检查、治疗与保健为一体，还是中医理论与实践相结合的结晶。具体来讲，足疗按摩就是通过对脏腑器官在足部反射区进行刺激的一种疗法。

中医认为，足部反射区是将整个人体缩小之后投射到足部的缩影，是局部反映整体的一种表现。当人体脏腑器官或其他组织出现不适或生理病变时，双足的相应部位就会出现压痛感，这便是该器官或组织在足部的病理反射区。如此，在治疗的时候，该反射区就应成为治疗的重点。

由于足部是人体重要经络的起点或终点，并且与特定的脏腑器官相联系，因此，当足部相应反射区受到刺激时，刺激就会通过经络、神经与体液的传达，迅速达到相应的脏腑器官。这样，本已发生病变的脏腑器官就会产生普遍性或全身性的自我调节作用。随着气血的流畅，经络的疏通，最终机体的正常功能就会逐渐恢复。

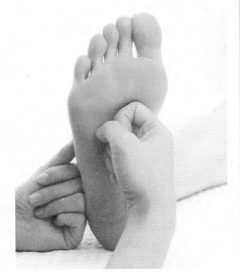

足底按摩是足疗最常见的方法

除去众多的反射区之外，整个足部还有六七十个穴位，它们与人体的经络紧密相连。当对足部穴位进行适当的刺激时，这种刺激就会通过经络迅速传到相应的脏腑器官，从而达到治病防病与日常保健的功效。

在足疗按摩的众多方法中，足底按摩是最为常见的一种方法。按摩者进行足底按摩时，既可以通过运用拇指的螺纹面及示指与中指的指间关节对足部反射区进行点压按揉，还可以运用按摩棒等工具。此外，进行足底按摩还要遵照先左足后右足、先主要区域后次要区域的按摩顺序。

足疗按摩的作用机理

足疗按摩以其无创伤、安全无副作用等众多优点深受广大群众喜爱。它是传统中医精髓与现代医学理论结合的产物。无论是中医的经络学说，还是西医的血液循环原理、反射原理，都对足疗按摩效用的发挥有着重要的指导作用。

首先，从经络学说来看，途经足部的经络是人体气血运行的通道，可以起到联络脏腑、沟通内外、贯通上下、调和身体平衡的作用。

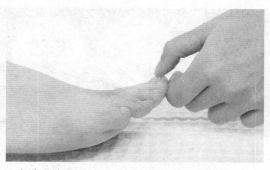
足部有众多的穴位，对这些穴位进行有效刺激，就能起到疏经活络的效用

经络是气血运行的通道，如果通道受阻，气血流动不畅，人们就会感到全身不适。若要保持气血运行畅通，疏通经络势在必行。人们的双足不仅有六条重要的经脉通行，而且这些经络循行的线路还是由足部众多穴位的穴点连接而成。所以，当我们进行足部按摩时，足部的穴位就会受到适当的刺激，且这些刺激会沿着经络循行的路线进行传导，从而起到疏经活络的效用。

其次，从全息生物理论来看，虽然足部只是身体的一部分，但几乎人体所有的器官在足部都有反射区。

反射区的作用与投影仪类似。人体相关器官生理情况的变化可以通过它们位于足部的反射区在体表显现出来。人们可以根据双足足色、足形、趾甲等方面的变化来进行判断，并通过在相关穴位或反射区进行按摩来对器官功能进行调和，以使身体尽快康复。

再次，从血液循环原理来看，足部按摩可以有效地调节血液循环，提高身体的新陈代谢功能。

人体心脏的跳动会带动人体全身血液的循环，在整个大循环过程中，静脉中流动的血液因杂质较多而流动缓慢，这些杂质在地球引力的作用下会逐渐在人体足部沉积，造成足部血液运行不畅。足部血液运行不畅会直接增加心脏的负担，减少身体各器官吸收营养的数量，并影响其功能的发挥，人们就会出现身体不适的症状。

对足部相关反射区进行按摩之后，足部温度会逐渐升高，血液流速会加快。这样，足部血液就有机会重新加入到身体血液大循环的行列中，沉积于其中的沉淀也会通过泌尿系统等排出体外，人体的新陈代谢功能也将由此提升。

最后，从反射原理来看，足部按摩就是通过对足部穴位或反射区进行刺激，并将刺激传导至相关脏腑器官以达到调和脏腑器官功能、激发人体潜能的一种治疗方法。

所谓反射实际上就是对外界刺激的一种反应，被按摩者会在足部反射区受到刺激之后产生明显的压痛感，这种压痛感将会通过神经传导到体内。

传导至体内的痛感会引起两种不同的变化：一种就是痛感会引发新的神经冲动，并传导至体内组织器官处，促成一系列神经体液的调节，激发人体潜能，提升人体的抗病功能与免疫力。另一种就是对传入体内的病理信息实施阻断。病理信息通过神经传导至体内之后可能会在患者的大脑皮质之内形成一个病理兴奋灶。由足部按摩产生的压痛感也会在传入体内之后形成另一个兴奋灶，随着按摩时间的不断延长，由足部按摩形成的兴奋灶会在不断叠加的作用下逐渐变强。最后，新的兴奋灶的影响会超越原来的病理兴奋灶。这样，病理兴奋灶的影响就会逐渐减弱，并最终消失。病理兴奋灶消失之后，足部按摩就成功地对病理信息实施了阻断，人们就会逐渐康复。

足疗按摩的功效

我国自古以来就有"百病从寒起，寒从脚下生"之说。人们的双足就如同树木的根部一样，树木的繁茂首先就在于根深，作为人体之根的双足则是全身健康的重要保证。足疗按摩就是要通过按摩足部穴位或相关反射区来确保人体的健康。它的功效主要表现在以下几个方面：

第一，运用足疗按摩可以有效地调节人体各个脏腑器官的生理功能。

足部是人体重要的投影仪。人体各个脏腑器官在足部几乎都有反射区。这些反射区就是连接体内脏腑与体表的纽带。脏腑器官生理变化的情况可以通过位于足部的反射区鲜明地显现出来。因此，反射区不仅是疾病的反应点，还是进行治疗的作用点。

当按摩者对足部相关反射区进行适当的刺激时，这些刺激就会通过神经反射作用进入体内，并迅速传导至出现不适或病变情形的脏腑器官。如此，脏腑器官本来已经出现紊乱的功能就会由于受到刺激而逐渐地转为正常。

对于没有出现不适或病变情形的脏腑器官而言，若是按摩其在足部的反射区，就可以通过调整它的生理功能来达到延缓器官衰老的作用。

第二，足部按摩可以起到调整人体免疫功能的功效。

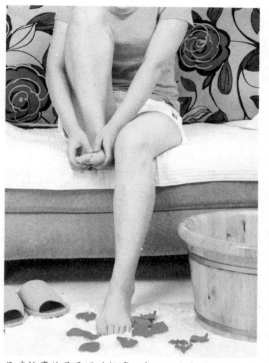

足疗按摩就是要通过按摩足部穴位或相关反射区来确保人体的健康

免疫功能是人体在进化过程中获得的一种识别自身、排斥异己的重要生理功能。它主要包括免疫监视、免疫自稳与免疫防护三个方面的内容。有了免疫功能，人体才能有效地维持自身正常的生理活动。

当人们对足部的脾、淋巴等反射区进行按摩时，人体的免疫功能就会得到适当的调整，使得免疫功能保持在一种适度的状态中。这样，人们就可以远离感冒、过敏等问题的困扰，保持身体健康。

第三，足部按摩可以有效地促进血液循环。

据科学研究证实，如果对足部进行适当的按摩刺激，人体局部的血流速度就会加快，皮肤温度就会升高。足部位于人体血液循环的末端，距离心脏最远的位置。当足部血液运行遇到阻滞时，人体全身的血液循环就无法完成，脏腑器官就会因为得不到充足的营养而出现功能受损的情况。

而足部按摩可以使双脚的血液循环得到很大程度上的改善，同时，全身血液的循环情况也会因此而得到促进。如此，人们的身体便可以保持在良好、健康的状态之下。

第四，足部按摩能够修复受损的内分泌功能。

内分泌系统不仅负责分泌支持人体正常运行的体液，还和神经系统一起共同调节人体的新陈代谢，以维持正常的生理功能。当对人体各腺体在足部的反射区施加刺激时，这些刺激通过神经反射传导至相应的器官，从而能够起到调节各内分泌腺功能、维护身体健康的效用。

第五，足部按摩可以帮助人们消除亚健康状态。

如今，生活节奏快，工作压力大已经成为当代人需要面对的社会常态。在这种社会生活节奏下，人们常常将自己的大部分精力放在工作中，而没有足够的时间来照顾自己的身体，这就使得亚健康成为一种常态。

如果能在日常生活中坚持进行足部按摩，我们就可以帮助自己的身体得到适当的放松与休息。如此，亚健康的状态就会逐渐消除，疾病就会减少发生的可能。

足浴疗法

俗语说："树枯根先竭，人老脚先衰。"足部是身体的重要"显示器"之一。人在年轻力壮之时，大多步履轻盈，健步如飞；到了老年之后，足部功能就会出现退化，人们就会变得步履沉重。由此可知，足部的生理健康如何与人体的健康情况有着密切的联系。如今，随着足疗事业的不断发展，越来越多的疾病患者选择了足疗作为治疗自己疾病的方式。

足疗，俗称泡脚，具体说来就是在温水中加入煎好去渣的对症的中药后浸泡双脚的方法。如此，药液就会在水温的作用下通过黏液和皮肤进入到人体的循环系统中，进而随着体液的流动运行至全身各处，以达到治病防病、日常保健的目的。

其实，作为深受广大患者欢迎的足疗方法，足浴早在我国的远古时期就已经出现了萌芽。素有"神医"之称的扁鹊就从《春秋》《礼记》等古籍中发现了用中草药热水泡脚去病的方法。据说这就是中药浴足的前身。而在我国最早的中医著作《黄帝内经》里就已经有了足部疗法的记载。东汉张仲景在《伤寒杂病论》中更有"狐惑病用苦参汤熏洗，脚气冲心用矾石汤泡足"的记载。明代李时珍所著的具有世界性影响的药物学著作《本草纲目》中

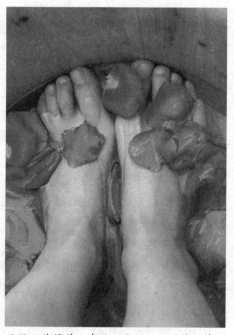

足浴以其简单、有效、方便、无副作用等优点深受大家的欢迎

记载的熏洗、药浴的方子达数百之多。民间流传的"春天洗脚，升阳固脱；夏天洗脚，暑湿可去；秋天洗脚，肺润肠濡；冬天洗脚，丹田温灼"的歌谣就是对"足浴"最为真实的写照。

到了当代之后，足浴以其简单、有效、方便、无副作用等优点深受大家的欢迎。它不仅成为人们缓解身体疲劳、消除"亚健康"的上佳之选，还是人们缓解精神压力的好帮手。

不过，需要注意的一点是，并非所有的人都是足疗的适用者。出血性疾病患者、严重心脏病患者、严重血栓患者、脑溢血未治愈患者、孕妇及对温度感应不灵敏的人都不适宜进行足浴治疗。

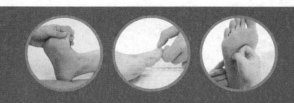

认识足部反射区

足部反射区示意图

右足　　　　　　　　　　　　　　　　　　　　　　　　左足

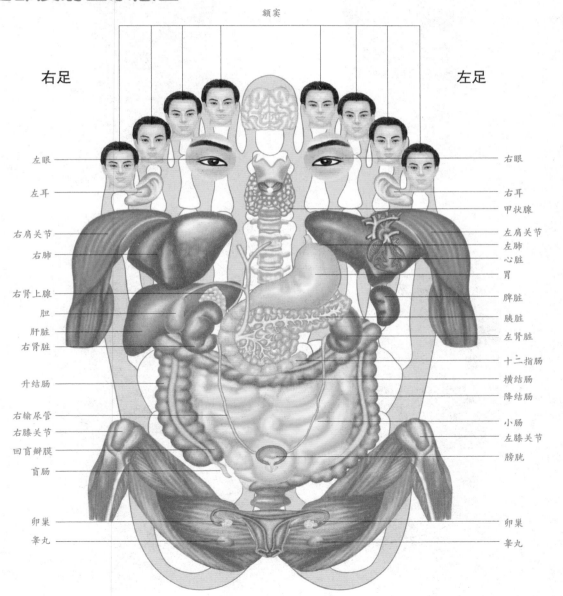

额窦

左眼
左耳

右肩关节
右肺

右肾上腺
胆
肝脏
右肾脏

升结肠

右输尿管
右膝关节
回盲瓣膜
盲肠

卵巢
睾丸

右眼
右耳
甲状腺
左肩关节
左肺
心脏
胃
脾脏
胰脏
左肾脏
十二指肠
横结肠
降结肠
小肠
左膝关节
膀胱

卵巢
睾丸

足部生物全息图

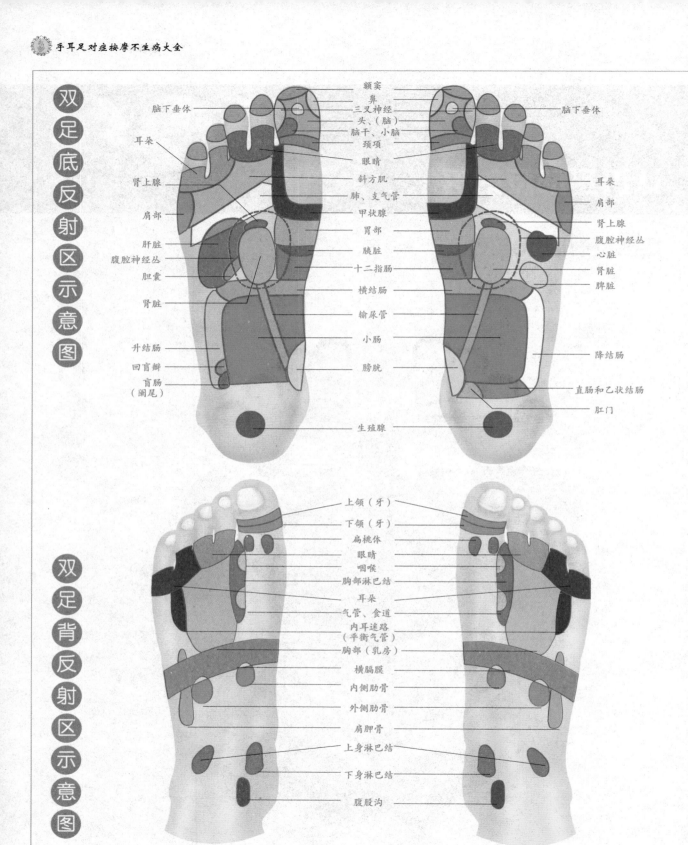

双足底反射区示意图

额窦
鼻
三叉神经
脑下垂体
头、（脑）
脑干、小脑
颈项
眼睛
脑下垂体
耳朵
肾上腺
斜方肌
肺、支气管
甲状腺
胃部
胰脏
十二指肠
横结肠
输尿管
小肠
膀胱
耳朵
肩部
肾上腺
腹腔神经丛
心脏
肾脏
脾脏
肩部
肝脏
腹腔神经丛
胆囊
肾脏
升结肠
回盲瓣
盲肠
（阑尾）
降结肠
直肠和乙状结肠
肛门
生殖腺

双足背反射区示意图

上颌（牙）
下颌（牙）
扁桃体
眼睛
咽喉
胸部淋巴结
耳朵
气管、食道
内耳迷路
（平衡气管）
胸部（乳房）
横膈膜
内侧肋骨
外侧肋骨
肩胛骨
上身淋巴结
下身淋巴结
腹股沟

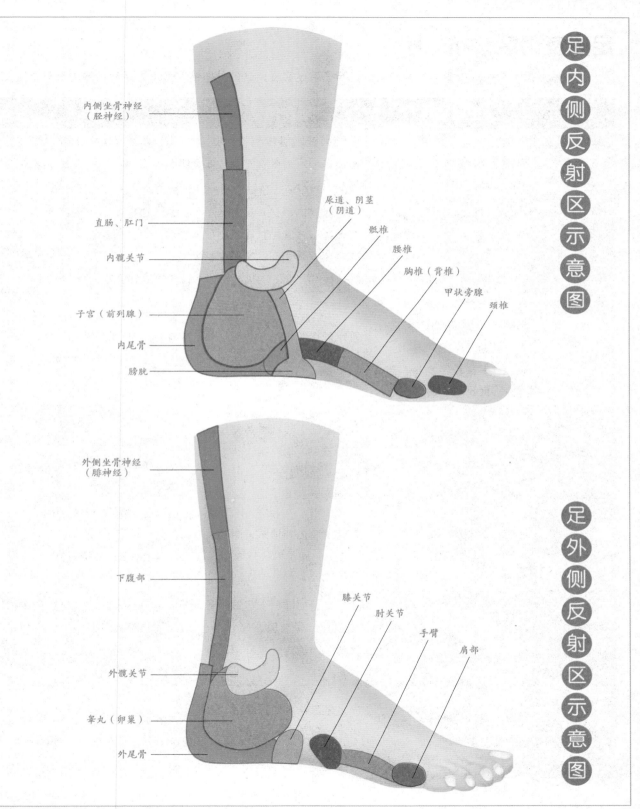

足内侧反射区示意图

内侧坐骨神经
（胫神经）

尿道、阴茎
（阴道）

骶椎

腰椎

直肠、肛门

胸椎（背椎）

内髁关节

甲状旁腺

颈椎

子宫（前列腺）

内尾骨

膀胱

足外侧反射区示意图

外侧坐骨神经
（腓神经）

下腹部

膝关节

肘关节

手臂

肩部

外髁关节

睾丸（卵巢）

外尾骨

足底反射区分布

　　足底按摩是足部按摩中重要的组成部分，而了解足底反射区的分布情况是进行足底按摩的重要基础。

反射区	主治病症	所在部位	按摩手法
颈项	颈项僵硬、颈椎病、落枕、颈部软组织损伤及高血压病、头痛、头晕等	双足大趾趾腹根部横纹处。右侧颈项反射区在左足，左侧颈项反射区在右足	以拇指指腹施力，沿趾根部，由外向内旋转，力度以反射区产生酸痛为宜。按摩3~5次
斜方肌	颈项部及肩背部酸痛、落枕、上肢无力、麻痹等	双足足底的眼、耳反射区下约一拇指宽的甲状腺反射区与肩反射区之间的横条带状区域	示指弯曲，以示指近端指间关节顶点施力，由反射区外侧向内侧按摩，力度以反射区产生酸痛为宜。按摩3~5次
胃	急、慢性胃炎，胃、十二指肠溃疡、胃痉挛、胃下垂、急性胃肠炎，恶心、呕吐、厌食、反酸、胃灼热、消化不良、食欲不振等	双足足底第1跖趾关节后方约一横指宽处	示指弯曲，以示指近端指间关节顶点施力，由足趾向足跟方向按摩，力度以反射区产生酸痛为宜。按摩3~5次
胰脏	糖尿病、胰腺炎、消化不良等	双足足底第1跖骨体靠近跗跖关节处，胃反射区与十二指肠反射区之间	示指弯曲，以示指近端指间关节顶点施力，由足趾向足跟方向按摩，力度以反射区产生酸痛为宜。按摩3~5次
十二指肠	胃及十二指肠溃疡、腹胀、消化不良、食欲不振、糖尿病	双足足底内侧缘第一跗跖关节前方，胰反射区后方	示指弯曲，以示指近端指间关节顶点施力，由足趾向足跟方向按摩，力度以反射区产生酸痛为宜。按摩3~5次
小肠	胃肠胀气、腹痛腹泻、便秘、急慢性结肠炎、消化不良、溃疡性结肠炎等	双足足底中部凹入区域，被升结肠、横结肠、降结肠、乙状结肠及直肠等反射区所包围	示指、中指弯曲，以示指和中指的近端指间关节顶点施力，由足趾向足跟方向按摩，力度以反射区产生酸痛为宜。按摩3~5次
降结肠	腹胀、腹痛、腹泻、便秘等消化系统疾病	左足足底第五跖骨沿骰骨外缘至跟骨前缘，与足外侧平行的竖条状区	示指弯曲，以示指近端指间关节顶点施力，由足趾向足跟方向按摩，力度以反射区产生酸痛为宜。按摩3~5次

反射区	主治病症	所在部位	按摩手法
直肠和乙状结肠	腹泻、便秘、便血、痔疮、直肠脱垂、乙状结肠及直肠炎症、息肉等消化系统疾病	位于左足足底跟骨前缘，呈一横带状	示指弯曲，以示指近端指间关节顶点施力，由足外侧向足内侧方向按摩，力度以反射区产生酸痛为宜。按摩3～5次
横结肠	腹胀、腹痛、腹泻、便秘等消化系统疾病	双足足底中部，横越足底呈横带状	示指弯曲，以示指近端指间关节顶点施力，左足由内侧向外侧按摩，右足由外侧向内侧按摩，力度以反射区产生酸痛为宜。按摩3～5次
升结肠	腹胀、腹痛、腹泻、便秘等消化系统疾病	从右足足底跟骨前缘沿骰骨外侧至第5跖骨底，即小肠反射区外侧与足外侧平行的带状区	示指弯曲，以示指近端指间关节顶点施力，由足跟向足趾方向按摩，力度以反射区产生酸痛为宜。按摩3～5次
肝脏	肝炎、肝硬化、肝大、脂肪肝、胆石症、胁痛、口苦、食欲不振、消化不良、视力下降等	右足足底第4、5跖骨体间	示指弯曲，以示指近端指间关节顶点施力，向足趾方向按摩，力度以反射区产生酸痛为宜。按摩3～5次
胆囊	消化不良、胆结石、胆囊炎、肝炎、胃肠功能紊乱	右足足底第4、5跖骨体间靠近第四跖骨处，肝脏反射区的内下方	示指弯曲，以示指近端指间关节顶点施力，定点向深部揉按，力度以反射区产生酸痛为宜。按摩3～5次
回盲瓣	腹胀、腹痛、消化不良、各种手术后促进恢复肠蠕动等	右足足底跟骨前缘靠近外侧，盲肠（及阑尾）反射区的远心端	示指弯曲，以示指近端指间关节顶点施力，定点向深部揉按，力度以反射区产生酸痛为宜。按摩3～5次
盲肠（阑尾）	腹胀、消化不良、慢性阑尾炎、盲肠及阑尾手术后的疼痛等	右足足底跟骨前缘，第4、5趾间的垂直线上	示指弯曲，以示指近端指间关节顶点施力，定点向深部揉按，力度以反射区产生酸痛为宜。按摩3～5次
甲状腺	甲状腺功能低下或亢进、甲状腺肿大、甲状腺结节、肥胖症、神经衰弱、心悸等	双足足底第1趾与第2趾蹼处沿第一跖骨头向内呈"L"形带状区	以拇指固定，示指稍弯曲，以示指内侧缘施力，由下向上按摩，力度以反射区产生酸痛为宜。按摩3～5次

续表

反射区	主治病症	所在部位	按摩手法
脑下垂体	甲状腺、甲状旁腺等内分泌功能失调、小儿发育不良、肥胖症、更年期综合征等	双脚大脚趾趾腹正中央，在脑部反射区中心	用拇指指腹用力，在反射区按揉5次，力度稍大，以反射区产生酸痛感为宜
鼻	鼻塞、流涕、各种鼻炎、鼻窦炎、上呼吸道感染等	双足大趾远节趾骨内侧，自大趾腹内侧缘延伸到趾甲根部呈"L"形。左鼻反射区在右足，右鼻反射区在左足	以拇指指腹施力，力度以反射区产生酸痛为宜。按摩3～5次
额窦	头痛、头晕、失眠、发热、中风、脑外伤综合征、脑震荡等脑部疾病，以及鼻、眼、耳、口腔等五官的疾病	双足10个足趾趾端。右侧额窦反射区在左足，左侧额窦反射区在右足	示指弯曲，以示指近端指间关节顶点施力。大趾：自外侧向内侧横向按摩；其他脚趾：从趾端向趾根方向按摩。力度以反射区产生酸痛为宜。按摩3～5次
肺、支气管	肺气肿、气管炎、哮喘、胸闷等呼吸系统疾病	双足斜方肌反射区下方一拇指宽处。支气管敏感带位于自肺反射区的中部向第3趾延伸	以示指近端指间关节顶点施力，沿肺反射区由足内侧向足外侧方向按摩；对支气管反射区用拇指指端施力，力度以反射区产生酸痛为宜。按摩3～5次
肾脏	肾炎、肾结石、肾功能不全、泌尿系统感染、高血压、头痛、阳痿、不孕不育、水肿等	双足底第2、3跖骨体之间，近跖骨底处。即肾上腺反射区下一横指处	示指弯曲，以示指近端指间关节顶点施力，向足跟方向按摩，力度以反射区产生酸痛为宜。按摩3～5次
输尿管	输尿管结石、前列腺炎、前列腺增生、排尿困难、输尿管狭窄等泌尿系统疾病	自双足底肾反射区斜向内侧，至足舟骨内下方，呈弧形带状区	示指弯曲，以示指近端指间关节顶点施力，由肾反射区向膀胱反射区方向按摩，力度以反射区产生酸痛为宜。按摩3～5次
头（脑）	中风后遗症、高血压病、低血压、眩晕、头痛、神经衰弱、失眠、脑外伤后遗症、脑瘫、听觉与视觉受损等	双足大趾的整个趾腹，左半大脑反射区在右足，右半大脑反射区在左足	示指弯曲，以示指近端指间关节定点施力，由趾端向趾根方向按摩，力度以反射区产生酸痛为宜。按摩3～5次

反射区	主治病症	所在部位	按摩手法
脑干、小脑	小脑疾病、脑震荡、高血压病、头痛、失眠、眩晕、共济失调、孩子多动症、脑干损伤等	双足大趾趾腹根部靠近第2趾的一侧。右半部小脑及脑干的反射区在左足，左半部小脑及脑干的反射区在右足	以拇指指腹施力，由足趾端向趾根方向按摩，力度以反射区产生酸痛为宜。按摩3～5次
三叉神经	三叉神经痛，面神经麻痹，腮腺炎，牙龈炎，牙痛，偏头痛，失眠，眼、耳、鼻疾病	双足大趾趾腹中部近第2趾的一侧。右侧三叉神经反射区在左足，左侧三叉神经反射区在右足	以拇指指腹施力，由足趾端向趾根方向按摩，力度以反射区产生酸痛为宜。按摩3～5次
腹腔神经丛	腹泻、腹胀、呃逆、胃肠痉挛、胸闷、焦虑、失眠等	双足足底第1至第4跖骨体处，分布在肾脏反射区附近的椭圆形区域	示指弯曲，以示指近端指间关节顶点施力，由足趾向足跟方向按摩，力度以反射区产生酸痛为宜。按摩3～5次
心	心律不齐、心前区疼痛、冠心病、动脉硬化、高脂血症、高血压病、低血压、心肌炎等循环系统疾病	左足足底第4、5跖骨体间，在肺反射区后方（近足跟方向）	示指弯曲，以示指近端指间关节顶点施力，定点按压，力度以反射区产生酸痛为宜。按摩3～5次
生殖腺	阳痿、早泄、睾丸炎、月经不调、痛经、卵巢囊肿、子宫肌瘤、不孕不育、更年期综合征等	双足底足跟中央处	示指弯曲，以示指近端指间关节顶点施力，力度以反射区产生酸痛为宜。按摩3～5次
耳朵	中耳炎、耳鸣、耳聋、美尼尔氏综合征、眩晕、平衡失调等	双足足底第4、5趾额窦反射区下方至中节趾骨底面及内外侧面。各趾根部两侧及第4、5趾根间背侧有敏感点。右耳反射区在左足，左耳反射区在右足	以拇指指腹由足趾端向趾根方向及趾的内、外侧推按，力度以反射区产生酸痛为宜。按摩3～5次
眼睛	近视、远视、青光眼、白内障、角膜炎、结膜炎、眼底出血等眼部疾病	双足足底第2、3趾额窦反射区下方至中节趾骨的底面及两侧面。在趾根两侧与足底面的斜角处以及第2、3趾背侧趾间各有敏感点。右眼反射区在左足，左眼反射区在右足	以拇指指腹由足趾端向趾根方向及趾的内、外侧推按，力度以反射区产生酸痛为宜。按摩3～5次

反射区	主治病症	所在部位	按摩手法
脾脏	食欲不振、消化不良、孩子厌食、贫血、各种炎症、发热、牛皮癣、神经性皮炎等皮肤病、月经不调等。对放化疗患者，还能增强食欲，减轻副作用	位于左足底第4、5跖骨体间，心脏反射区下一拇指宽处	示指弯曲，以示指近端指间关节顶点施力，定点按压，力度以反射区产生酸痛为宜。按摩3～5次
肾上腺	心律不齐、晕厥、过敏性疾病、关节炎、肾上腺皮质功能不全、高血压病、低血压、阳痿、下肢无力、哮喘等	双足底第2、3跖骨之间，距跖骨头近心端一拇指宽处	示指弯曲，以示指近端指间关节顶点施力，定点深部按压，力度以反射区产生酸痛感为宜。按摩3～5次

足背反射区分布

足背反射区也是足部反射区的重要组成部分。按摩足背反射区可以有效地治疗各种炎症及呼吸、生殖系统疾病。

反射区	主治病症	所在部位	按摩手法
上颌	牙痛、牙龈炎、牙周病、口腔溃疡、颞颌关节炎等	位于双脚大脚趾间关节的远侧，趾甲跟到大脚趾趾间关节横纹之间近端的带状区域	以拇指指腹施力，由足内侧向足外侧按摩，力度以反射区产生酸痛为宜。按摩3～5次
下颌	牙痛、牙龈炎、牙周病、口腔溃疡、颞颌关节炎等	位于双脚大脚趾趾背，趾背趾间关节横纹后方与上颌等宽等长的带状区域	以拇指指腹施力，由足内侧向足外侧按摩，力度以反射区产生酸痛为宜。按摩3～5次
扁桃体	扁桃体炎、咽喉炎、咽喉肿痛等	位于双足大脚趾趾背，近端趾骨背面背伸肌两侧	用双手扣指法定点按揉并相对挤压3分钟
咽喉	咽炎、扁桃体炎、喉炎、咽喉肿痛、声音嘶哑及上呼吸道感染等	位于第1跖趾关节外上方，靠足趾端。其敏感点位于偏足背部稍远侧处	先用拇指指端分别向大脚趾侧用力按揉突起处及前后方的小凹陷5次，再运用捏指法沿着骨骼边缘由足趾端向足跟推压带状区域5次。同时注意在按摩的过程中逐渐加力

反射区	主治病症	所在部位	按摩手法
胸部淋巴结	各种炎症、发热、胸痛、乳房疾病、风湿、癌症等	位于双足被第1、2跖骨之间的间缝处	以拇指固定,以示指内侧缘施力,自关节处向趾间按摩,力度以反射区产生酸痛为宜。按摩3~5次
气管、食道	急慢性支气管炎、食道疾病及咽干等	位于第1跖骨基底外侧,靠近足跟端处	用拇指指端向足大脚趾侧用力分别按揉突起处及前后方的小凹陷5次,再用捏指法沿着骨骼边缘由足趾端向足跟推压带状区域5次
内耳迷路	耳鸣、耳聋、平衡障碍昏迷、头晕眼花、晕车、晕船、美尼尔氏综合征、高血压病、低血压等	位于双脚背第4、5跖骨之间缝隙的前段	以拇指固定,以示指内侧缘施力,沿骨缝向足趾端方向按摩,力度以反射区产生酸痛为宜。按摩3~5次
胸部（乳房）	乳腺炎、乳腺增生、乳腺癌、绝经期综合征等	位于双脚背第2、3、4跖骨之间的大片区域。胸部反射区恰好与足底的腹腔神经丛反射区相对称	双手拇指指腹施力,自足趾向足背方向推按,力度以反射区产生酸痛为宜。按摩3~5次
横膈膜	横膈膜疝气、呃逆、恶心、腹胀、胸闷、腹痛、岔气、呕吐等	足内侧的第1跖楔关节与足外侧的跖趾关节在足背的连线上	用双拇指捏指法或双示指刮压法从横膈膜反射区中央开始,向两侧刮压,刮压次数以5次为宜
内、外侧肋骨	胸闷、岔气等肋骨病变	双脚背第1、2楔骨与舟骨之间的小凹陷;双脚背第3楔骨与骰骨之间的凹陷处	用双拇指捏指法,在两个小凹陷处定点按揉3~5次
上、下身淋巴结	各种炎症、发热、水肿、囊肿、肌瘤、抗体缺乏、癌症、足踝部疼痛肿胀、蜂窝组织炎等	上身淋巴结位于双脚外踝前下方的凹陷中央;下身淋巴结位于双脚内踝前下方的凹陷中央	运用双手示指中节指骨背压入凹陷中,以达到有酸胀感而无刺痛感为佳,并反复按揉5次
腹股沟	性功能障碍、疝气、生殖系统方面的各种慢性病症	位于双足背下身淋巴结反射区下方大约1厘米处	按摩时,需要使足部保持向外伸展的状态,然后一只手固定足前部,另一只手用单示指扣法从膀胱反射区后下方推向内踝的后下方,将手腕内旋,用拇指绕侧峰向内侧后下方的骨缝挤压,以出现酸胀感为宜。在按摩过程中,力度需要逐渐加重,反复做5次即可

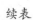

续表

反射区	主治病症	所在部位	按摩手法
肩胛骨	肩背酸痛、肩周炎、肩关节活动受限、肩背软组织损伤、颈肩综合征、颈椎病等	双足足背第4、5跖骨间延伸到骰骨处稍向两侧分开的带状区域	双手拇指指腹沿着足趾向足背方向推按至骰骨处向左右分开，力度以反射区产生酸痛为宜。按摩3～5次

足内侧反射区分布

足内侧反射区主要包括内髋关节、内尾骨、子宫（前列腺）、膀胱、胸椎等在足部的反射区。按摩这些反射区可以有效地治疗运动系统、泌尿及生殖系统等方面的疾病。

反射区	主治病症	所在部位	按摩手法
内侧坐骨神经（胫神经）	坐骨神经痛与发言、糖尿病、膝盖和小腿疼等	位于双腿胫骨的延伸部位，即沿着胫骨内后缘上行至胫骨内侧下方凹陷处。反射区的形状呈现带状	以指腹推压法，从下向上滑压3分钟即可，注意在按摩的过程中需要逐渐加力
直肠、肛门	脱肛、便秘、痔疮、肛裂、肛门下垂、便血等	位于左脚掌与骨内侧前缘处，膀胱反射区后方的足底与足内侧交界处	用示指近侧指间关节背侧突出部顶压，逐渐加力，按压5次
内髋关节	坐骨神经痛、髋关节痛、肩背痛、肩关节疼痛、风湿性关节炎、下肢瘫痪等	位于双脚内踝下方和后下方的关节缝中，呈现出一个弧形的区域	一只手握脚，另一只手的拇指指腹用力，沿着内踝、外踝下缘，拇指围绕内踝以捏指法由前向后推压，逐渐加力，反复推压3分钟
子宫（前列腺）	子宫肌瘤、前列腺肥大、前列腺炎、月经不调、痛经、不孕症、尿频、尿急等	位于足跟内侧，内踝后下方，是一块上小下大的梨形区域。反射区的敏感点在直角顶点处	将拇指固定在足底，然后用屈曲的示指桡侧缘从足跟向足尖刮压5次；至于反射区的敏感点应该用单示指扣法着重定点按揉5次
内尾骨	坐骨神经痛、尾骨受伤后遗症、腹泻、便秘、骶尾骨软组织损伤及生殖系统、泌尿系统疾病。	位于双脚跟部，沿着后正中线到达跟骨后缘赤白肉际处，再沿着跟骨内侧缘向前，直至跟骨内侧缘的L形带状区域	拇指固定在足掌跟部，示指弯曲呈镰刀状，以示指侧缘施力，沿足跟自上而下刮压至足跟内侧缘，力度以反射区产生酸痛为宜。按摩3～5次

反射区	主治病症	所在部位	按摩手法
骶椎	坐骨神经痛、骶骨受伤、骶椎骨质增生、腰关节伤痛、便秘、性功能异常等	包括双脚跟骨的前内侧，距骨下方凹陷处至跟骨内侧前缘止。骶椎反射区前接腰椎反射区，后连内尾骨反射区	一只手握脚，另一手拇指的指腹用力。沿着足内侧缘从脚趾向脚跟方向按摩，再由足趾端至足跟端的底缘进行推压，推压以5次为宜
膀胱	膀胱、输尿管、肾结石、泌尿系统感染及膀胱疾病等	位于双脚掌内侧舟骨下方的稍突起处，双足底跟股内侧前缘前方凹陷的区域	用示指中节从足内侧向足外侧呈扇形旋压5次。加入适当压力后，稍稍向内或向外旋转大约60度或定点按压，力度也逐渐由轻变重
尿道、阴茎（阴道）	泌尿系统感染、阳痿、早泄、尿道炎、阴道炎、性功能不佳、排尿障碍等	位于足跟内侧，从膀胱反射区到内踝后下方的条带状区域	以拇指指腹施力，自膀胱反射区斜向上按摩，力度以反射区产生酸痛为宜。按摩3~5次
腰椎	腰背酸痛、腰椎间盘突出、坐骨神经痛、腰肌劳损、腰椎骨质增生、急性腰扭伤等	包括双脚第1跖骨基底以下、跟骨以前的足内侧缘，楔骨至舟骨下方	以拇指指腹施力，沿着足弓内侧缘由足趾向足跟方向按摩，力度以反射区产生酸痛为宜。按摩3~5次
胸椎（背椎）	肩背酸痛、椎间盘突出及胸腹腔内脏疾病	位于双脚足内侧缘第1跖骨内侧面，从第1跖骨关节到跖楔关节止	以拇指指腹施力，沿着足弓内侧缘由足趾向足跟方向按摩，力度以反射区产生酸痛为宜。按摩3~5次
甲状旁腺	筋骨酸痛、指甲脆弱、手足麻痹或痉挛、骨质疏松等	位于双脚脚掌第1跖趾关节内前方凹陷处	用拇指指端或示指弯曲的近端指间关节尽量扣入第1跖趾关节，向内前顶入关节缝内按压
颈椎	颈椎病、颈项强硬或酸痛、头痛、头晕、落枕等，以及由各种颈椎病变引起的手麻等	位于双脚蹈趾根部内侧横纹尽头处的凹陷区域的内侧拇指关节处	示指、中指弯曲成钳状夹住足趾，示指的侧缘固定在反射区位置上，以拇指在示指上定点加压，力度以反射区产生酸痛为宜。按摩3~5次

足外侧反射区分布

足外侧反射区主要包括外髋关节、睾丸（卵巢）、外尾骨、肘关节等在足部的反射区。按摩足外侧反射区同样可以对运动系统、泌尿及生殖系统方面的疾病进行有效的防治。

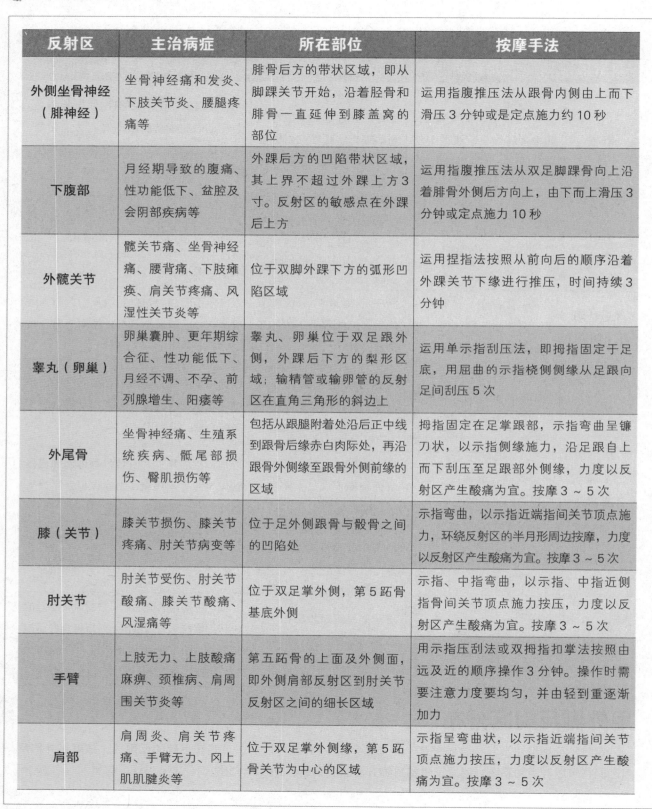

反射区	主治病症	所在部位	按摩手法
外侧坐骨神经（腓神经）	坐骨神经痛和发炎、下肢关节炎、腰腿疼痛等	腓骨后方的带状区域，即从脚踝关节开始，沿着胫骨和腓骨一直延伸到膝盖窝的部位	运用指腹推压法从跟骨内侧由上而下滑压3分钟或是定点施力约10秒
下腹部	月经期导致的腹痛、性功能低下、盆腔及会阴部疾病等	外踝后方的凹陷带状区域，其上界不超过外踝上方3寸。反射区的敏感点在外踝后上方	运用指腹推压法从双足脚踝骨向上沿着腓骨外侧后方向上，由下而上滑压3分钟或定点施力10秒
外髋关节	髋关节痛、坐骨神经痛、腰背痛、下肢瘫痪、肩关节疼痛、风湿性关节炎等	位于双脚外踝下方的弧形凹陷区域	运用捏指法按照从前向后的顺序沿着外踝关节下缘进行推压，时间持续3分钟
睾丸（卵巢）	卵巢囊肿、更年期综合征、性功能低下、月经不调、不孕、前列腺增生、阳痿等	睾丸、卵巢位于双足跟外侧，外踝后下方的梨形区域；输精管或输卵管的反射区在直角三角形的斜边上	运用单示指刮压法，即拇指固定于足底，用屈曲的示指桡侧侧缘从足跟向足间刮压5次
外尾骨	坐骨神经痛、生殖系统疾病、骶尾部损伤、臀肌损伤等	包括从跟腱附着处沿后正中线到跟骨后缘赤白肉际处，再沿跟骨外侧缘至跟骨外侧前缘的区域	拇指固定在足掌跟部，示指弯曲呈镰刀状，以示指侧缘施力，沿足跟自上而下刮压至足跟部外侧缘，力度以反射区产生酸痛为宜。按摩3～5次
膝（关节）	膝关节损伤、膝关节疼痛、肘关节病变等	位于足外侧跟骨与骰骨之间的凹陷处	示指弯曲，以示指近端指间关节顶点施力，环绕反射区的半月形周边按摩，力度以反射区产生酸痛为宜。按摩3～5次
肘关节	肘关节受伤、肘关节酸痛、膝关节酸痛、风湿痛等	位于双足掌外侧，第5跖骨基底外侧	示指、中指弯曲，以示指、中指近侧指骨间关节顶点施力按压，力度以反射区产生酸痛为宜。按摩3～5次
手臂	上肢无力、上肢酸痛麻痹、颈椎病、肩周围关节炎等	第五跖骨的上面及外侧面，即外侧肩部反射区到肘关节反射区之间的细长区域	用示指压刮法或双拇指扣掌法按照由远及近的顺序操作3分钟。操作时需要注意力度要均匀，并由轻到重逐渐加力
肩部	肩周炎、肩关节疼痛、手臂无力、冈上肌肌腱炎等	位于双足掌外侧缘，第5跖骨关节为中心的区域	示指呈弯曲状，以示指近端指间关节顶点施力按压，力度以反射区产生酸痛为宜。按摩3～5次

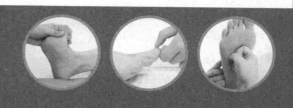

足部按摩常识

足部按摩的方法

作为广为应用的治疗手法之一，足部按摩与中医推拿术有着非常密切的联系。在足部按摩的众多手法中，就有相当一部分是以推拿术为基础的。足部按摩的手法并不复杂，以下就是对其常用手法的简要解说。

1. 推法

在足部按摩中，所谓推法就是指用拇指、掌根、大小鱼际侧、其他单个手指或多个手指在足部的相应部位着力，并按照一定的方向进行直线移动的方法。

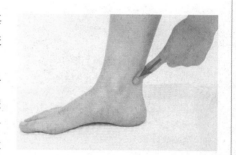

运用此法时一定要注意三个方面的内容：第一，推法只能沿单方向直线运动；第二，整个动作过程中要始终贯穿"松"字诀，即按摩者的肩部、肘部、手掌与手腕都要处于放松的状态。如此，按摩者才能保证自己精力集中，以便达到更好的按摩效果；第三，按摩者需要注意力度问题，用力需稳健。

2. 示指中节点法

在足部按摩中，示指中节点法的具体操作方法如下：弯曲示指，使拇指轻轻地倚在示指的末节指节上，然后在足部相应的穴位进行按压。

运用此法时，按摩者需要使自己示指的指骨同上臂、前臂、手掌等部位保持在一条直线上，同时还需要在操作过程中均匀用力，并保持压 1 次提起 1 次的频率。

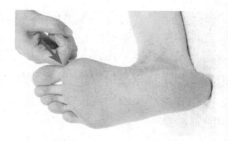

此法适用于足底、足背及足内侧面的穴位。

3. 擦法

在足部按摩中，擦法的具体操作流程就是使用手掌大小鱼际、掌根部或是单指着力于足部的某一具体部位，并紧贴皮肤反复快速地进行直线运动。

运用此法时，按摩者需要控制好操作过程的动作。具体方法有两种：第一，可以根据部位的不同来分别选择指间关节、指掌关节及腕部作为操作过程中的支点，当皮肤出现温热感时即达到了最佳状态。第二，可以以肩关节为支点，用上臂带动手指与手掌做往返直线运动。

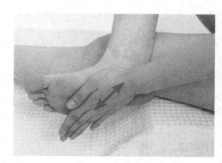

4. 按法

在足部按摩中，按法的具体操作方法就是用拇指指端着力于相关穴位或反射区的位置。

运用此法时，按摩者要注意操作时的力度，用力要循序渐进，逐渐增加，不宜使用迅猛的爆发力。

另外，此法不宜长期使用，否则会导致拇指时常处于紧张状态，并容易患上腱鞘炎。最好经常换一下操作的手指或是与其他手法一起使用。

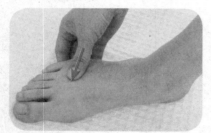

5. 捏法

在足部按摩中，捏法主要包括两种方式：第一，可以运用拇指在某一穴位上进行点压，而将示指放于另一面以便起到固定作用；第二，运用拇指、示指、中指三根手指或是拇指、示指两根手指在两个相应的穴位上进行捏按、压揉。

运用此法时，按摩者要尽量根据被按摩者的感觉来随时调整力度，以便增强按摩效果。

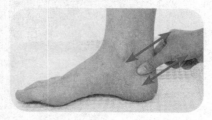

6. 踩法

在足部按摩中，所谓踩法就是按摩者用脚在患者的足底部进行踩压。

具体操作时，按摩者需要注意两点：第一，要注意随时按照患者情况的变化来控制力度，不宜将全身力量都放于患者患部；第二，要使用自己的足跟、足底前部跖指踩压患者的足底，并保持一定的节律。

此法在足底部按摩中得以广泛应用，尤其是前足底与足趾。

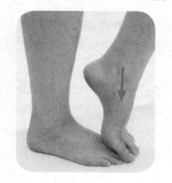

7. 揉法

在足部按摩中，揉法主要有两种方式：第一，按摩者可以运用双手手掌的掌根部对患者的相关穴位进行揉按；第二，按摩者要保持手腕放松，以肘部作为支点，将自己的拇指、示指或中指

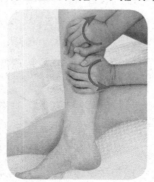

的螺纹面部分吸附于患者的穴位进行往复回旋揉动。

具体操作时，按摩者不宜将揉皮肤的动作打断，必须保持按摩的连续性。

此法适用于按摩足部区域较大的部位。

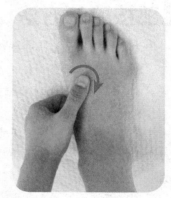

8. 掐法

在足部按摩中，掐法是一种刺激性较强的手法。按摩者需要用拇指与其余四指的手指端甲缘相对挟持后着力于相关穴位或反射区。操作时，应注意不宜将患者皮肤掐破，当痛感非常强烈时，最好先停一下，并调整一下按摩的力度。

此法多数情况下适宜在足部肌肉比较少的穴位上应用。

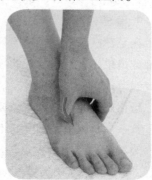

9. 摇法

在足部按摩中，按摩者在使用摇法时，需要用一只手将患者小腿中部捏紧，同时用另一只手摇动患者脚趾前部，以便使踝关节与脚趾都能得到均匀的环转。

具体操作时，应注意动作与用力的控制，不宜单向或突然加力，以防关节受到损伤。

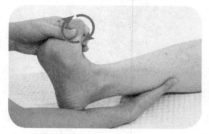

10. 撮指叩法

在足部按摩中，叩法主要有撮指叩法与示指叩法两种。其中撮指叩法是指手指微微弯曲，五指捏成梅花的形状，然后利用手腕的力量上下动作进行点扣。示指叩法是将拇指与示指的指腹两两相对，同时使中指的指腹放在示指指甲之上，三根手指合并捏紧之后，运用腕部的力量上下动作进行点扣。

操作时，撮指叩法多应用于足部肌肉较少的穴位，而示指叩法则可以应用于足部的各个穴位。

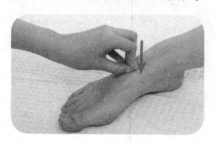

另外，还需要注意一点，即无论是应用哪种叩法，都需要将腕部作为发力的支点，并保持操作过程中用力一定要均匀而非突然加力。

11. 扣指法

在足部按摩过程中，扣指法的具体操作如下：先将拇指与其他四指分开，并使其呈现圆弧的形状；再以四指为支点，将拇指指尖着力于相关穴位。

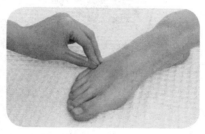

12. 单示指刮压法

在足部按摩过程中，按摩者需要用一只手握住足部，然后将另一只手的大拇指固定住，示指弯曲成镰刀状，并以示指的桡侧缘对相关穴位或反射区进行按压。

此法多用于内外尾骨、内耳迷路、生殖腺、前列腺或子宫及胸部淋巴结等在足部的反射区。

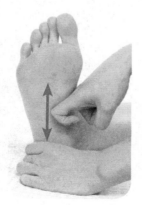

13. 单示指扣拳法

在足部按摩过程中，单示指刮压法的具体操作方法如下：先握起拳头，然后将拇指固定，示指弯曲，最后用示指的近节指间关节按压足部的相关反射区。

此法几乎适用于足部各个身体部位的反射区。

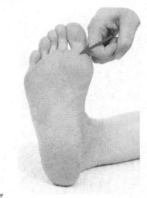

14. 双指钳法

在足部按摩中，运用此法时需要按摩者一只手握住足部，另一只手的示指与中指弯曲成钳子的形状，并用"手钳"夹住相关部位，并以拇指在示指中节上施力的方式来进行按摩。

此法主要适用于甲状旁腺、颈椎、肩关节等在足部的反射区。

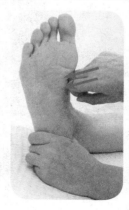

15. 双指拳法

在足部按摩中，双指拳法的具体操作方法如下：按摩者需要用一只手扶住足部，另一只手半握着拳头，用示指与中指的近节指间关节顶点在足部相关穴位上着力。

此法常常应用于肘关节、小肠等在足部的反射区。

16. 双拇指指腹推压法

在足部按摩中，按摩者同时用双手拇指指腹施力推压足部相关穴位或反射区的方法就是双指拳法。

此法多用于肩胛骨、胸（乳腺）等在足部的反射区。

17. 拇指指腹按压法

在足部按摩中，拇指指腹按压法的具体做法如下：按摩者需要一只手握住足部，而以另一只手拇指指腹为支点对足部反射区进行按压。

此法主要应用于心、坐骨神经、腰椎、胸椎、下腹部、直肠及乙状结肠等在足部的反射区。

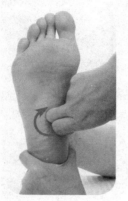
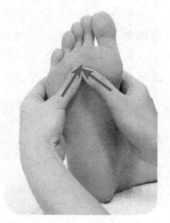
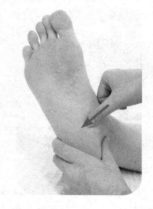

18. 拇指尖端施压法

在足部按摩中，按摩者用一只手握住足部，然后运用另一只手拇指尖端用力按压患者足部相关穴位或反射区的方法就是拇指尖端施压法。

此法适用于三叉神经、上下颌、小脑及脑干、肺及支气管等在足部的反射区。

19. 拇指握推法

在足部按摩中，拇指握推法就是将拇指与其余四指分开，并以拇指指腹作为支点，用手腕手掌在足部穴位或相关反射区进行按摩的方法。

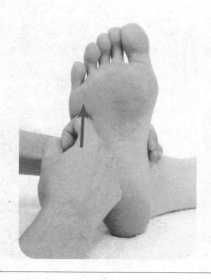
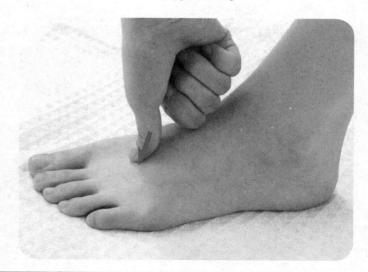

足部按摩的优点

作为深受大众喜爱的治疗方法，足部按摩拥有药物等其他疗法所无法比拟的优点。它的独特之处主要体现在以下几个方面。

第一，足部按摩不仅是一种适于进行早期诊断的疗法，还是一种简便易学的疗法。

"治未病"是中医的重要准则之一。如果能够很好地执行这一准则，将疾病消灭在萌芽状态，人们便可以很好地调节体内各种器官的功能，保持身体健康。为此，对于身体异常情况的早期诊断工作就变得非常必要。

足部是人体的"显示器"之一。无论是足部的颜色、形态，还是趾甲，都是人体各个器官生理情况在体表的显现。按摩者可以通过观察足部的变化来获知人体情况，并做出相应的判断。另外，按压足部穴位或相关反射区也是按摩者判断被按摩者是否患病的重要方式。

能够对疾病做出及时准确的早期诊断的足部按摩操作起来并不难。它是一种老少皆宜的手法，不仅方法简单直观，而且能够在较短的时间内掌握动作要领。

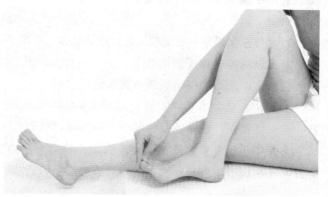

足部按摩的最突出特点就是安全、无副作用

第二，足部按摩的应用范围极为广泛。

根据现代医学长期临床研究发现，足部按摩可以预防和治疗上百种疾病。这些疾病中不仅有急性病，慢性病，甚至还有一些目前医学上的疑难杂症。足部按摩不仅可以帮助患者缓解病情或是治愈病体，还可以使一部分同时患有几种病症的患者免除药物等其他疗法给人体带来的一些不良刺激。

第三，足部按摩是一种安全有效的自然疗法。

安全无副作用是足部按摩最突出的优点。作为一种自然疗法，足部按摩主要是通过对足部的穴位或相关反射区进行刺激来疏经活血，调节身体器官功能。人体的自愈功能是这种疗法发挥效用的重要基础。只要操作手法得当，足部按摩就既不会为人体带来损伤，也不会产生任何适得其反的影响。

第四，足部按摩发生效力较为迅速。

当脏腑器官出现不适或病变的情况时，患者足部的穴位或反射区上常常会出现一些由于体内毒素堆积而形成的硬块。按摩者可以运用对足部穴位或相关反射区进行刺激按摩的手法来促进体内的血液循环。当血液循环得到提升之后，人体内沉积的毒素就会随着循环系统进入泌尿系统或消化系统当中，并最终排出体外。此外，皮肤出汗也是人体排毒的重要方式。

不过，对于一些病程较长的慢性病患者及疑难杂症患者而言，运用足部按摩进行治疗之时应采取长期坚持的做法，不宜急功近利地在短期内追求立竿见影的治疗效果。

第五，足部按摩是一种经济实用的疗法。

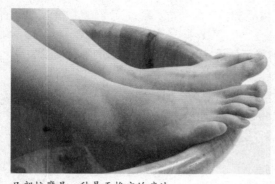

足部按摩是一种易于推广的疗法

足部按摩的经济实用主要体现在下述几个方面：

1. 它并不需要进行详尽的医疗检查，也无须依靠医疗器械，只需要用一双手进行足部按摩就可以进行治病防病的工作。

2. 即使有时按摩过程中需要运用一些辅助工具，人们也可以随时选取钢笔、筷子、钥匙等日常生活中常见的小器具进行施术治疗。

第六，足部按摩是一种易于推广的疗法。

足部按摩之所以成为易于推广的疗法，是因为：

1. 足部按摩操作方法比较简单，疗效明显，很容易被大众接受。

2. 足部按摩并不受时间的限制。人们可以利用空闲时间按照相关书中提供的一些方法进行自我按摩或相互按摩，以达到治病防病及日常保健的目的。

3. 足部按摩并不受空间的限制。只要是通风安静、空气清新的地方都可以成为人们进行足部按摩的场所。有时还可以在按摩的同时看书、看电视或聊天等。

正是由于足部按摩不受时空及人力、物力、财力方面的限制，且操作方法简单、疗效安全无副作用，因此它才在医学事业不断发展的今天成为广受人们欢迎的一种治疗方法。

足部按摩工具

除去对足部相关穴位或反射区进行直接按摩之外，我们还可以选择用按摩工具来辅助足部按摩的进行。下面就是几种常用的足部按摩工具。

1. 乒乓球、高尔夫球等球类

运用球类进行足部按摩需要将选好的球放于脚下，并使其在脚下来回滚动。当脚掌产生热感之后即可停止。此法通过对足底血管、神经、反射区等的刺激可以有效地实现通经活血、身体保健的目的。

2. 木槌

木槌适用于对足底较大的反射区进行按摩。用循序渐进的力量击打足部较大的反射区可以有效地缓解人体疲劳，达到舒筋通络、放松身体的目的。

3. 牙签、发夹、圆珠笔、针具等具有尖端的东西

用上述尖锐物品刺激足部相关穴位具有刺激时间短、强度大、起效快的优点，适用于救治危及生命的急症及其他紧急情况。

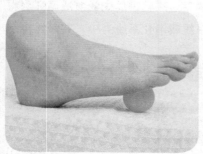

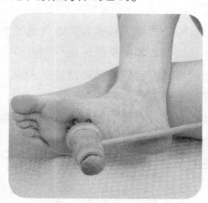

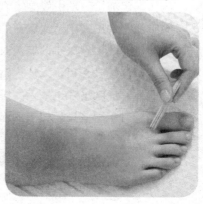

4. 核桃

选取两个核桃，一个放于一只脚的跗趾下方，另一个放于小趾下方，或者带动两个核桃运动，使它们按照聚合——分开的流程来回滚动。

此法可以对足底反射区进行有效的刺激，从而达到调节相关脏腑功能、提升身体抗病能力的目的。

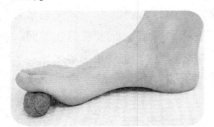

5. 木棍、搓衣板、按摩踏板

取坐位，保持双脚在上面来回滚动的动作，便可以使足底的穴位及反射区得到足够的刺激，从而达到治病防病及日常保健的目的。

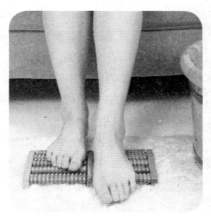

6. 艾条、电吹风

无论是应用电吹风，还是应用艾灸，本质上都是采用了热敷的方法。运用艾条或是电吹风吹出的热风灸烤足部反射区可以疏经通络，缓解全身疲劳。此法需要注意的一点是，一定要与皮肤保持适当的距离，以免皮肤被烫伤。

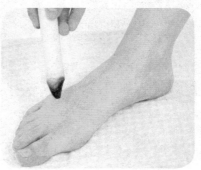

7. 按摩棒

选取一根适合的按摩棒，然后令其凸起的一端对足底穴位进行按摩，可以采用点按的方法。采用此法，一定要注意按摩的力度，不可采用暴力，力度以自己能承受的力度为宜。同时，按摩者需要在感受到酸胀痛感的时候停止操作。

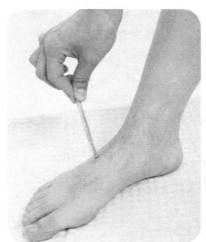

8. 软毛刷

用软毛刷进行足部按摩是耐受力较差的人的上佳选择。人们可以通过运用软毛刷反复刷动足底来达到刺激足底反射区、疏经活血的目的。

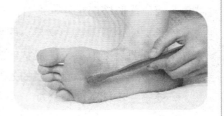

足部按摩的禁忌与注意事项

作为一种安全无副作用的绿色健康疗法，足部按摩具有很多优点。但是若要使其祛病保健的功效得到更好的发挥，我们还需要对足部按摩的禁忌与注意事项进行透彻的了解。

足部按摩的注意事项（以按摩中与按摩后为主）主要包括以下几个方面：

1. 在足部按摩过程中，应将被按摩者双脚对称的穴位与反射区都进行有效的按摩，不宜只侧重一面。

2. 足部按摩时为了避免造成骨膜损伤，最好尽量避开骨骼突起的位置。

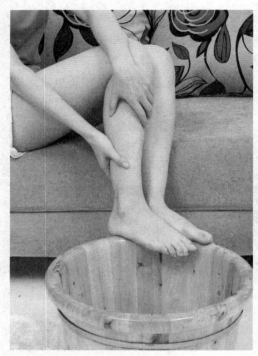

足部按摩完成之后，被按摩者要注意自己双足的保温

3.按摩过程中要注意应用的手法与用力程度，应以被按摩者的症状与可承受程度为标准进行衡量，而并不是越大越好。

4.如果足部出现疮疖或是外伤时，按摩者需要避开患者的患部，或是另行选择相似或相关对称的反射区进行替代。

5.在足部按摩完成之后，被按摩者要注意自己双足的保温，不宜在按摩后立即接触凉水。这一点在冬天显得尤为重要。另外，如果按摩的时间是夏天，不宜直接将按摩的双足置于风扇的风口处。

6.患者不宜将足部按摩看成包治百病的疗法，在进行足部按摩的同时不应停药。

无论是足部按摩，还是药物治疗，当其中一方失去了另一方的辅助时，治疗效果就会大大降低；而当它们能够同时运用，就可以起到相辅相成、增加疗效、加速治愈等效果。

7.对于一些疑难病症患者而言，只有长期坚持足部按摩才能收到预期成效。

如今，有越来越多的慢性病与疑难病症患者选择了足部按摩。但是，由于此两类病症持续的时间较长，会对患者的身体情况造成较深的影响；又加之先天体质上的差异，所以很多患者会在进行 10 次以上足部按摩之后才会出现效果。由此可知，进行足部按摩是一个循序渐进的过程，不经过一段时间的积累很难见到成效。

不过，当身体素质较好时，足部按摩就可以迅速地帮助人们摆脱急性疼痛的困扰。

除了上述注意事项之外，我们在进行足部按摩的过程中还需要注意一些禁忌。就如同医学治疗中讲究对症下药，足部按摩也并非适合所有的患者。不适宜进行足部按摩的人群主要包括以下几类：

1.长期服用激素类药物与过度疲劳的人。

2.出现意识不清或昏迷症状的病人及各类严重精神病患者。

3.空腹或有暴饮暴食习惯的人。

4.处于生理期（即月经期）、妊娠期的女性。

5.患有肝炎、伤寒、结核、流脑及各种急性传染性疾病的人。

6.被吐血、胃出血、肠出血、子宫出血及其他内脏出血等各种出血性疾病困扰的人。

7.出现煤气中毒、食物中毒、狂犬咬伤等各种急性中毒及患有急性高热病症的人。

8.患有胃肠穿孔、急性阑尾炎、严重外伤、关节脱位、烧伤、骨折等外科疾病的人。

9.肾衰竭、肝坏死、心力衰竭等严重器官功能衰竭患者。

10.患有急性心肌梗死及冠心病病情不稳定的人。

按摩双方如果能够充分地了解足部按摩的禁忌与注意事项，就可以在按摩时少走弯路，同时使其治病防病的效果更好地发挥出来。

足部按摩前的注意事项

人们在进行足部按摩的时候，不仅要注意其中的一些禁忌与注意事项，还要在按摩前做好相应的准备，以免影响按摩的效果。足部按摩前的注意事项主要包括以下几个方面：

第一，足部按摩需要在良好的环境中进行。

这里所讲的"良好的环境"，并非是指需要一个各种设施完备或是自然环境非常优美的地方，而只需要保持室内干净整洁、避风、避噪声就可以了。空气清新、光线充足、干净整洁的房间可以令人们心情放松。如果能再播放一些轻松的音乐，人们的心情就可能会变得更加舒畅。

第二，足部按摩前，按摩者需要保持好个人卫生，以免影响按摩效果。

按摩者需要经常洗手、修剪指甲。当指甲中藏有污物时，细菌感染就可能发生。同时，指甲也不宜过长或过短。过短容易在按摩时使自己受伤，过长则容易刮伤患者。

另外，保护手部也是按摩者需要重点去做的一项工作。这项工作不仅包括要养成洗手的好习惯，还需要保持手部的温度。特别是要注意手部的防护，可以用护手霜或是乳液来保持手指的润滑，而不宜佩戴任何饰物。

第三，足部按摩前，按摩者需要帮助被按摩者做好放松活动。

按摩前的放松活动主要包括四种方式：

1. 双手掌搓揉法

按摩者将双手手掌放于被按摩者足部的内外两侧，来回快速揉搓 10 次，同时保持自己双手掌心相对的姿势。

此种方式可以帮助被按摩者足部外侧的运动系统与内侧的足弓神经系统得到轻柔刺激。

2. 双手推按法

按摩者可以用一只手向上托住被按摩者的脚踝，用另一只手掌的掌心着力在足底，并朝向脚腕的方向推按 10 次。

此法通过使足部感到温热来达到促进被按摩者血液循环的目的。

3. 双手推握法

按摩者以双手除拇指外的四指紧贴被按摩者小腹，双手拇指分别按压其内外坐骨神经反射区，并从足心方向开始由下而上向膝下推握，次数以 6 次为宜。

此法可以帮助被按摩者消除小腿肌肉的疲劳不适，使其处于轻松和舒适的状态中。

4. 足趾摇摆法

按摩者用一只手按住被按摩者脚背腕部，用另一只手握住被按摩者的足部脚趾，并使脚趾按照由内向外的顺序旋转，次数以 10 次为宜。

此法可以帮助缓解被按摩者足趾关节、肌肉及韧带的紧张状态，消除被按摩者的疲劳。

第四，足部按摩前，按摩者还需要做好操作用具等准备工作。

准备好操作用具是足部按摩过程中一项非常重要的工作。此项工作主要包括以下几个方面：

1. 准备好一条按摩巾（或是毛巾、浴巾）。按摩巾的作用主要是用来垫手、垫足或是用来保温的。另

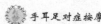

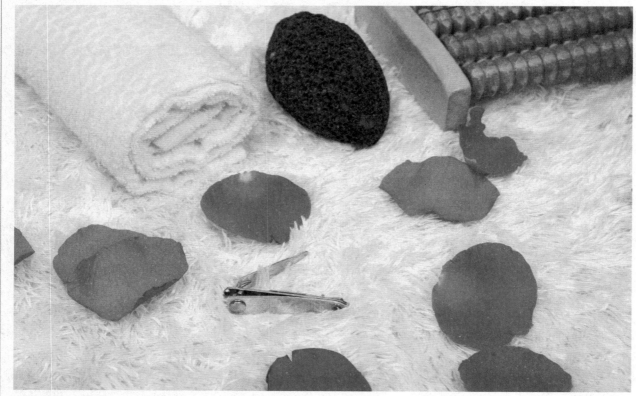

准备好操作用具是足部按摩过程中一项非常重要的工作

外，按摩巾还可以在操作过程中充当包裹足部的工具，以免按摩者手部打滑。

2.帮助被按摩者修剪好趾甲，以免其在按摩过程中被趾甲划伤。

3.准备好一小瓶凡士林及一根按摩棒。

4.按摩每一个穴位前都需要测定一下被按摩者足部病理反射区的痛点。

具体操作方法是按摩者用圆珠笔等工具的尖端轻轻扎一下被按摩者的病理反射区，如果被按摩者出现像针扎一样的疼痛感，此处便是病理穴点。当按摩开始时，按摩者就需要在此处着力。

5.按摩者需要帮助被按摩者保持其足部的清洁。

在按摩前用热水泡脚的好处有二：一是可以有效地放松足部的肌肉与韧带，避免其在按摩过程中由于过度紧张而受伤；二是可以加快被按摩者的血液循环。

用热水泡脚时可以选择一个比较深的木桶，并放入40~45℃的热水。浸泡15~20分钟之后，被按摩者小腿或足部皮肤出现微微发红的迹象时就可以将双脚擦干，以免浸泡过度或是足部受凉情况的出现。

另外，按摩者还会遇到长期接受足部反射区疗法或角质层较厚的患者。这些患者最大的特点就是足部皮肤的敏感度

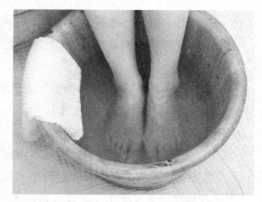

足部按摩前，先要保持足部的清洁

降低，痛觉较为迟钝。遇到这种情况时，按摩者需要指导被按摩者在按摩开始前半小时用温盐水浸泡自己的双脚，以便软化角质层、提高足部的敏感度。

　　除了做好上述五个方面的工作之外，按摩双方还需要注意按摩前后的饮水情况。通常情况下，按摩双方需要在按摩前后饮用各300~500毫升开水，但是肾病患者、严重心脏病患者、儿童、老年人等在按摩前后饮水不要超过150毫升。

足部按摩要顺应体质及环境

　　时至今日，有越来越多的人加入了足部按摩的行列。他们希望借助此种疗法来达到治病防病、养生保健的目的。不过，若要使足部按摩发挥出应有的效力，除了要注意一些相关的禁忌与注意事项之外，人们还需要顺应自身的体质与周围的环境。

　　体质是中医养生学中的重要理念之一，其源头最早可追溯到我国著名的医学典籍《黄帝内经》。尽管《黄帝内经》中并没有直接涉及"体质"一词，但书中谈及体质对养生的种种影响之

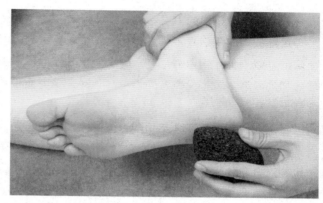

足部按摩一定要因时而异，因人而异

处却比比皆是。如《灵枢·通天》中便讲到"太阴之人，少阴之人，太阳之人，少阳之人，阴阳平和之人，凡五者，其态不同，其筋骨气血各不等。"现代医学则将人体分为平和、湿热、气虚等九种体质。它们对于足部按摩的实施有着非常重要的影响。

　　足部按摩主要是依靠刺激足部反射区产生的疼痛感来调和脏腑功能，疏经活血，并最终达到使人恢复健康的目的。它被广泛地应用于各种类型疾病的治疗，尽管如此，运用此种疗法进行治疗时都需要遵循一个原则，即开始的时候动作要轻，以患者可以承受的有痛或微痛为宜，而后再逐渐地增加按摩力度。

　　如果被按摩者的病情较重，尤其是具有血瘀或痰湿体质的心脏病、肝病患者，在具体实施按摩之时，第一个疗程的力度不宜过大。究其原因，同患者自身的体质情况有着不可分割的联系。

　　通常情况下，具有血瘀体质的人性情急躁，容易烦躁健忘，眼睛常常会出现红血丝，皮肤也长期处于干燥、粗糙的状态，并时常会出现疼痛感。而具有痰湿体质的人多数心宽体胖，皮肤容易出油，汗多，眼睛总是浮肿，非常容易疲倦。若是按摩者在第一个疗程就对他们的心脏或肝脏反射区进行强烈的刺激，不仅会加重患者自身的疼痛与疲倦状态，还可能引发隐藏的病灶或是令本来就已严重的病情出现反弹的情况。如此，足部按摩便无法发挥应有的作用，甚至还会产生适得其反的效果。

　　除了体质的影响之外，按摩双方还需要考虑周围的环境对于按摩可能产生的影响。足部按摩虽然可以帮助人们治疗多种疾病，但并非任何时候都适宜进行。按摩足底与生炉子的原理非常近似。生炉子时，当炉中堆积了很多的煤块，没有一丝缝隙时，炉火就不容易旺盛；相反地，当炉火处于旺盛的状态时，如果再向炉中填入燃料，就会造成没有意义的浪费。足部按摩也是如此。

　　冬季是四季中最不适宜进行足部按摩的季节。因为冬季是人体储存能量的时候，此时如果进行足部按

摩就相当于在炉火旺盛的时候捅炉底，大量消耗了身体储存的能量，身体反而会变得越来越弱。因此，足部按摩一定要因时而异，因人而异。只有在具体的操作过程中随时注意情况的变化与调整，足部按摩的效果才能有效地发挥出来，并切实地持续下去。

把握足部按摩的力度

　　足部按摩实际上是一种"有痛"按摩。只有产生酸痛感之后，按摩才会发生效力。但需要注意的是，这种酸痛感并不是越重越好，而要以被按摩者的承受力作为基准。这就涉及足部按摩中一个非常关键的问题——如何把握按摩的力度。

　　足部按摩的手法众多，其作用力主要包括振动力、张力、压力、摩擦力等四种。通常情况下，每一种手法都是以一种作用力为主，有时也包括其他的作用力。按摩力度的大小与受力面积及手法的作用力都有着密切的联系。若是没有意外情况出现时，受力面积越大，按摩力度就越小；手法作用力越大，按摩力度就越大。

　　每个人的身体情况各不相同，因此人们对于手法作用力的承受能力也各不相同。同时，即便是同一个人，随着接受按摩次数的增加，其对于手法作用力的承受能力也会不断增强。此外，人们的体质与精神状态也会对自我的承受能力带来一定的影响。一般说来，体质强壮、意志坚定、心理素质较好的人对于按摩的承受能力要稍强一些，而体质虚弱、精神容易紧张的人承受能力要稍差一些。

　　所以，针对按摩力度，人们需要注意两个方面的问题：一是用力要适度均匀；二是要注意力量的大小。如果按摩的力度过小，被按摩者的相关部位就不能够得到很好的刺激，就不可能实现治病防病、日常保健的目的；如果力度过大，甚至出现了被按摩者感到疼痛难忍、大叫出声的情况时，治病防病的效果同

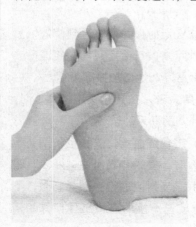

样不能达成。因为当被按摩者感到严重的不适时，人体可能已经出现了一定程度的损伤，甚至可能造成了软组织损伤以及皮下出血。即便当时相关症状并不明显，但身体的损伤不仅会使足部按摩的功效得不到很好的发挥，还可能引发新的疾病。

　　若要使上述情况减少出现的可能，我们就需要在进行足部按摩时做到以下两点：

　　第一，按摩时要以被按摩者的感受作为重要参照，不能盲目地接受或为他人实施"重"手法按摩。

　　第二，按摩时用力要适度均匀，随着操作过程的进行而逐渐深入，并遵循一定的节律，不宜盲目加速，忽快忽慢，也不宜忽略被按摩者的感受，操作手法忽轻忽重。

足部按摩时一定要把握好力度

第五章

四季保健的
手耳足按摩

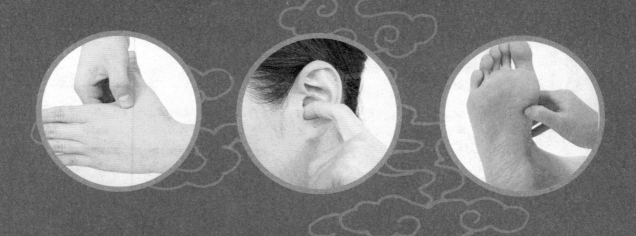

春季常见不适症状的手耳足按摩

预防春困

俗语说"春眠不觉晓"。到了春季之后，皮肤的血流量增加，而供应大脑的血流量就会相对减少。这样，大脑就容易出现暂时缺氧的状态，人们也容易由此产生困意。这就是大家常说的"春困"。

春困是一种正常的生理现象，是人体对于由冬至春天气情况发生变化之后的一种适应性变化。不过，当春困比较严重时，人们就可能出现情绪低沉、身体疲倦的情况。所以，我们需要采取一定的措施来预防春困给自身带来的不便。

手部按摩

选穴（部位）：

肾点、肝胆点、三间穴、前谷穴、少泽穴、阳谷穴，大脑、小脑及脑干、肾、肾上腺、脾、肝、胆反射区。

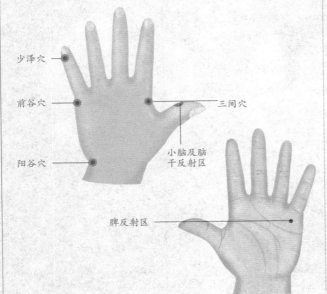

手法：

1 用一手拇指依次按压另一手的少泽穴、前谷穴、阳谷穴、三间穴、肝胆点、肾点各1~2分钟。

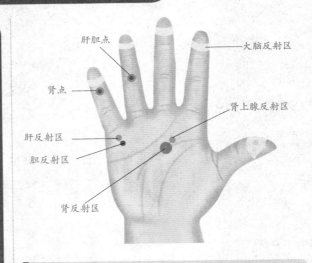

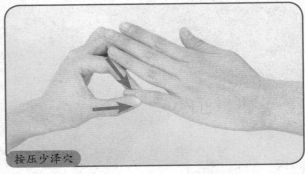

按压少泽穴

2 用拇指按揉小脑及脑干反射区，大脑反射区，肝、胆、肾、脾、肾上腺反射区各1~2分钟。

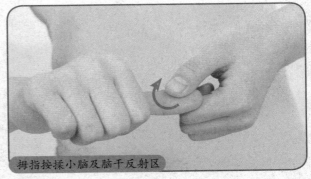

拇指按揉小脑及脑干反射区

足部按摩

选穴（部位）：

太溪穴、涌泉穴、大钟穴，小脑及脑干、大脑、肾、肾上腺、脾、肝脏反射区。

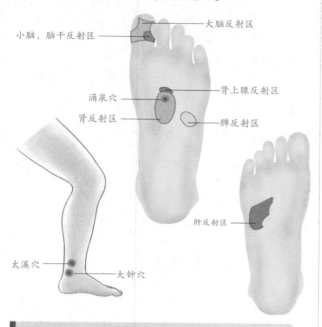

小脑、脑干反射区
大脑反射区
涌泉穴
肾上腺反射区
肾反射区
脾反射区
肝反射区
太溪穴
大钟穴

手法：

1 用拇指指腹按压太溪穴、涌泉穴、大钟穴各30~50次。

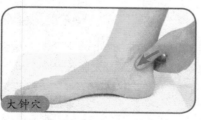

大钟穴

2 用拇指指腹按揉小脑及脑干、大脑、肾、肾上腺、脾脏反射区、肝反射区各1~2分钟。

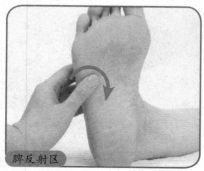

脾反射区

耳部按摩

选穴（部位）：

耳尖穴、屏尖穴、神门穴、心穴、肝穴、肾穴。

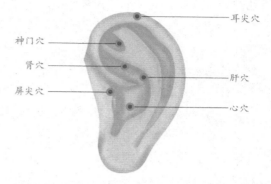

神门穴
耳尖穴
肾穴
肝穴
屏尖穴
心穴

手法：

1 用拇指与示指以相对形式捏住被按摩者的耳郭向上提拉。提拉次数以10~20次为宜。

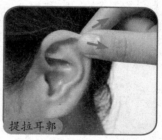

提拉耳郭

2 用示指指腹按揉心穴、肝穴、肾穴、耳尖穴、神门穴、屏尖穴10~20次。

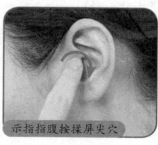

示指指腹按揉屏尖穴

食疗小偏方

玫瑰花粥

原料：大米100克，玫瑰花蕾（干）10克。

做法：在准备好的锅中放入淘洗干净的大米，并加入适量清水。随后将备好的玫瑰花蕾放入同煮。30分钟之后，即可开盖盛出食用。

缓解体乏

一年之计在于春。经过了冬季三个月的贮藏，人体的阳气在春季呈现出一种升发的状态。与此同时，春季也是一个"百草发芽，百病发作"的季节。随着天气逐渐转暖，人们常常会出现手脚酸软、全身乏力、身心困顿的情形，严重者甚至会出现抑郁的倾向。究其原因，与以下几种情况有着密切的关系：

第一，身体乏力可能是时滞造成的。所谓时滞就是指正常的睡眠与饮食规律被打破，没有及时调整过来。当遭遇时滞之后，人们就会出现经常在非正常用餐时间饥饿或是在旅行过后持续出现疲倦、睡眠不足等情形，并感到全身乏力。

第二，糖尿病、高血压病、慢性疲劳综合征等疾病会使人们出现失眠、焦虑、极度疲乏等症状。

第三，工作强度和心理压力过大也会造成身心疲惫。

无论引发体乏的原因如何，我们都可以采取简易的手耳足按摩法来缓解体乏的症状。

手部按摩

选穴（部位）：

肝胆点、肾点、阳池穴、甲状腺反射区、肾反射区、肾上腺反射区、脾反射区等。

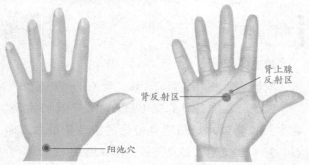
肾上腺反射区
肾反射区
阳池穴

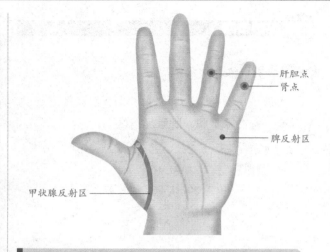
肝胆点
肾点
脾反射区
甲状腺反射区

手法：

1 用拇指指端点按阳池穴、脾点、肝胆点、肾点各1~2分钟。

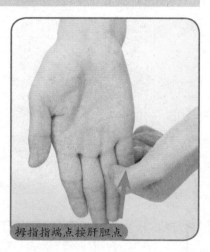
拇指指端点按肝胆点

2 用拇指指腹按压肾反射区、脾反射区、肾上腺反射区、甲状腺反射区各100~200次。

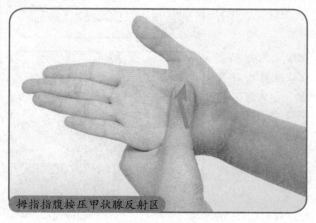
拇指指腹按压甲状腺反射区

足部按摩

选穴（部位）：

太溪穴、内庭穴、行间穴、太冲穴、甲状腺反射区、肾反射区、肾上腺反射区、肝反射区、脾反射区。

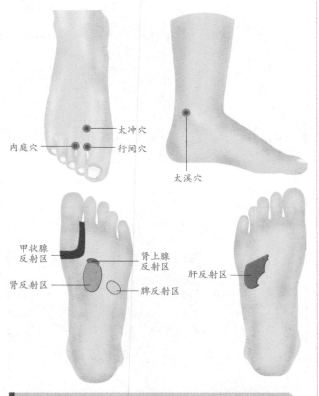

手法：

1 用拇指指腹按揉太溪穴、内庭穴、行间穴、太冲穴各5~10次。

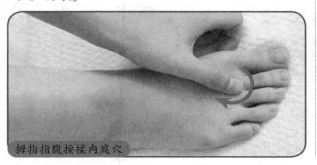

拇指指腹按揉内庭穴

2 用拇指指腹按揉甲状腺反射区、肾反射区、肾上腺反射区、肝反射区、脾反射区各30~50次。

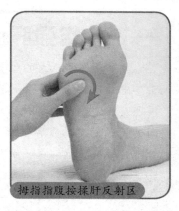

拇指指腹按揉肝反射区

耳部按摩

选穴（部位）：

肝穴、脾穴、肾上腺穴、肾穴。

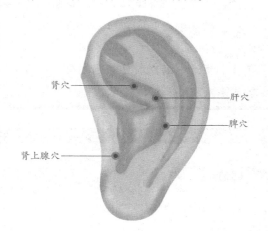

手法：

用按摩棒分别对肝穴、脾穴、肾上腺穴、肾穴等穴位点按各30~50次，对侧以相同方法重复操作。

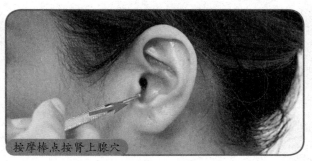

按摩棒点按肾上腺穴

增强肝功能

肝脏是人体最大的脏器，具有排出体内毒素、中和酸性物质等多种功能。与此同时，肝脏也是非常脆弱的。一旦肝脏发生故障，身体的其他脏器尤其是肾脏就会受到极大的影响。肾脏是接受肝脏解毒、中和废物的场所。如果肝脏发生故障，身体的毒素就会在尚未完全解除的状态下进入肾脏，肾脏功能就会因此而受到影响，人体的健康就会受到损害。

另外，到了春季之后，人体的肝气偏于旺盛，情绪容易处于不稳定的状态中。如果不良情绪迟迟得不到疏解或是发泄，人们就会出现肝气郁结的情况，严重者甚至可能会患上抑郁症。所以，在春季增强肝功能是一项非常重要的工作。

在日常生活中，我们可以通过对手耳足的简单按摩来实现增强肝功能的愿望。

 手部按摩

选穴（部位）：

胃反射区、胸椎反射区、肝胆点。

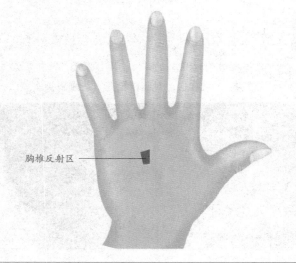

胸椎反射区

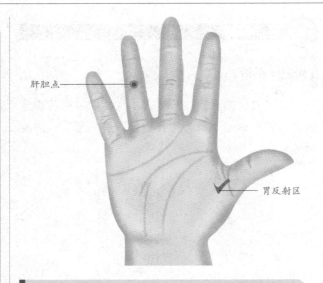

肝胆点

胃反射区

手法：

1 用拇指掐按肝胆点 1~2 分钟。

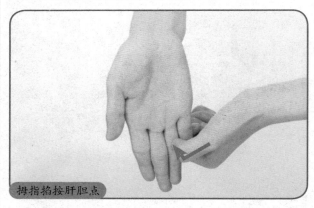

拇指掐按肝胆点

2 用拇指指腹按揉胸椎、胃反射区 2~3 分钟。

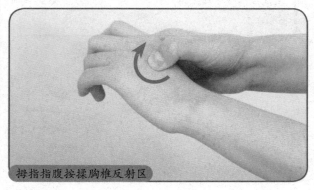

拇指指腹按揉胸椎反射区

足部按摩

选穴（部位）：

肾、肝、胆、腹腔神经丛、输尿管、膀胱反射区。

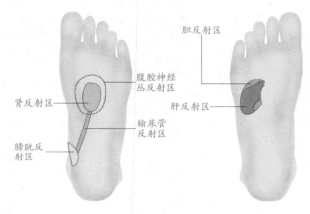

手法：

1 用拇指指腹推按肾、输尿管、膀胱反射区各1分钟。

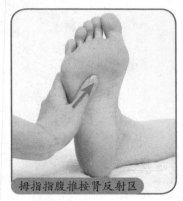

拇指指腹推按肾反射区

2 用拇指指端揉按肝、胆反射区各1分钟。

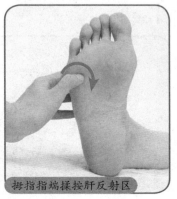

拇指指端揉按肝反射区

3 用拇指指腹按揉腹腔神经丛反射区1分钟。

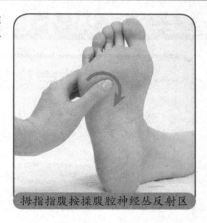

拇指指腹按揉腹腔神经丛反射区

耳部按摩

选穴（部位）：

神门、脾、心、肝、皮质下穴。

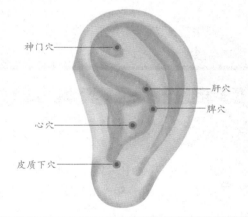

手法：

先 常规消毒耳部，将王不留行籽置于0.5厘米×0.5厘米的胶布中间，贴压以上穴位，再以拇指和示指相对捏压以上穴位各30秒。

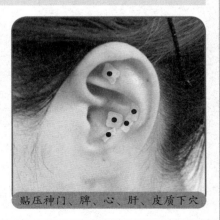

贴压神门、脾、心、肝、皮质下穴

夏季常见不适症状的手耳足按摩

提防空调病

随着全球气候的变暖与旅游事业的发展，空调便开启了进入千家万户的旅程。有了空调的帮助，人们在炎炎夏日中多了一丝清凉与舒爽。但是，空调病也逐渐成为夏日的常见病之一。

当空调病的病毒入侵人体时，人们就会出现头痛、咽部不适、感冒、关节酸软、全身无力等症状。如果不能及时加以治疗，体质较弱的人士甚至会出现呼吸衰竭的情况。另外，即便是身体素质较好的人，在面对室内外过大的温差时，也会由于皮肤表面温度迅速变低、汗腺收缩而出现受凉的情形。

我们可以通过一些简单可行的手耳足按摩来防治空调病。

手部按摩

选穴：

合谷穴、鱼际穴、中渚穴、二间穴，耳、心、颈项、肾、肾上腺、肝、胆、肺及支气管反射区。

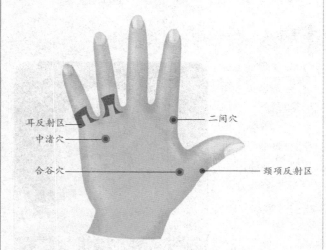

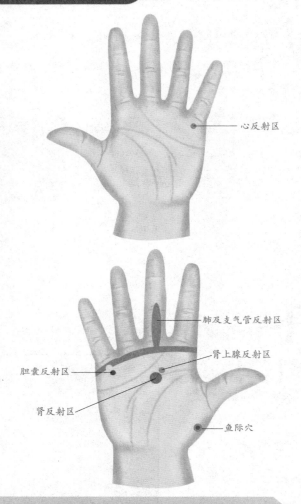

手法：

1 将一只手的手掌放在另一手的手背上以擦法进行按摩，以有热感为宜。

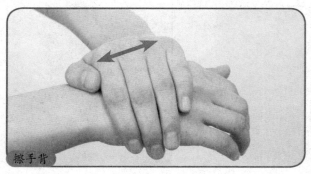

擦手背

2 用拇指指端点按合谷穴、鱼际穴、中渚穴、二间穴各 30~50 次。

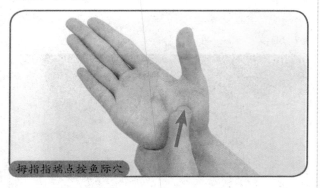

拇指指端点按鱼际穴

3 用拇指指端按揉耳、颈项、肾脏、肾上腺、肝脏、胆囊、肺及支气管反射区各 1~2 分钟。

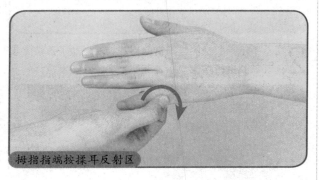

拇指指端按揉耳反射区

足部按摩

选穴（部位）：

大都穴、陷谷穴、厉兑穴、足窍阴穴、内庭

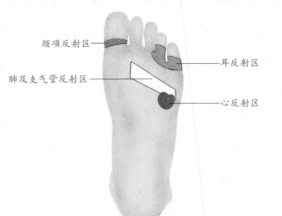

颈项反射区
耳反射区
肺及支气管反射区
心反射区

穴、内耳迷路反射区、耳反射区、颈项反射区、心脏反射区、肺及支气管反射区。

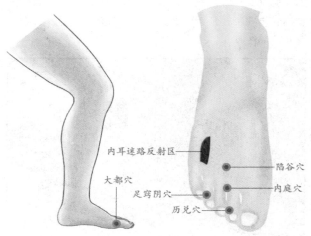

内耳迷路反射区
大都穴
陷谷穴
内庭穴
足窍阴穴
厉兑穴

手法：

1 被按摩者仰卧，按摩者用手掌以搓法来搓摩被按摩者足底，以其足底有热感为宜，双足交替进行。

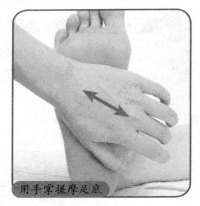

用手掌搓摩足底

2 用拇指指端点按大都穴、陷谷穴、厉兑穴、足窍阴穴、内庭穴各 30~50 次。

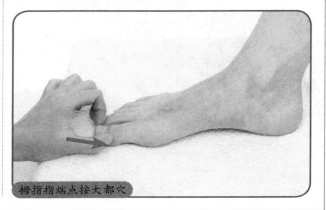

拇指指端点按大都穴

3 用弹击法（即用示指抵住拇指指腹第1指关节内侧）弹内耳迷路反射区、耳反射区、颈项反射区、心反射区、肺及支气管反射区各10~20次。以局部有酸痛的感觉时，再在上述反射区进行适当的按摩，换另一只脚重复相同的按摩。

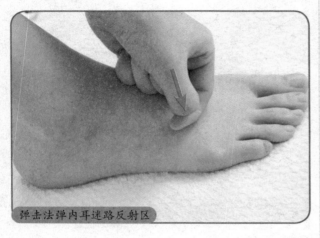

弹击法弹内耳迷路反射区

 耳部按摩

选穴：

缘中穴、肺穴、心穴、平喘穴。

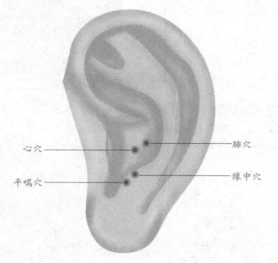

心穴　　　　　　　　　肺穴

平喘穴　　　　　　　　缘中穴

手法：

1 用示指点按缘中穴、肺穴、心穴、平喘穴各30~50次。

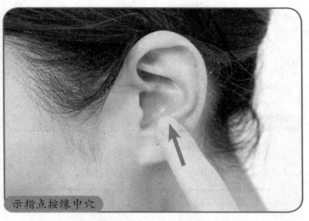

示指点按缘中穴

2 将双手示指的桡侧与拇指的指腹相对，放于被按摩者的耳郭处进行按摩。以耳郭处出现发红、发热为度。

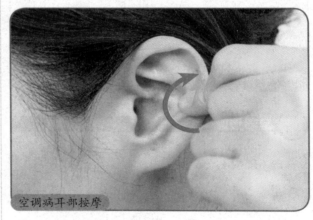

空调病耳部按摩

小贴士

医生提醒，开启空调的时间不要过长，而且要经常开窗换气，以确保室内外空气交换。睡觉吹空调时要记得用毯子把肚子盖好，空调温度最好控制在26℃左右。

促进食欲

夏季来临之后，随着气温的不断升高，很多人都会出现胃口下降、不思饮食等"苦夏"的症状。中医认为，夏季出现食欲不振主要是由过食生冷食物与大量出汗造成的。不断攀升的温度会令人们大量出汗，造成体内阴分不足、胃津受灼，脾胃功能因此大受影响。同时，炎热的天气使人们普遍贪凉，于是能够迅速带来清凉的生冷食物就成了很多人防暑降温的首选。但是，过度食用生冷食物会令人们痰湿内生、脾阳受伤，并对脾胃的受纳运化功能产生极大的影响。

此外，如果食欲长期得不到恢复，人们就容易出现营养不良、抵抗力下降的情形，甚至会患上严重的胃肠疾病等。所以，在炎炎夏日里，人们不仅应该合理安排自己的饮食起居，还可以通过对手耳足的按摩来增强食欲。

✋ 手部按摩

选穴（部位）：

内关穴、合谷穴、三间穴，胃、甲状腺、肾、肾上腺、大肠、肝、胆囊反射区，肾点、大肠点、肝胆点。

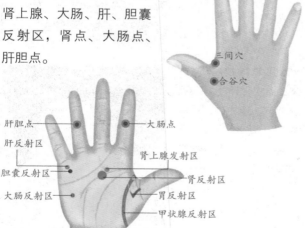

手法：

1 将左手拇指放于右手拇指的外侧边缘，然后再沿着朝向指根的方向推100次。按摩时方向一定不能出错。

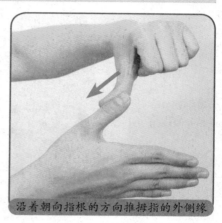

沿着朝向指根的方向推拇指的外侧缘

2 用拇指指尖按压所选部位（或部位）各1分钟，双手交替进行。

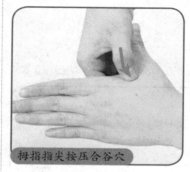

拇指指尖按压合谷穴

✋ 足部按摩

选穴（部位）：

太白穴、公孙穴、解溪穴，内耳迷路、肾、肾上腺、胃、肝反射区。

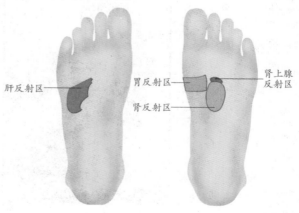

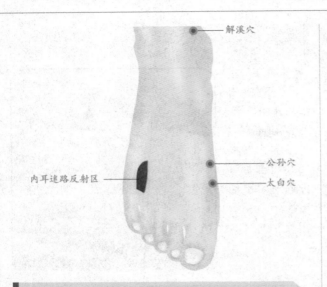

解溪穴

公孙穴

太白穴

内耳迷路反射区

手法：

1 用拇指指尖掐按太白穴、公孙穴、解溪穴各 5~10 次。

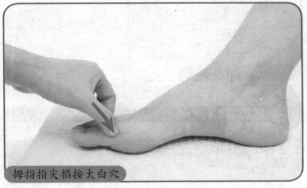

拇指指尖掐按太白穴

2 用拇指指端点按内耳迷路、肾、肾上腺、胃、肝反射区各 30~50 次。

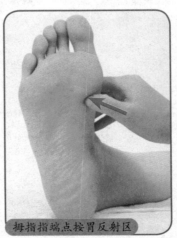

拇指指端点按胃反射区

耳部按摩

选穴（部位）：

胃穴、心穴、肾穴、肝穴、胰胆穴、艇中穴、小肠穴、三焦穴、十二指肠穴。

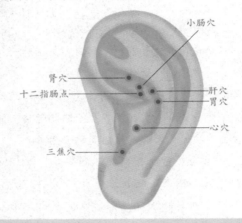

小肠穴

肾穴

十二指肠点

三焦穴

肝穴

胃穴

心穴

手法：

1 按摩者将拇指与示指桡侧保持相对的姿势放于被按摩者的耳郭处进行揉搓，直到耳郭发热为止。

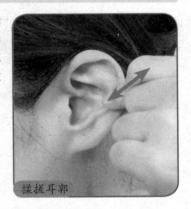

揉搓耳郭

2 用示指按压胃穴、心穴、肾穴、肝穴、胰胆穴、艇中穴、小肠穴、三焦穴、十二指肠穴各 3~5 分钟，两耳交替进行。

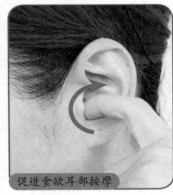

促进食欲耳部按摩

增强胃肠功能

胃肠对于身体健康而言有着极其重要的意义，因为人体每天都要通过胃肠来消化吸收必备的营养物质。而肠胃欠佳的人通常消化吸收的能力较差，身体免疫功能也比较薄弱。再加上夏季食用生冷食物较多，肠胃易于受凉，所以胃肠问题成为夏季困扰人们的常见问题之一。更加需要注意的是，如果胃肠问题不能及时地得到解决，幽门螺杆菌就会在人体肆虐，甚至会出现溃疡的症状。所以，增强胃肠功能对于保证日常的工作与生活有着非常重要的意义。我们可以通过手耳足的简易按摩来达到健胃、增强胃肠功能的目的。

✋ 手部按摩

选穴（部位）：

合谷穴、中魁穴，胃、脾、肾、肾上腺、大肠、十二指肠、甲状腺反射区。

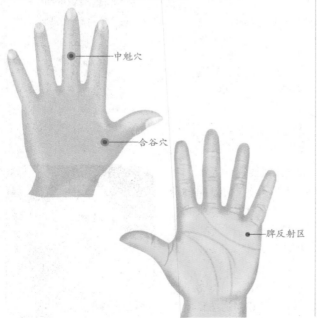

中魁穴
合谷穴
脾反射区

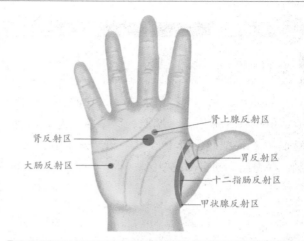

肾上腺反射区
肾反射区
大肠反射区
胃反射区
十二指肠反射区
甲状腺反射区

手法：

1 用拇指指尖掐按合谷穴、中魁穴各1~2分钟。

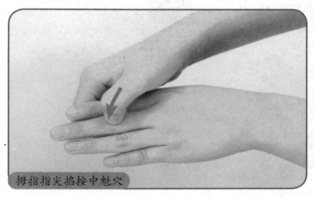

拇指指尖掐按中魁穴

2 用拇指指端点按胃、脾、肾、肾上腺、大肠、十二指肠、甲状腺反射区各100~200次，换对侧手，重复上述按摩动作。需要注意的是重复动作中不包括按摩脾反射区。

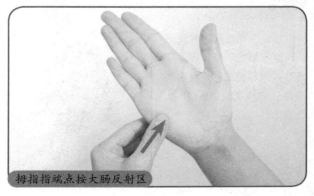

拇指指端点按大肠反射区

足部按摩

选穴：

公孙穴、大都穴、解溪穴、太白穴、商丘穴，胆、肝、肾、输尿管、膀胱、胃、胰、十二指肠、直肠、乙状结肠、肾上腺、小肠、升结肠、降结肠、横结肠、回盲瓣反射区。

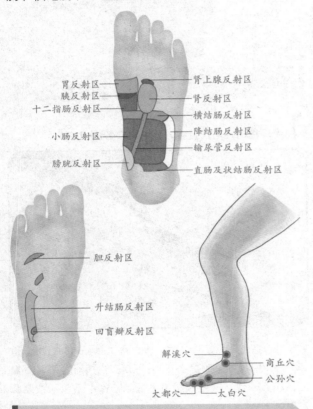

胃反射区 — — 肾上腺反射区
胰反射区 — — 肾反射区
十二指肠反射区 — — 横结肠反射区
小肠反射区 — — 降结肠反射区
— 输尿管反射区
膀胱反射区 —
— 直肠及状结肠反射区

胆反射区

升结肠反射区

回盲瓣反射区

解溪穴 —
— 商丘穴
— 公孙穴
大都穴 — — 太白穴

手法：

1 用双手拇指同时对足底进行掐按。操作时，一定要按照从足跟到足趾跟的顺序，掐按次数以5~10次为宜。

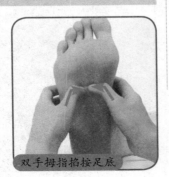

双手拇指掐按足底

2 用拇指指端按压公孙穴、大都穴、解溪穴、太白穴、商丘穴各30~50次。

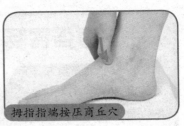

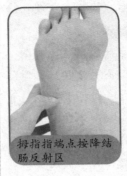

拇指指端按压商丘穴

3 用拇指指端点按胃、十二指肠、小肠等以上所选的反射区各10~20次，以局部有酸痛为最佳状态，换对侧足，重复上述按摩动作。

拇指指端点按降结肠反射区

耳部按摩

选穴（部位）：

耳中穴、耳背脾穴、中耳背穴、耳迷根穴、交感穴、胃穴、大肠穴、小肠穴、十二指肠穴、腹穴、脾穴。

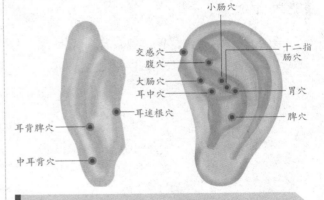

小肠穴
交感穴 — — 十二指肠穴
腹穴 —
大肠穴 — — 胃穴
耳中穴 —
— 脾穴
— 耳迷根穴

耳背脾穴 —

中耳背穴 —

手法：

用 拇指与示指相对捏按耳中穴、耳背脾穴、中耳背穴、耳迷根穴、交感穴、胃穴、大肠穴、小肠穴、十二指肠穴、腹穴、脾穴各3~5分钟。完成上述按摩之后，换对侧耳并重复相同的按摩。

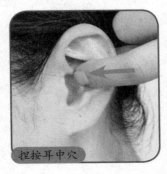

捏按耳中穴

秋季常见不适症状的手耳足按摩

预防秋燥

秋季最伤人的邪气是"燥气"。《黄帝内经》认为："肺居胸中，为五脏之华盖，主诸气，司呼吸，开窍于鼻。"肺中吸入的清气是合成维持生命不可缺少的物质——元气的重要组成部分。而秋天多久晴无雨的天气，病邪容易从口鼻侵入，人们容易出现"秋燥"的症状。

秋燥，是中医特有的疾病，它主要是指人在秋季感受到燥邪之后而发生的疾病。为秋燥所扰的人们常常会出现口干舌燥、咳嗽少痰、便秘、发枯、尿赤等情况。所以，秋季养生应遵循"润燥"的原则。我们可以通过对手耳足的按摩来实现预防秋燥的目的。

✋ 手部按摩

选穴（部位）：

前谷穴、关冲穴、太渊穴、少冲穴、少泽穴、少府穴、肾反射区、肝与胆囊反射区、肺及支气管反射区。

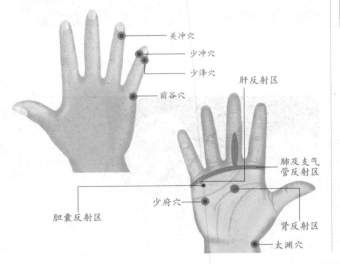

手法：

1 用拇指指腹沿着手心至近心端的方向进行推揉。推揉的力度以其手心微微出汗为宜。

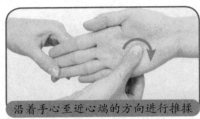
沿着手心至近心端的方向进行推揉

2 用拇指指端点压前谷穴、关冲穴、太渊穴、少冲穴、少泽穴、少府穴各30~50次。

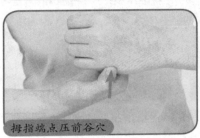
拇指端点压前谷穴

3 用拇指指腹按揉肾脏、肝与胆囊、肺及支气管反射区各1~2分钟。

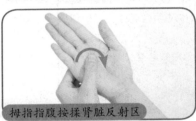
拇指指腹按揉肾脏反射区

👣 足部按摩

选穴（部位）：

太溪穴、照海穴、太冲穴、内庭穴、公孙穴、

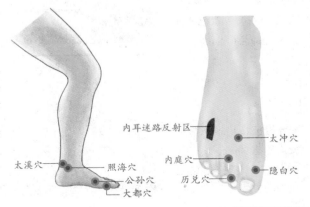

厉兑穴、大都穴、隐白穴，内耳迷路、心、肝、肺及支气管反射区。

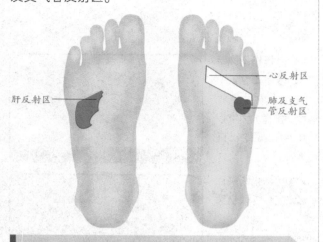

肝反射区
心反射区
肺及支气管反射区

手法：

1 用拇指指腹按揉太溪穴、照海穴、太冲穴、内庭穴、公孙穴、厉兑穴、大都穴、隐白穴各2~3分钟。

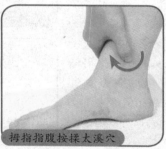
拇指指腹按揉太溪穴

2 休息5分钟之后，按摩者还需要沿着经络的方向将揉动从照海穴向太溪穴方向推进，按揉时仍以先顺时针后逆时针的顺序进行揉动，揉动时间仍以每个方向2~3分钟为标准。

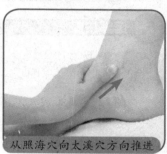
从照海穴向太溪穴方向推进

3 用拇指指端点按内耳迷路、心、肝、肺及支气管反射区各50~100次。

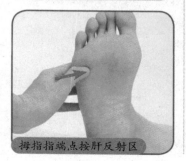
拇指指端点按肝反射区

耳部按摩

选穴（部位）：

交感穴、心穴、肝穴、肝阳穴、肺穴。

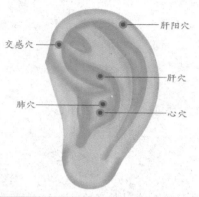
肝阳穴
交感穴
肝穴
肺穴
心穴

手法：

1 将示指伸直探入耳孔中，并迅速拔出，动作宜轻柔。重复此动作10~30次。

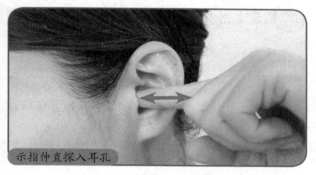
示指伸直探入耳孔

2 用示指指端点压交感穴、心穴、肝穴、肺穴各30~50次，以局部有酸痛感为宜。最后，换至另一侧重复第二步的动作进行按摩。

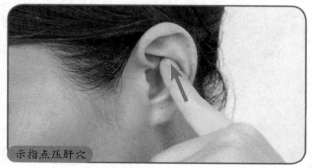
示指点压肝穴

改善胃寒不适

随着秋季的临近，天气逐渐由热转凉，很多人由于不能迅速适应外部环境的变化而着凉，出现了胃寒不适的情况。他们时常会出现嗳气、恶心、腹泻或是食欲不振的症状。若是胃寒不适的情况持续时间过长，就可能会导致营养不良。另外，饮食不当也会令胃部御寒能力下降。所以，我们在秋季到来之际除了要合理安排自己的饮食之外，还可以通过按摩手耳足来改善胃寒不适的症状。

👋 手部按摩

选穴（部位）：

中魁穴、合谷穴，胃、肾、肾上腺、脾反射区，胃肠点。

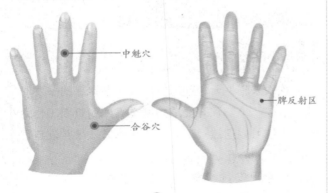

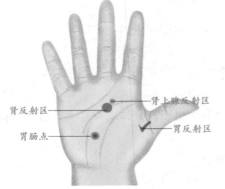

手法：

1 用拇指指端掐按中魁穴、合谷穴、胃肠点各1~2分钟，接着再点按以上穴位30~50次。

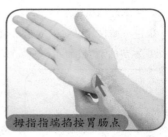

拇指指端掐按胃肠点

2 用拇指指端点按胃、肾、肾上腺、脾反射区各100~200次，换对侧手以相同方法按摩。

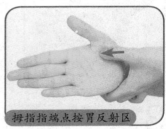

拇指指端点按胃反射区

🖐 足部按摩

选穴：

公孙穴、大都穴、解溪穴、太白穴、里内庭穴，胃、肾、肾上腺、脾反射区。

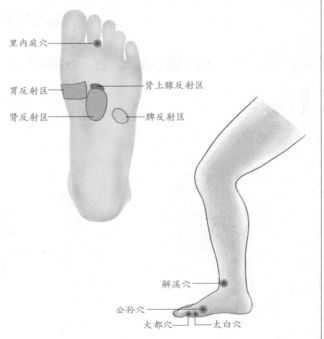

手法：

1 用手掌的大鱼际对足底进行擦按。擦按以足底出现发热的情形为止。

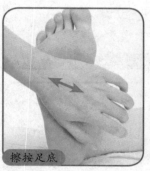

擦按足底

2 用拇指指端掐按公孙穴、大都穴、解溪穴、太白穴、内庭穴各30~50次。

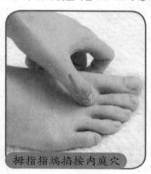

拇指指端掐按内庭穴

3 运用示指弹拨法对胃、肾、肾上腺、脾反射区进行弹拨，弹拨的次数以每区30~50次为宜，随后，分别对上述反射区进行按摩，以被按摩者感到局部酸痛为宜。换对侧足以相同方法按摩。注意，进行右足按摩时，按摩区域必须要将脾反射区排除。

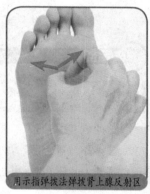

用示指弹拨法弹拨肾上腺反射区

耳部按摩

选穴（部位）：

耳迷根穴、胃穴、皮质下穴、脾穴。

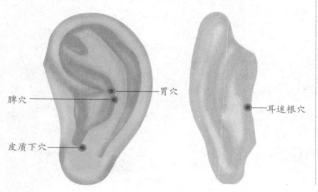

脾穴　　胃穴
皮质下穴　　耳迷根穴

手法：

1 将双手拇指指腹与示指桡侧相对揉搓两侧的耳郭，直到耳郭有发热感为度。

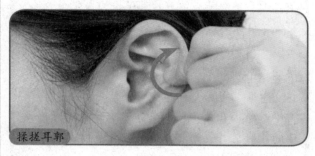

揉搓耳郭

2 用发夹按压耳迷根穴、胃穴、皮质下穴、脾穴各3~5分钟，双耳交替进行。

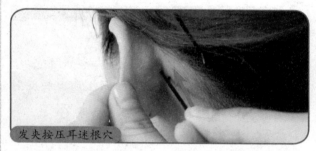

发夹按压耳迷根穴

健康小贴士

秋季来临，天气逐渐转凉，正是胃寒的多发时期。所以，预防胃寒便成为秋季养生的重要工作之一。人们可以通过以下几种常见的方法来实现自己预防胃寒的心愿。

1. 合理安排饮食，饮食一定要遵循规律、卫生、清淡的原则。

2. 秋季昼夜温差较大，人们需要注意适时增减衣物，以防受凉而引发胃病。

3. 要注意谨慎用药，不宜服用对胃黏膜有强烈刺激性的药物。

4. 合理地进行户外体育锻炼，改善胃肠道的血液循环。

5. 经常保持乐观情绪，避免患得患失、紧张、焦虑等不良因素的刺激。

提高心肺功能

　　秋季是心血管疾病的高发期。随着年龄的增长，特别是由中年开始跨入老年门槛的人们，在秋季到来之后常会遇到心肺功能障碍的情况。心肺功能障碍者通常会出现心动过快或过慢、心悸、心绞痛、胸闷、头晕等症状。当这些症状无法及时得到缓解，人体脏腑器官的功能就会受到极大的损害，甚至会产生心肺衰竭。

　　所以，提高心肺功能对于人们的秋季养生有着非常重要的意义。以下是一些简单易行的手耳足按摩办法。我们可以通过这些办法来调节、提升由秋燥或是饮食不当引发的心肺功能紊乱。

✋ 手部按摩

选穴（部位）：

　　二间穴、三间穴、少商穴、少泽穴、大陵穴、太渊穴、鱼际穴、少府穴、劳宫穴、前谷穴、商阳穴、少冲穴、中冲穴、心反射区、肺及支气管反射区、心点、肺点。

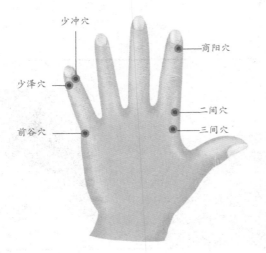

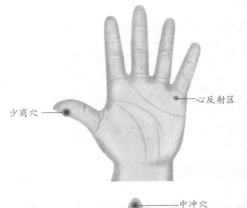

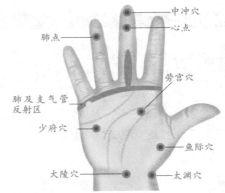

手法

1 按摩前需要用双手做出干洗手的动作，直到手部产生微微发热的感觉时停止。

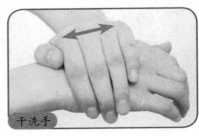

干洗手

2 用拇指指端点按二间穴、三间穴、少商穴、少泽穴、大陵穴、太渊穴、鱼际穴、少府穴、劳宫穴、前谷穴、商阳穴、少冲穴、中冲穴、心点、肺点各50~100次。

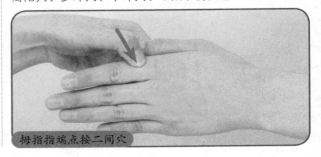

拇指指端点按二间穴

3 用拇指指腹按揉心、肺及支气管反射区各1~2分钟。

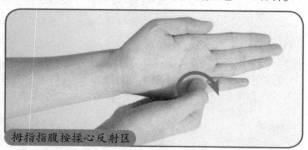

拇指指腹按揉心反射区

足部按摩

选穴（部位）：

公孙穴、大都穴、厉兑穴、照海穴、太溪穴、行间穴、涌泉穴、隐白穴、内庭穴、商丘穴、太冲穴、心反射区、肺及支气管反射区。

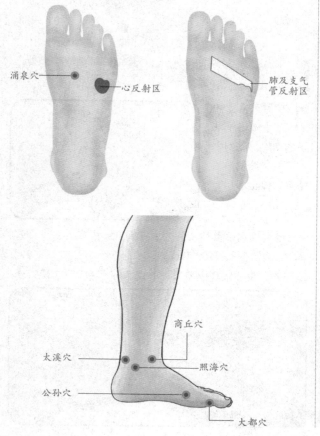

涌泉穴

心反射区

肺及支气管反射区

太溪穴

商丘穴

照海穴

公孙穴

大都穴

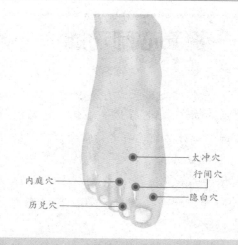

太冲穴

行间穴

内庭穴

隐白穴

厉兑穴

手法：

1 按摩者先将自己的双手相对搓热之后，放于被按摩者的双足之上，对足趾挨个进行搓揉。

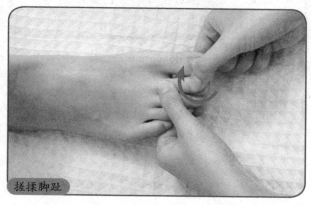

搓揉脚趾

2 用拇指指腹按揉公孙穴、大都穴、厉兑穴、照海穴、太溪穴、行间穴、涌泉穴、隐白穴、内庭穴、商丘穴、太冲穴各1分钟。

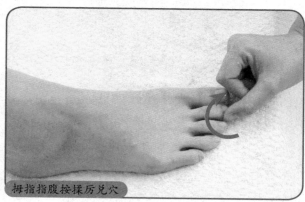

拇指指腹按揉厉兑穴

3 按摩者用拇指指端点按被按摩者心、肺及支气管反射区各10~20次，直到被按摩者感到局部酸痛为止，换对侧足以相同手法按摩。

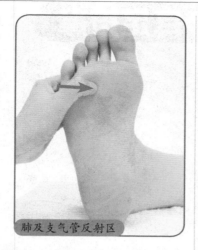
肺及支气管反射区

耳部按摩

选穴（部位）：

耳尖穴、心穴、肺穴。

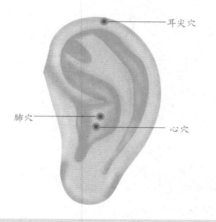
耳尖穴
肺穴
心穴

手法：

1 先将双手相对进行互搓，搓热后，迅速将手移动至双耳部，并捂住双耳，保持1~2分钟。

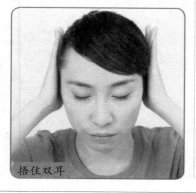
捂住双耳

2 用示指按揉耳尖穴、心穴、肺穴各3~5分钟，双耳交替进行。

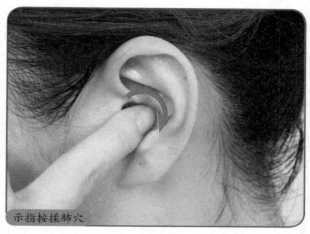
示指按揉肺穴

健康小贴士

提高心肺功能的几种简便锻炼方法

调节、提升心血管系统的功能是中老年人保持健康的重要条件之一。若是能够坚持每天都使心血管系统得到一定的运动刺激，我们的心肺耐受力就会大大提升，身体也会变得更加健康。以下便是几种常见的简便锻炼方法。

1. 选择空气清新、车辆少、平坦的地方进行慢跑。开始的时候以每次10分钟为宜，锻炼一段时间之后逐渐增加至20~30分钟。

2. 多爬楼梯。开始时运动量不宜过大，每次以4~5层为宜，逐渐适应此种运动方式之后再慢慢增加。

3. 快步走。运动时每次至少走20分钟，速度以每分钟100米为限。

建议在进行锻炼时采取综合性的练习方法，如第一天慢跑，第二天快步走，第三天爬楼梯。综合训练的优点就是避免日复一日进行同一种练习的枯燥感，并且可以防止身体同一部位的过度使用而造成劳损或伤害。

冬季常见不适症状的手耳足按摩

提高肾功能

"肺主气，肾主纳气。"中医认为，肾与呼吸有着非常密切的关系。若是由于气虚而出现不纳气的情况时，人们就会出现呼气困难的喘息病，肾脏功能也会受到很大的影响。又加之冬季人体阳气内敛，容易造成内火旺盛，人体就容易出现肾阴虚，肾脏的正常功能也会受到很大的影响。而肾气亏耗，藏精不足，又会造成儿童发育迟缓、女子月经不调、头晕耳鸣、腰膝酸软等病症。

所以，肾功能的强弱直接关系着人体的健康。穴位按摩是一种疗效显著、安全无副作用的疗法。我们可以通过下述简单的手耳足按摩来实现提高肾功能的目的。

 手部按摩

选穴（部位）：

前谷穴、合谷穴、少府穴、后溪穴、肾反射区、肾上腺反射区、脾反射区。

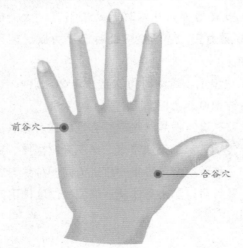

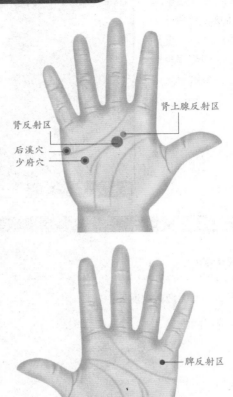

手法：

1 先以双手相对的姿势做干洗手的动作，当手部微微发热时停止。

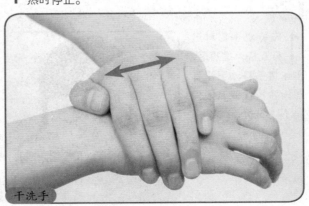

干洗手

2 用拇指指端顶按前谷穴、合谷穴、少府穴、后溪穴、肾点各1~2分钟，换对侧手以相同方法按摩。

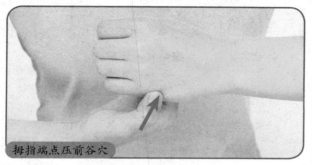

拇指端点压前谷穴

3 用拇指指端点按肾、肾上腺、脾反射区各区100~200次，换对侧手以相同方法按摩，需要注意的是，按摩时必须要将脾反射区排除在外。

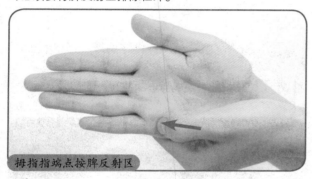

拇指指端点按脾反射区

足部按摩

选穴（部位）：

照海穴、解溪穴、太白穴、昆仑穴、涌泉穴、

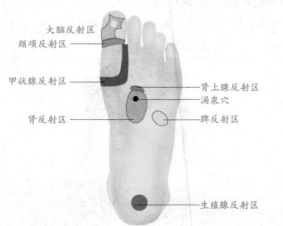

大脑反射区
颈项反射区
甲状腺反射区
肾反射区
肾上腺反射区
涌泉穴
脾反射区
生殖腺反射区

然谷穴、申脉穴、金门穴、京骨穴、大钟穴、水泉穴、中封穴、太溪穴、束骨穴、商丘穴、甲状腺反射区、肾反射区、大脑反射区、颈部反射区、生殖腺反射区、肾上腺反射区、脾反射区。

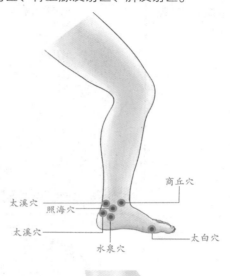

商丘穴
太溪穴
照海穴
太溪穴
水泉穴
太白穴

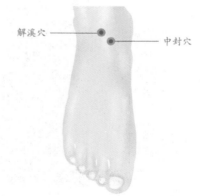

解溪穴
中封穴

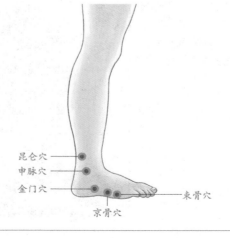

昆仑穴
申脉穴
金门穴
京骨穴
束骨穴

手法:

1 用拇指的指腹点按大脑、颈部、甲状腺反射区各50~100次。

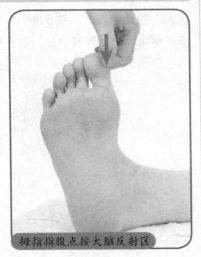

拇指指腹点按大脑反射区

2 用拇指指腹对肾反射区、照海穴、解溪穴、太白穴、昆仑穴、涌泉穴、然谷穴、申脉穴、金门穴、京骨穴、大钟穴、水泉穴、中封穴、太溪穴、束骨穴、商丘穴分别进行揉按，每穴持续时间以2分钟为宜。

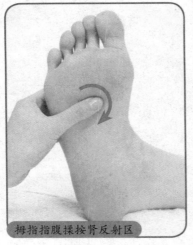

拇指指腹揉按肾反射区

3 用示指中节点按生殖腺反射区，以每次连续点按5次并持续2分钟为宜。

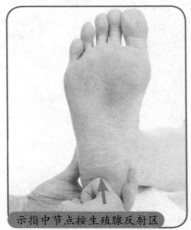

示指中节点按生殖腺反射区

耳部按摩

选穴（部位）:

外耳穴、肾穴、缘中穴、膀胱穴。

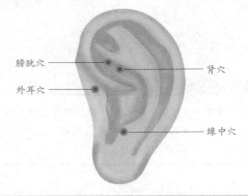

膀胱穴
外耳穴
肾穴
缘中穴

手法:

1 用示指按揉外耳穴、肾穴、缘中穴、膀胱穴各3~5分钟。

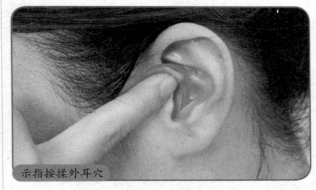

示指按揉外耳穴

2 将双手相对搓热，并且用手掌心将耳部捂住，停留时间以1~2分钟为宜。

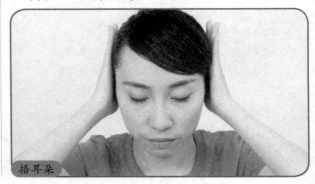

捂耳朵

预防畏寒症

　　每逢冬季到来，总会有一些人感到手脚冰凉、腰背酸痛、浑身冰冷，尤其是女性还会出现情绪低落、容易疲乏的症状。医学上将其称之为畏寒症。畏寒症患者除了上述表现之外，还时常伴有头痛、血压低、汗多、气喘、排尿不畅等情形。究其原因，与人们自身气虚有很大关系。

　　中医认为，"阳虚则外寒"。进入冬季之后，阳气处于内敛贮藏的状态。一旦出现阳虚的情况，人体就会由于气血不足、卫阳不固而不足以抵御外来寒邪的侵袭。另外，气虚最直接的后果就是阻碍了血液等体液的运行。血流不畅不仅会令皮肤失去血色，还会造成各器官出现冰冷、麻木的情形。

　　所以，我们在运用按摩手法来防治畏寒症时需要遵从舒筋活络、生化气血、补肾壮阳、祛风散寒的原则。

 手部按摩

选穴（部位）：

　　阳池穴、心反射区、肾反射区。

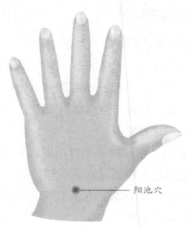

阳池穴

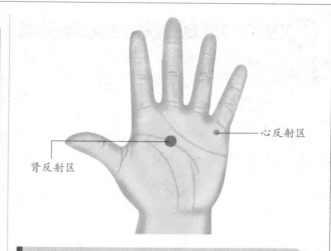

心反射区

肾反射区

手法：

1 用拇指指腹按揉心反射区和肾反射区各1～3分钟，以自我感到透热为最佳。

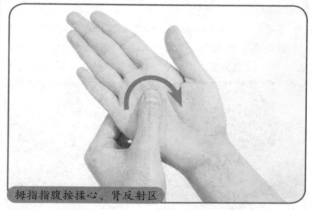

拇指指腹按揉心、肾反射区

2 用拇指按揉阳池穴1～3分钟为宜，直至有酸胀感产生时停止。

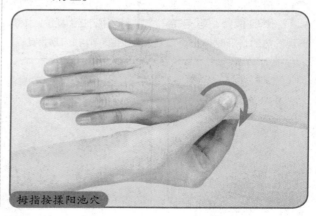

拇指按揉阳池穴

足部按摩

选穴:

足底、肝反射区、肾反射区。

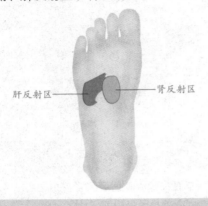

肝反射区 ——————— 肾反射区

手法:

1 手握空拳,然后对足底进行有节奏的敲击,次数以7~10次为宜。

2 以拇指与示指配合轻捏并旋转足部十趾,持续次数以每趾3~5次为宜。

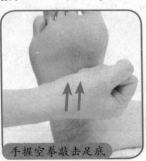
手握空拳敲击足底

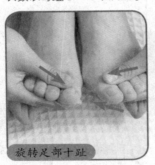
旋转足部十趾

3 以拇指指腹对足底进行来回推摩,当足底出现发热的情形时停止。

4 运用示指关节对肝、肾反射区进行重力揉按,持续次数以每区7~10次为宜。

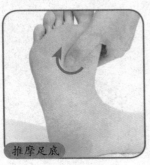
推摩足底

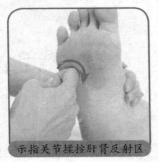
示指关节揉按肝肾反射区

耳部按摩

选穴:

肾、肾上腺反射区。

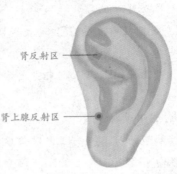

肾反射区

肾上腺反射区

手法:

1 用双手的示指与中指将自己两侧的耳郭夹住,随后按照上下往返的顺序进行搓擦。搓擦以耳部出现酸胀感或热感为宜。

2 用示指对耳部的肾、肾上腺穴进行揉压,持续时间1~3分钟,以局部有酸胀感为宜。

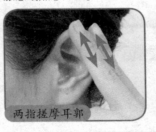
两指搓摩耳郭

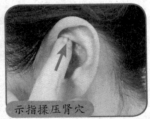
示指揉压肾穴

畏寒症患者如何着装

畏寒症患者的着装规则主要包括以下几个方面:

1. 患者应遵循"上装薄下装厚"的基本准则。

人体许多大血管都分布在腰部,做好下半身的保暖工作,上半身也不会感觉到太冷。

2. 内衣一定要贴身。

3. 所穿的上衣和裤子不宜过紧,否则就会对皮肤与脏腑器官的血液循环造成不利影响。

4. 重视足底的保暖,在天气寒冷时最好穿上保暖效果较好的羊毛袜。

防治手耳足冻疮

冻疮是冬季的常见病。它通常会出现于人们的手、耳、足等部位。中医认为，此病多是由于阳气不足、寒邪入侵造成气血运行不畅，致使气血寒凝瘀滞所致。开始的时候，冻疮患者的患部皮肤表面会呈现出大小不一的紫色或红色的斑点，严重者甚至会出现水疱。若是此病久治不愈，还可能形成习惯性冻疮。此后每逢冬季，冻疮必会发作。所以，及时防治冻疮对人们的冬季养生有着非常重要的意义。以下是一些简单易行的手耳足按摩方法，能够有效地缓解与预防冻疮带来的伤害。

手部按摩

选穴：

阳池穴、合谷穴、阳溪穴。

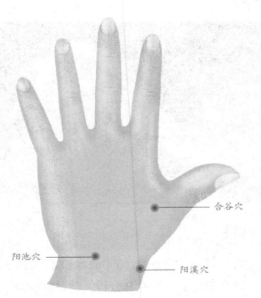

合谷穴

阳池穴

阳溪穴

手法：

1 用拇指与示指配合捏拿合谷穴，捏拿以持续 1 ~ 3 分钟为宜，以酸胀感出现为最佳状态。

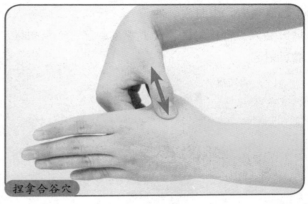

捏拿合谷穴

2 用拇指指腹对阳池穴进行 1 ~ 3 分钟按揉，以酸胀感出现为宜。

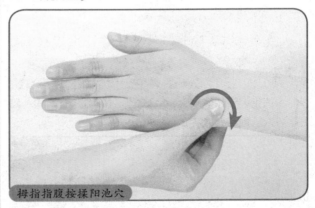

拇指指腹按揉阳池穴

3 用拇指指腹对阳溪穴进行持续 1 ~ 3 分钟的按揉，以酸胀感产生为宜。

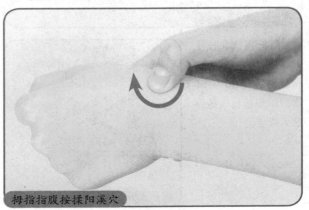

拇指指腹按揉阳溪穴

足部按摩

选穴（部位）：

涌泉穴、中封穴、冲阳穴、行间穴、陷谷穴、地五会穴、肾反射区、肾上腺反射区、心反射区、脾反射区。

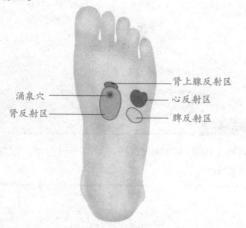

手法：

1 用拇指端点按涌泉穴、中封穴、冲阳穴、行间穴、陷谷穴、地五会穴各 30 ~ 50 次。

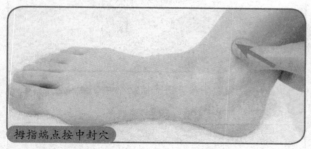

拇指端点按中封穴

2 用拇指指腹按压肾、肾上腺、心、脾反射区各 30 ~ 50 次，以局部出现酸痛感为最佳。

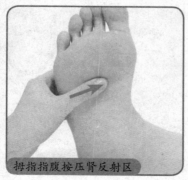

拇指指腹按压肾反射区

耳部按摩

选穴（部位）：

屏尖穴、心穴、皮质下穴、肾穴、交感穴、神门穴。

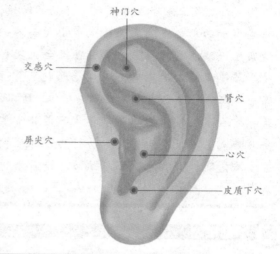

手法：

用按摩棒按压屏尖穴、心穴、皮质下穴、肾穴、交感穴、神门穴分各 3 ~ 5 分钟，双耳交替进行。

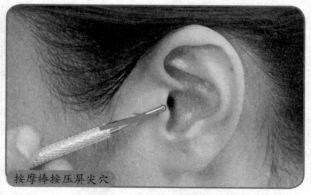

按摩棒按压屏尖穴

小贴士

有人提示，取一盆 15℃ 的水和 45℃ 的水，先把手脚浸泡在低温水中 5 分钟，然后再浸泡于高温水中，每天 3 次，可锻炼血管的收缩和扩张功能，减少冻疮的发生。

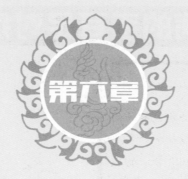

第六章

常见疾病的手耳足对症按摩

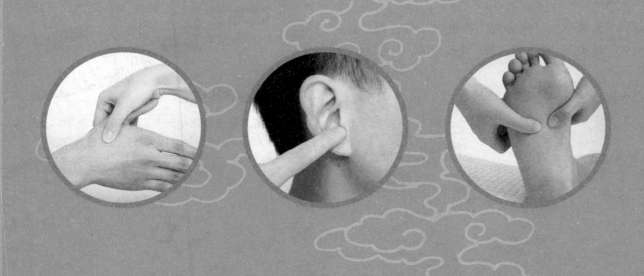

呼吸系统常见病的手耳足对症按摩

咳 嗽

咳嗽是人体清除呼吸道内分泌物或异物的保护性呼吸反射动作，是呼吸系统疾病的主要症状。当呼吸黏膜受到异物、炎症、分泌物或过敏性因素等刺激时，会反射性地引起咳嗽。治疗咳嗽，不要急于止咳，而要先查明引发咳嗽的各种病理因素。

◎症状：咳嗽一般有短暂性剧烈的咳嗽和慢性、持续性咳嗽之分。

◎病因：慢性的、持续性的咳嗽常见于上呼吸道感染、咽喉炎、急慢性支气管炎、支气管扩张、肺炎、肺结核等疾病，有害气体刺激也能引起短暂性咳嗽。

🤚 手部按摩

选穴（部位）：

大鱼际穴、太渊穴、孔最穴、列缺穴、合谷穴、外关穴、肺、肾、脾、胃反射区。

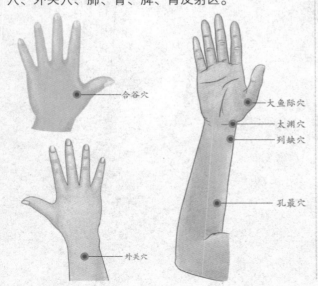

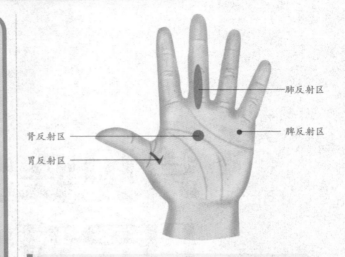

肺反射区
脾反射区
肾反射区
胃反射区

手法：

1 用拇指指腹按揉肺、肾、脾、胃反射区各1分钟左右，力度适中，以局部有酸胀感为宜。

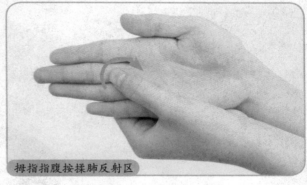

拇指指腹按揉肺反射区

2 用拇指指腹按揉列缺穴、合谷穴、大鱼际穴、外关穴、太渊穴各1分钟，以局部有酸胀感为宜。

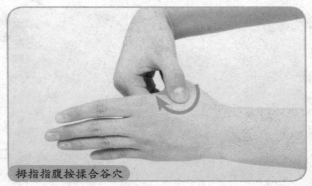

拇指指腹按揉合谷穴

3 以拇指指腹用力按揉孔最穴 5~7 分钟，左右臂反复按摩 5 次，停顿 1~2 秒再进行。

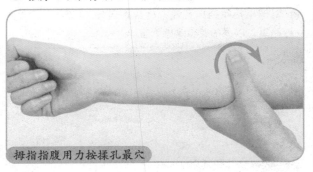

拇指指腹用力按揉孔最穴

足部按摩

选穴（部位）：

太溪穴、肾、输尿管、膀胱反射区。

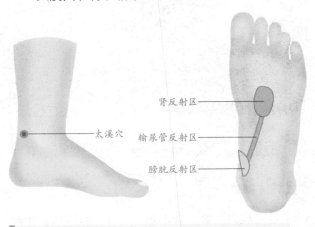

肾反射区
输尿管反射区
膀胱反射区
太溪穴

手法：

1 用拇指指腹按揉肾反射区、输尿管反射区、膀胱反射区各 3 分钟。

2 以拇指指端点按太溪穴 7~15 次。

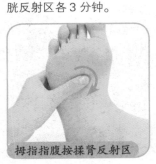

拇指指腹按揉肾反射区

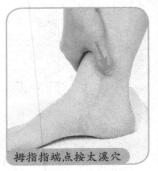

拇指指端点按太溪穴

耳部按摩

选穴（部位）：

神门、肺、气管、咽喉、肾上腺、交感、皮质下、脾、咽喉穴。

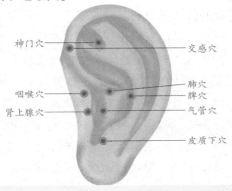

神门穴
咽喉穴
肾上腺穴
交感穴
肺穴
脾穴
气管穴
皮质下穴

手法：

1 每次取 3~4 个穴位，将王不留行籽置于 0.5 厘米 ×0.5 厘米的胶布中间，贴压神门、肺、气管、咽喉、肾上腺、交感、皮质下、脾穴，两耳交替进行。此疗法隔 2 天粘贴一次，10 次为一个疗程。另外，每天可以坚持按摩以上穴区 5~8 次，以有热胀感为宜。

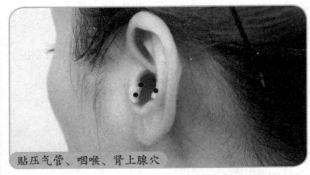

贴压气管、咽喉、肾上腺穴

2 用双手手指同时揉按耳屏上的咽喉、肾上腺穴各 2 次，以耳屏发红有热感为宜。

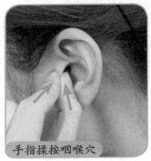

手指揉按咽喉穴

感 冒

感冒分为普通感冒和流行性感冒两种。普通感冒又被广泛称为伤风或上感；流行性感冒简称流感，特点是传染性强、发病率高。

◎症状：普通感冒初起时有咽干、喉咙痛等症状，随着病情的发展出现鼻塞、打喷嚏、流清鼻涕，可有发热，但是体温在38.5℃以下，普通感冒一般病程短，1~2天即可痊愈，传染性也较小；流感的主要表现有鼻塞、流涕、打喷嚏、头痛、咽痛、眼结膜轻度出血、眼球压痛、口腔黏膜可有疱疹，可伴有全身不适、乏力，畏寒发热（可高达40℃）、四肢酸痛等全身症状。

◎病因：普通感冒是由一般的细菌或病毒引起发病；流行性感冒是由流感病毒引起的一种急性呼吸道感染性疾病。

手部按摩

选穴（部位）：

孔最穴、合谷穴，肾、膀胱、输尿管、肺反射区。

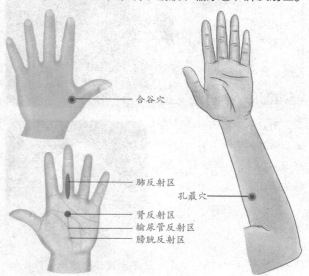

合谷穴
肺反射区
孔最穴
肾反射区
输尿管反射区
膀胱反射区

手法：

1 以拇指指端掐按孔最穴、合谷穴各20~30次，力度略重，以局部有微痛感为宜。

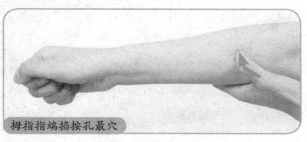

拇指指端掐按孔最穴

2 以拇指指腹推按肾、膀胱、输尿管、肺反射区各50次，以自身能感觉身体微热为佳。

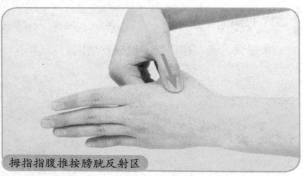

拇指指腹推按膀胱反射区

足部按摩

选穴（部位）：

足三里穴，肾、肾上腺、膀胱、输尿管、腹腔神经丛、尿道反射区。

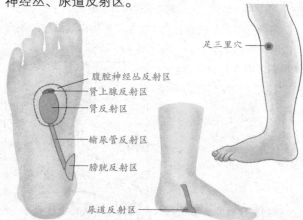

足三里穴
腹腔神经丛反射区
肾上腺反射区
肾反射区
输尿管反射区
膀胱反射区
尿道反射区

手法：

1 双手握空拳击打双腿足三里穴各 30 次。

2 以示指中节刮压肾、肾上腺、膀胱、输尿管、腹腔神经丛、尿道反射区各 3~5 次。

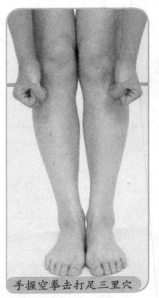

手握空拳击打足三里穴

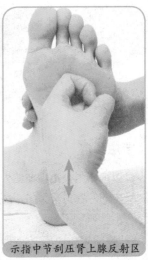

示指中节刮压肾上腺反射区

耳部按摩

选穴（部位）：

肺反射区，耳尖穴、内鼻穴、外鼻穴、咽喉穴、肾上腺穴。

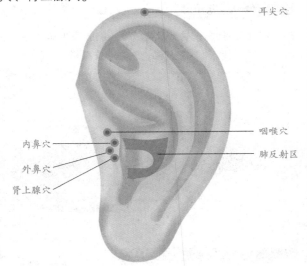

耳尖穴

咽喉穴

肺反射区

内鼻穴

外鼻穴

肾上腺穴

手法：

1 双手以拿捏法按摩耳尖 10 次。以重提轻放的手法，双耳交替进行按摩。

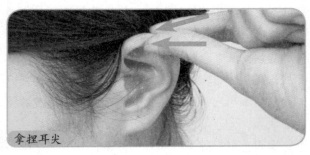

拿捏耳尖

2 用牙签点按肺反射区和肾上腺穴各 2~3 分钟，以局部有热胀感为宜。

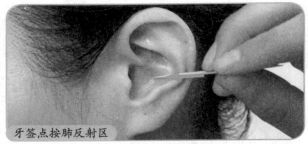

牙签点按肺反射区

3 以示指指端点按耳尖、内鼻、外鼻、咽喉穴各 2~3 分钟，以局部有热感为宜。

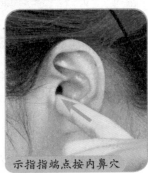

示指指端点按内鼻穴

4 最后，双手同时搓揉双耳耳郭 3~6 次。

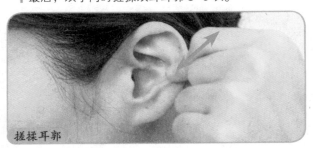

搓揉耳郭

肺 炎

肺炎是指肺实质的炎症，一般来讲，如超过3个月，就是慢性肺炎。慢性肺炎是一种消耗性疾病，随着病情的发展甚至可能危及生命。

◎**症状**：肺炎会有很多典型症状，像突发的寒战、高热、咳嗽、铁锈色痰、胸痛等。病情发展到后来可出现精神不振、食欲减退、消瘦等症状。

◎**病因**：引起肺炎的病原很复杂，其中包括细菌、病毒、支原体等多种。但由肺炎双球菌引起的肺炎最为多见。肺炎双球菌一般寄居在正常人的鼻咽部，一般不会发病，当人体免疫力下降时，如感冒、劳累，患有慢性支气管炎、慢性心脏病时，肺炎双球菌即可趁机侵入人体，引起肺炎，或者大气污染、工业污染、长期吸烟等因素，造成呼吸系统疾病从而引发肺炎。

 手部按摩

选穴（部位）：

商阳穴、少商穴、鱼际穴、神门穴、太渊穴、肺及支气管反射区、胸腔呼吸器官区、肾上腺反射区。

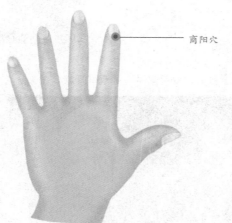
商阳穴

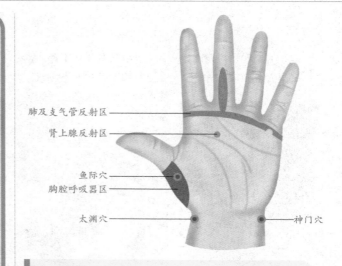
肺及支气管反射区
肾上腺反射区
鱼际穴
胸腔呼吸器区
太渊穴
神门穴

手法：

1 以拇指指尖掐按商阳穴、少商穴、鱼际穴、神门穴、太渊穴各1~2分钟。

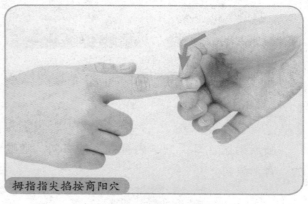
拇指指尖掐按商阳穴

2 再以拇指指腹按揉肺及支气管、胸腔呼吸器官区、肾上腺反射区各1~2分钟，左右手交替进行。

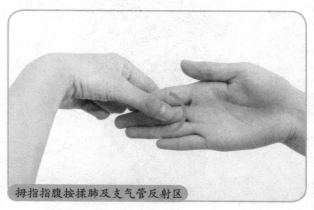
拇指指腹按揉肺及支气管反射区

足部按摩

选穴（部位）：

肾、输尿管、膀胱、肾上腺、腹腔神经丛、肺及支气管、甲状旁腺、心、内耳迷路、咽喉、胸部淋巴结、上下身淋巴结反射区。

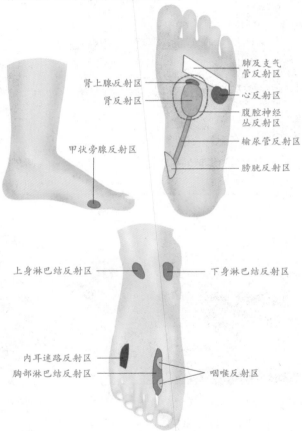

肺及支气管反射区
肾上腺反射区
心反射区
肾反射区
腹腔神经丛反射区
甲状旁腺反射区
输尿管反射区
膀胱反射区

上身淋巴结反射区
下身淋巴结反射区
内耳迷路反射区
胸部淋巴结反射区
咽喉反射区

手法：

1 以拇指指腹按摩位于足部的肾、输尿管、膀胱反射区，每个反射区按摩5~10次，力度宜轻度。再以同样手法对肾上腺、腹腔神经丛反射区进行按摩。每个反射区按摩约3分钟，力度略重。

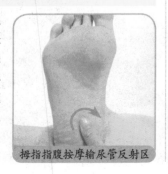

拇指指腹按摩输尿管反射区

2 用拇指指端按揉肺与支气管、甲状旁腺、心、内耳迷路、喉与气管、胸部淋巴结、上下身淋巴结反射区各5分钟。

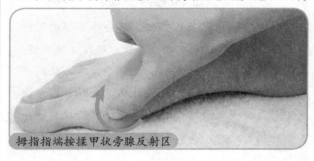

拇指指端按揉甲状旁腺反射区

耳部按摩

选穴（部位）：

风溪、角窝中、肺、屏尖、咽喉、肾上腺、枕、上耳根、下耳根穴，扁桃体反射区。

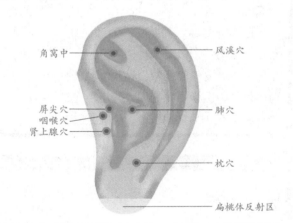

角窝中
风溪穴
屏尖穴
咽喉穴
肾上腺穴
肺穴
枕穴
扁桃体反射区

手法：

用示指指端分别按摩所选穴位（或部位）各3~5分钟，以局部有热感为宜，换对侧以相同方法按摩。

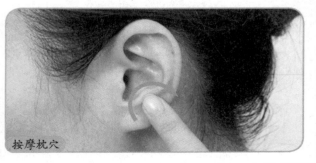

按摩枕穴

支气管哮喘

支气管哮喘简称哮喘，是一种由过敏原或其他非过敏因素引起的支气管过敏反应性疾病，是一种常见病、多发病。该病是世界公认的医学难题，哮喘发作的原因与环境和精神因素密不可分。支气管哮喘可见于各个年龄段，一年四季均可发病，在秋冬季加重。

◎**症状**：哮喘的主要症状为阵发性气急、胸闷、呼吸困难、张口抬肩、咳嗽、咯痰、哮鸣、冷汗淋漓等，常反复发作，持续数分钟或者数小时，以夜间尤为严重。长期发作的慢性哮喘多合并有肺气肿，所以即使不在急性发作期内，患者仍然会有气急、胸闷、哮鸣样呼吸等。

◎**病因**：西医指出，哮喘发作的原因最常见的是因为吸入过敏原，如花粉、油漆、灰尘、染料、鱼虾、霉菌等，以及精神因素、过度疲劳、营养不良等导致支气管痉挛、黏膜水肿、分泌物增多而引发。中医学中哮喘属"哮证"范畴，哮喘的发生主要是因为痰阻气道、肺气上逆所致。

手部按摩

选穴（部位）：

列缺穴、鱼际穴、外关穴、太渊穴，肾、膀胱、输尿管、肺及支气管、脾、大肠、垂体、鼻反射区。

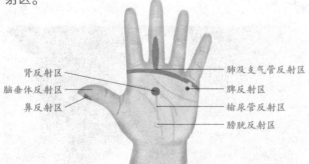

肾反射区 / 脑垂体反射区 / 鼻反射区 / 肺及支气管反射区 / 脾反射区 / 输尿管反射区 / 膀胱反射区

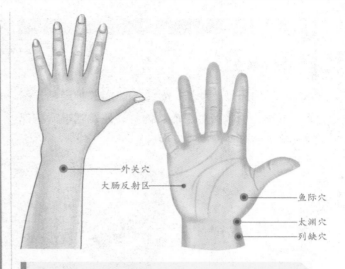

外关穴 / 大肠反射区 / 鱼际穴 / 太渊穴 / 列缺穴

手法：

1 用拇指指端点按列缺穴、鱼际穴、外关穴、太渊穴各1分钟。

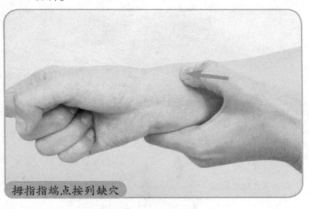

拇指指端点按列缺穴

2 以拇指指端点按肾、膀胱、输尿管、肺及支气管、脾、大肠、脑下垂体、鼻反射区各20~30次。

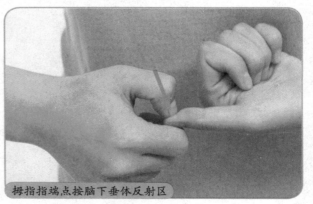

拇指指端点按脑下垂体反射区

足部按摩

选穴（部位）：

足三里穴、丰隆穴，肾、输尿管、膀胱反射区。

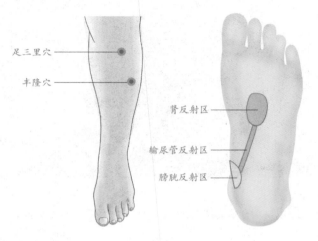

足三里穴
丰隆穴
肾反射区
输尿管反射区
膀胱反射区

手法：

1 手握空拳叩击足三里、丰隆穴各3~5分钟，每天3~5次，10天为一个疗程。

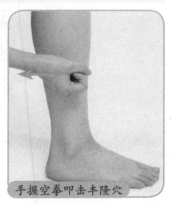

手握空拳叩击丰隆穴

2 用拇指指腹按揉肾、输尿管、膀胱反射区各3分钟。

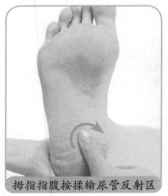

拇指指腹按揉输尿管反射区

耳部按摩

选穴（部位）：

肾、肾上腺、支气管、肺反射区。

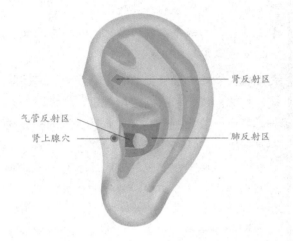

肾反射区
气管反射区
肾上腺穴
肺反射区

手法：

1 双手从下到上按摩耳郭5~10次。

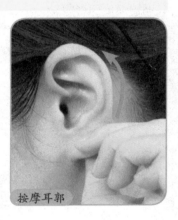

按摩耳郭

2 用牙签点按肾、肾上腺、支气管、肺反射区各10~15次。

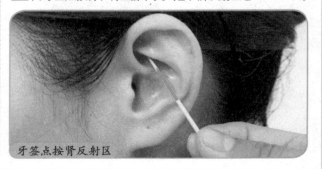

牙签点按肾反射区

慢性支气管炎

慢性支气管炎是由细菌和病毒感染或环境刺激引起的气管、支气管黏膜及其周围神经组织充血肿胀的慢性非特异性炎症。本病多在冬季发作，尤以老年人较为多见。慢性支气管炎长期发作容易并发阻塞性肺气肿。

◎**症状**：慢性支气管炎的临床表现有咳嗽、咳痰、气喘，晨起和夜间症状较重，持续时间较长，痰液一般为白色黏液或浆液性泡沫，黏稠不易咳出。

◎**病因**：慢性支气管炎的致病原因有外界的刺激和自身因素两个方面。外界的刺激主要有病毒和细菌感染、粉尘及大气污染、冷空气刺激、花粉或尘螨等过敏因素、吸烟等；自身因素主要是呼吸道免疫功能低下、神经内分泌功能失调、遗传因素等。

🖐 手部按摩

选穴（部位）：

劳宫穴、鱼际穴、太渊穴、列缺穴、中泉穴、少商穴、商阳穴。

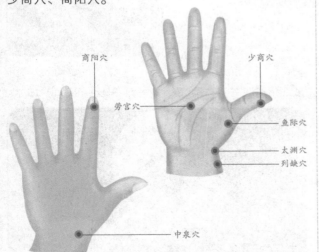

手法：

1 以拇指指腹按揉劳宫穴、鱼际穴各15次。

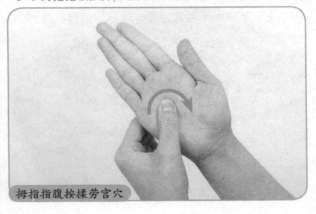

拇指指腹按揉劳宫穴

2 以拇指指端点按太渊穴、列缺穴、中泉穴各1分钟。

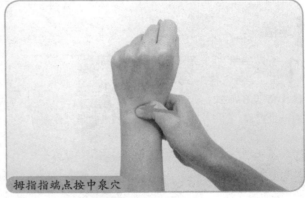

拇指指端点按中泉穴

3 以拇指指尖掐按少商穴、商阳穴各1分钟。

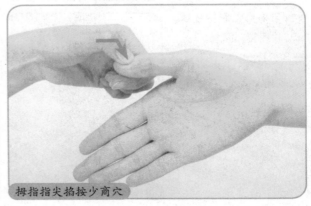

拇指指尖掐按少商穴

足部按摩

选穴（部位）：

胸部淋巴结、肺及支气管反射区。

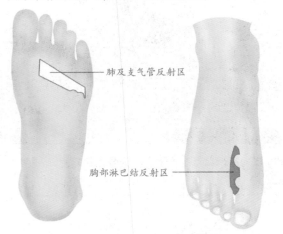

肺及支气管反射区

胸部淋巴结反射区

手法：

1 以示指中节推按肺及支气管反射区3~4分钟。

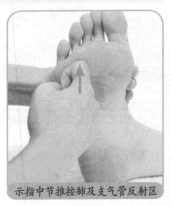

示指中节推按肺及支气管反射区

2 以示指中节刮压胸部淋巴结反射区30次。

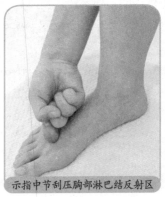

示指中节刮压胸部淋巴结反射区

耳部按摩

选穴（部位）：

咽喉、气管、肺、内鼻、外鼻、交感、脾、肾上腺穴。

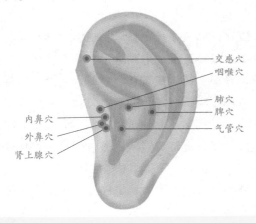

交感穴
咽喉穴
肺穴
脾穴
气管穴
内鼻穴
外鼻穴
肾上腺穴

手法：

1 以示指指端点按以上穴位各10~15次。

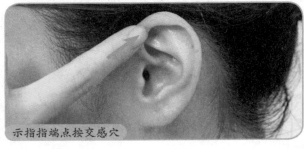

示指指端点按交感穴

2 将王不留行籽或莱菔子置于0.5厘米×0.5厘米的胶布中间，然后贴压以上2~3个穴位，每两天粘贴1次，10次为一个疗程。

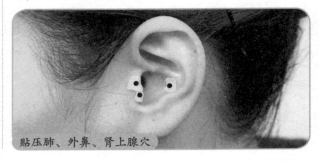

贴压肺、外鼻、肾上腺穴

扁桃体炎

扁桃体炎在临床上分为急性扁桃体炎和慢性扁桃体炎。急性扁桃体炎是扁桃体的急性非特异性炎症，是常见的咽喉疾病。本病常发生于儿童和青少年。

◎**症状**：扁桃体炎在临床上最突出的表现就是咽喉疼痛，甚至放射到耳部。扁桃体呈一侧或双侧疼痛、红肿或有黄白色脓点，同时有吞咽困难和吞咽疼痛等不适感。急性扁桃体炎多伴有寒战、高热（高达 39℃以上）、头痛、全身酸痛、面色潮红等症状；慢性则反复发作并伴有咽痛、低热、四肢无力等症状。

◎**病因**：西医认为，扁桃体炎的主要致病原为乙型溶血性链球菌，其他如葡萄球菌、肺炎双球菌、细菌及病毒混合感染也可引起。慢性扁桃体炎多由其他疾病迁延而来，如急性扁桃体炎、猩红热、流行性感冒等。

🖐 手部按摩

选穴（部位）：

商阳穴、合谷穴、鱼际穴、少商穴。

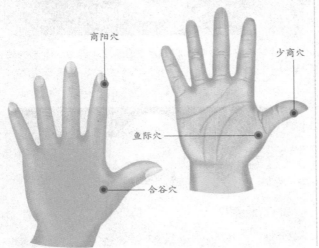

商阳穴
少商穴
鱼际穴
合谷穴

手法：

1 以拇指指端点按商阳穴、合谷穴 20~30 次，以感觉酸痛为宜。

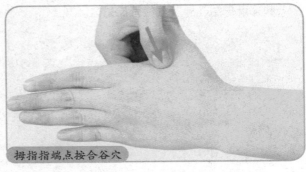

拇指指端点按合谷穴

2 以拇指指端点按鱼际穴、少商穴各 2 分钟。

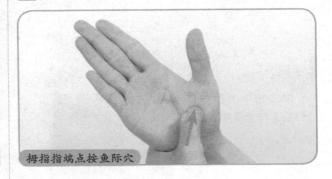

拇指指端点按鱼际穴

🖐 足部按摩

选穴（部位）：

上、下身淋巴结，鼻，甲状旁腺，甲状腺，肾，脾，扁桃体反射区。

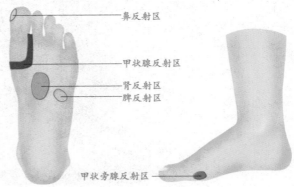

鼻反射区
甲状腺反射区
肾反射区
脾反射区
甲状旁腺反射区

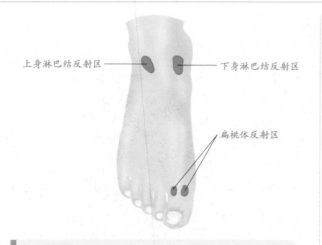

上身淋巴结反射区 —— 下身淋巴结反射区

扁桃体反射区

选穴（部位）：

扁桃体穴。

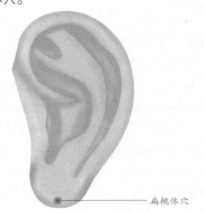

扁桃体穴

手法：

1 用拇指指腹按揉上、下身淋巴结，鼻，甲状旁腺，甲状腺，肾，脾反射区各2~3分钟。

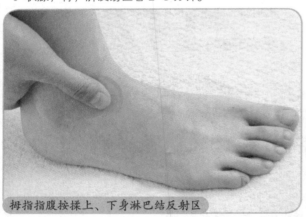

拇指指腹按揉上、下身淋巴结反射区

手法：

1 将绿豆分成两半，平面置于0.7厘米×0.7厘米的胶布中间，然后用绿豆的光滑面贴压该穴，两侧耳朵交替进行，每次贴5天。

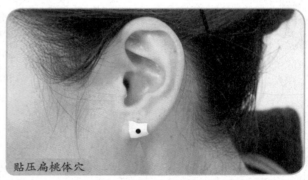

贴压扁桃体穴

2 用示指指腹按揉扁桃体反射区2~3分钟。

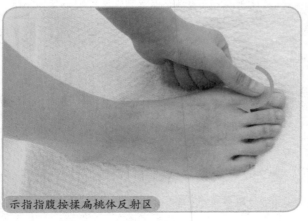

示指指腹按揉扁桃体反射区

2 用示指和拇指相对捏压扁桃体穴3~5次，每次10分钟，以有酸胀感为宜。

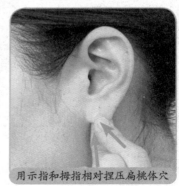

用示指和拇指相对捏压扁桃体穴

慢性鼻炎

慢性鼻炎是一种常见的鼻腔黏膜及黏膜下层的慢性炎症。临床上分为慢性单纯性鼻炎、慢性肥厚性鼻炎、慢性萎缩性鼻炎。

◎症状：慢性单纯性鼻炎主要症状为间歇性两侧交替鼻塞、鼻涕较多、咽干，夜间静坐或寒冷时鼻塞加重，鼻塞严重者常伴有头痛、嗅觉减退、张口呼吸等症状；慢性肥厚性鼻炎较慢性单纯性鼻炎严重的同时还伴有耳鸣的症状；慢性萎缩性鼻炎除了鼻塞、咽干、头痛等症状，还常伴有鼻腔脓咖、咳嗽、听力减退等现象。

◎病因：慢性鼻炎一般是由急性鼻炎反复发作，治疗不彻底发展而来。中医指出，慢性鼻炎属"鼻窒"范畴，主要是因肺脾气虚、邪滞鼻窍，或因邪毒久留、气滞血瘀所致。

手部按摩

选穴（部位）：

合谷穴、中冲穴，鼻反射区、肺及支气管反射区。

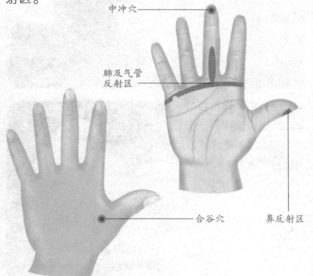

手法：

1 用拇指指端点按合谷穴、中冲穴各 3~5 分钟。

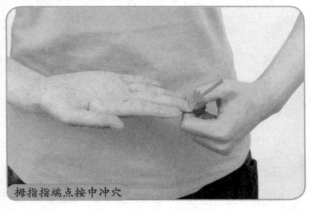

拇指指端点按中冲穴

2 用拇指和示指相对捏揉手部鼻反射区 3~5 分钟。

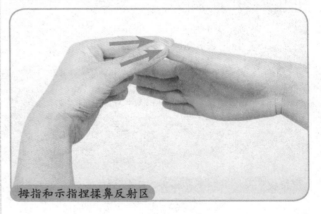

拇指和示指捏揉鼻反射区

3 以拇指指腹推按手部肺及支气管反射区 3~5 分钟。

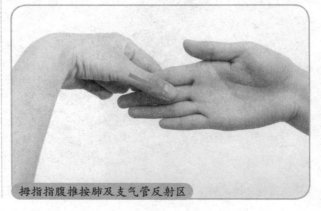

拇指指腹推按肺及支气管反射区

足部按摩

选穴（部位）：

鼻反射区、肾反射区，太白穴、内庭穴。

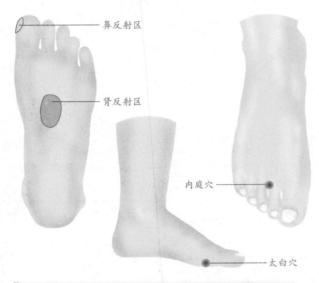

鼻反射区

肾反射区

内庭穴

太白穴

手法：

1 以拇指指端点按鼻、肾脏反射区各3~5分钟。

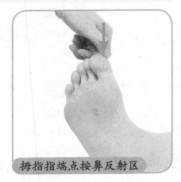

拇指指端点按鼻反射区

2 以拇指指腹按揉太白穴、内庭穴各50次，以局部有胀痛感为宜。

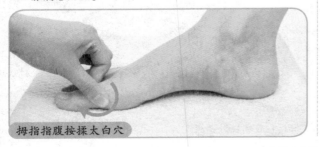

拇指指腹按揉太白穴

耳部按摩

选穴（部位）：

内鼻穴。

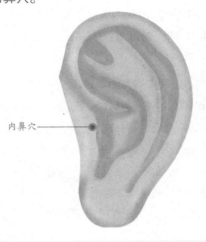

内鼻穴

手法：

1 将一粒王不留行籽置于0.5厘米×0.5厘米的胶布中间，然后贴压该穴位。

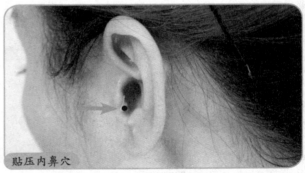

贴压内鼻穴

2 用示指或拇指由轻至重按压内鼻穴30秒，至局部有疼痛灼热感为宜。

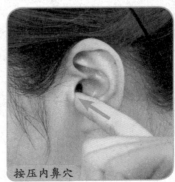

按压内鼻穴

慢性咽炎

　　慢性咽炎是慢性感染所引起的咽部黏膜、黏膜下及淋巴组织的弥漫性炎症，大多继发于上呼吸道感染性病变，本病多发于成年人，易感人群有吸烟、酗酒者及经常接触有害粉尘或气体的人群。

◎**症状**：慢性咽炎的患者咽部常有不适感，如灼热、干燥、异物感、痰粘感，总是以咳嗽清除分泌物，但是并不影响进食。咽部异物感通常在吞咽唾液是最为明显，晨起刷牙时还会恶心、干呕。

◎**病因**：慢性咽炎多是继发于上呼吸道感染性病变，主要病因有屡发急性咽炎、长期粉尘或有害气体的刺激、烟酒过度或其他不良生活习惯、鼻窦炎分泌物刺激、过敏体质或身体抵抗力减低等。某些全身性疾病，如贫血、便秘、糖尿病、肝硬化及肾脏病等都可继发本病。中医认为，慢性咽炎属"虚火喉痹""阴虚喉痹"范畴，多因肺胃气血亏虚、肺肾阳虚，热邪上灼所致。

👋 手部按摩

选穴（部位）：

　　肾、肾上腺、脾、肺及支气管、胸腔呼吸器官反射区，少商穴、太渊穴、鱼际穴。

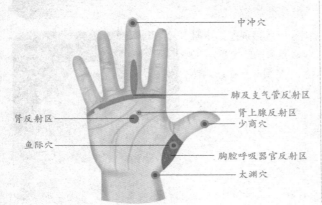

中冲穴
肺及支气管反射区
肾反射区
肾上腺反射区
少商穴
鱼际穴
胸腔呼吸器官反射区
太渊穴

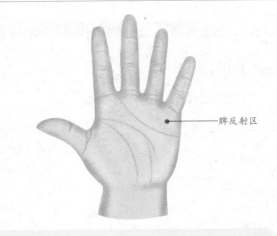

脾反射区

手法：

1 以拇指指端点按肾、肾上腺、脾、肺及支气管、胸腔呼吸器官反射区各2~3分钟。

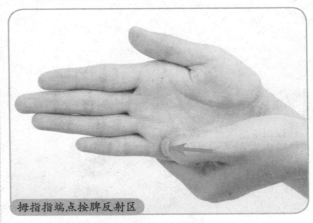

拇指指端点按脾反射区

2 以拇指指腹掐揉少商穴、太渊穴、鱼际穴、商阳穴、合谷穴、外关穴各1分钟。

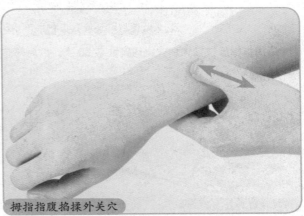

拇指指腹掐揉外关穴

🤚 足部按摩

选穴（部位）：

照海穴、肺及支气管反射区。

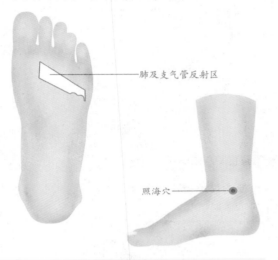

肺及支气管反射区

照海穴

手法：

1 用示指中节推压肺及支气管反射区各50次。

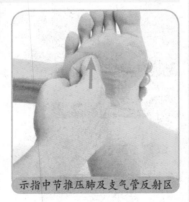

示指中节推压肺及支气管反射区

2 用拇指指腹按揉照海穴1~3分钟，以局部有胀痛感为宜。

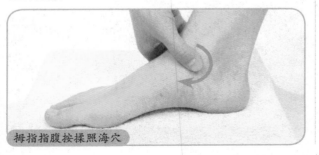

拇指指腹按揉照海穴

👂 耳部按摩

选穴（部位）：

咽喉穴、肺穴、肾上腺穴，脾、肾、大肠反射区。

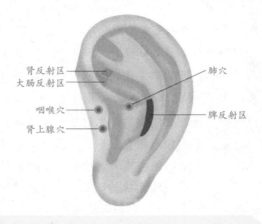

肾反射区
大肠反射区
肺穴
咽喉穴
脾反射区
肾上腺穴

手法：

1 以咽喉、肺为主穴，选以上穴位1~2个做配穴，将1粒莱菔子或王不留行籽置于0.5厘米×0.5厘米的胶布上，贴于所选穴（部）位。

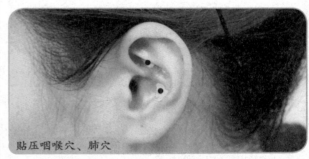

贴压咽喉穴、肺穴

2 同时每天按压药粒处6~8次，以有胀痛感为宜。

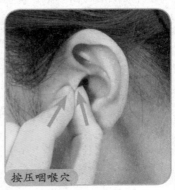

按压咽喉穴

以上方法2天一次，10次为一个疗程。

消化系统常见病的手耳足对症按摩

慢性胃炎

慢性胃炎是由各种不同原因引起的胃黏膜慢性炎症。临床上常见的有非萎缩性（浅表性）胃炎和萎缩性胃炎。慢性胃炎是消化系统最常见的疾病，可发生于各年龄段，临床发病男性多于女性，随年龄增长发病率逐渐增高。

◎症状：大部分慢性胃炎患者无临床症状，部分患者进食后胃部积食，可有上腹隐痛、钝痛和胀闷、食欲减退、嗳气、恶心、泛酸等消化不良、时有黑便等症状。长期发展还会导致体力减退、倦怠乏力、贫血等症状。

◎病因：幽门螺杆菌是慢性胃炎最主要病因；其次是饮食不规律、暴饮暴食；吸烟酗酒；自身免疫性损伤胃黏膜；中枢神经功能失调、胆汁反流或免疫因素引起本病。慢性胃炎在中医学中属"胃脘痛""虚劳""痞满"等范畴，多因情志不调、饮食不节、损伤脾胃、胃失和降所致。

手部按摩

选穴（部位）：

内关穴，肾、胃、大肠反射区。

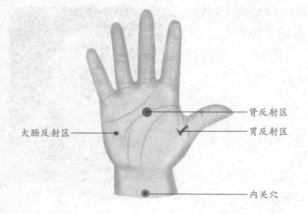

大肠反射区 ／ 肾反射区 ／ 胃反射区 ／ 内关穴

手法：

1 用拇指指端点压两侧内关穴，至局部有酸胀感为宜。

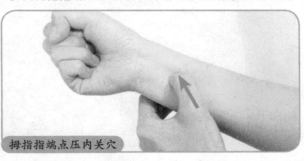

拇指指端点压内关穴

2 用拇指指腹按揉肾、肾上腺、胃、大肠反射区各10~20次。

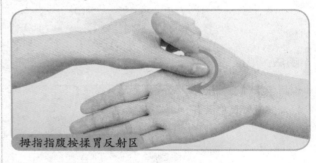

拇指指腹按揉胃反射区

足部按摩

选穴（部位）：

足三里穴，腹腔神经丛、胃、十二指肠、大小肠反射区。

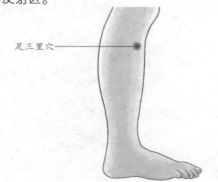

足三里穴

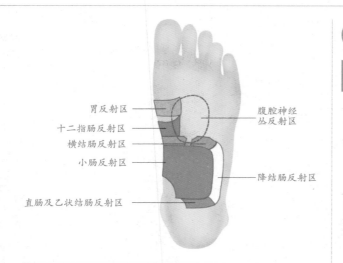

胃反射区
十二指肠反射区
横结肠反射区
小肠反射区
直肠及乙状结肠反射区

腹腔神经丛反射区
降结肠反射区

手法：

1 用示指中节点按腹腔神经丛、胃、十二指肠、大小肠反射区等各 50 次。

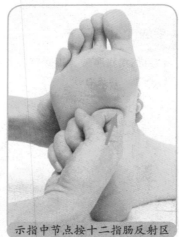

示指中节点按十二指肠反射区

2 用拇指指端点按两侧足三里穴，双足交替进行，至疼痛缓解为止。

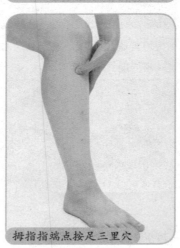

拇指指端点按足三里穴

耳部按摩

选穴（部位）：

交感、胃、脾、皮质下穴。

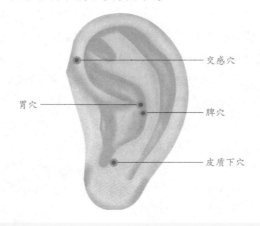

交感穴
胃穴
脾穴
皮质下穴

手法：

1 用示指指腹按揉交感、胃、皮质下穴各 1~2 分钟。

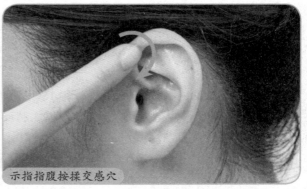

示指指腹按揉交感穴

2 用示指指尖掐按脾穴 1~2 分钟，以局部有酸胀感为宜。

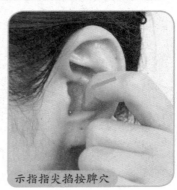

示指指尖掐按脾穴

慢性肠炎

慢性肠炎是指以肠道炎性改变及功能紊乱为主的肠道疾病，多由急性肠炎迁延而来，慢性肠炎经过及时有效的治疗，预后较良好。

◎**症状**：慢性肠炎的病人多表现为长期慢性或反复发作的腹部隐痛、腹泻、腹胀及消化不良等症状，急性发作时，可见发热、腹部绞痛、恶心呕吐等症状，如不及时治疗可能出现身体消瘦、乏力、贫血等全身症状，严重的甚至会出现便血、肠穿孔等症。

◎**病因**：除了少数病因不明的肠炎，大多数肠炎以细菌性和病毒性较为常见。细菌性的肠炎可由大肠杆菌、沙门氏菌等引起；病毒性的肠炎可由犬瘟热病毒、犬细小病毒等引起。另外，精神紧张、焦虑、过食生冷食物、作息不规律也可引发本病。

 手部按摩

选穴（部位）：

手三里、曲池、合谷穴、二间、三间、少商、中冲、阳谷、鱼际、中渚穴及大肠点、胃脾大肠反射区。

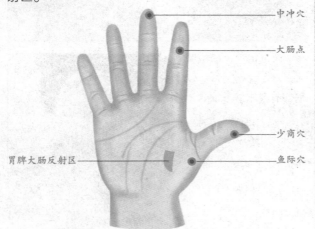

中冲穴
大肠点
少商穴
鱼际穴
胃脾大肠反射区

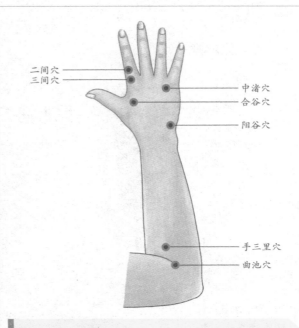

二间穴
三间穴
中渚穴
合谷穴
阳谷穴
手三里穴
曲池穴

手法：

1 用拇指指腹按揉手掌胃脾大肠反射区5分钟，力度略重，每天3次。

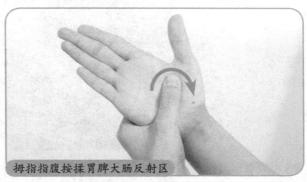

拇指指腹按揉胃脾大肠反射区

2 用拇指指腹按压手三里、曲池、合谷穴各3分钟，以局部有酸胀感为宜。

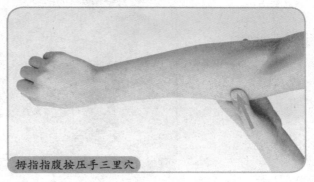

拇指指腹按压手三里穴

3 用拇指点按二间、三间、少商、中冲、阳谷、鱼际、中渚穴及大肠点各1~2分钟。

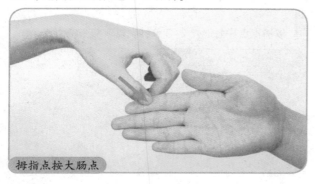

拇指点按大肠点

足部按摩

选穴（部位）：

足三里。

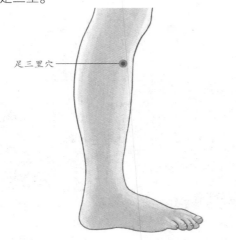

足三里穴

手法：

以 拇指指腹按揉足三里穴1~3分钟，力度略重，以有胀痛感为宜。

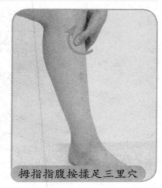

拇指指腹按揉足三里穴

耳部按摩

选穴（部位）：

交感穴、大肠点、小肠点、十二指肠点、胃穴、脾穴、耳背脾穴。

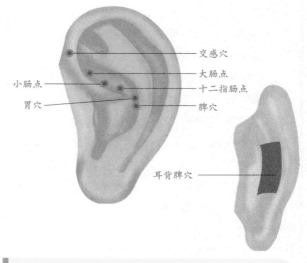

交感穴
大肠点
十二指肠点
脾穴
小肠点
胃穴
耳背脾穴

手法：

以 示指指腹按摩以上穴（部）位各10~30次，以局部有酸胀感为宜。

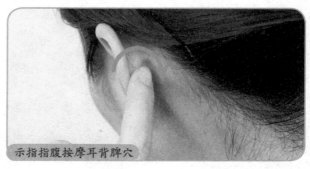

示指指腹按摩耳背脾穴

健康小贴士

1.日常应进食柔软、易消化、热量较高的食物。注意少食多餐，忌食生、冷、肥甘、辛辣及高纤维的食物，同时还应忌烟酒、乳制品等。

2.注意劳逸结合，保持心情舒畅才有利于疾病的恢复。

胃下垂

胃下垂是指站立时，胃小弯弧线最低点下降至髂嵴连线以下，本病是一种慢性疾病。

◎**症状：**胃下垂的病人形体消瘦，食欲减退，腹部胀闷、疼痛，饭后饱胀感更明显，自觉有下坠感受或腰带束紧感，伴有恶心、嗳气、头晕、面色萎黄、全身乏力、心慌、失眠或腹泻与便秘交替出现等症状。

◎**病因：**胃下垂可由多种原因引起，如体形瘦长、腹肌不结实者，腹压突然下降，多次生育使腹肌受伤等。此外，中医认为，胃下垂属中医学"胃下""胃缓""腹胀"范畴，大多是由于中气下陷、胃肠停饮、肝胃不和所导致。适当运用贴敷、推拿、松筋疗法，可以很好地治疗此病症。

🖐 手部按摩

选穴（部位）：

曲池穴、二间穴，胃反射区。

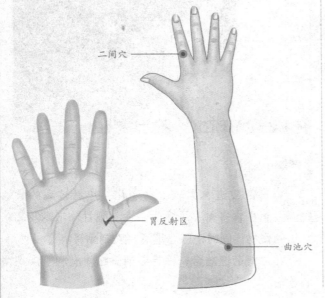

二间穴

胃反射区

曲池穴

手法：

1 以拇指点按曲池穴 2~3 分钟，以有酸胀感为宜。

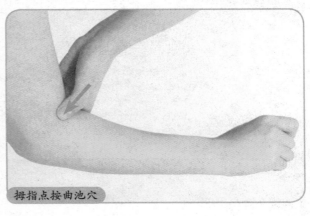

拇指点按曲池穴

2 用发夹圆钝的一端点按二间穴 50~100 次。

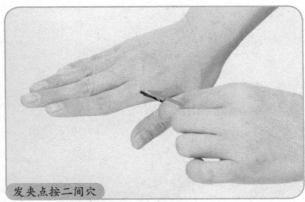

发夹点按二间穴

3 用拇指和示指拿捏胃反射区 1~3 分钟，早晚各 1 次。

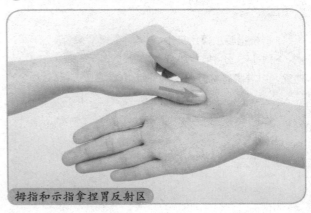

拇指和示指拿捏胃反射区

👋 足部按摩

选穴（部位）：

涌泉穴、冲阳穴、商丘穴、胃反射区。

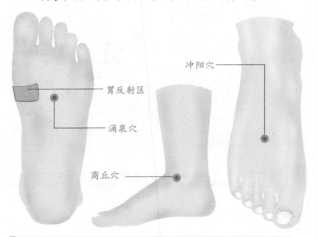

手法：

1 以手掌掌根擦足底涌泉穴 5 分钟。

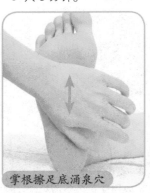

掌根擦足底涌泉穴

2 用拇指指腹按揉冲阳穴、商丘穴各 2 分钟。

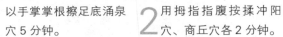

拇指指腹按揉商丘穴

3 用拇指指腹推按胃反射区 1~3 分钟，以局部有热感为宜。

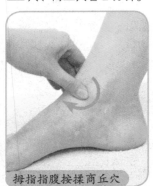

拇指指腹推按胃反射区

👂 耳部按摩

选穴（部位）：

皮质下、交感、肾、肾上腺穴。

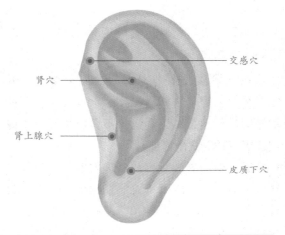

手法：

1 用示指按揉皮质下穴、交感穴各 1~3 分钟。

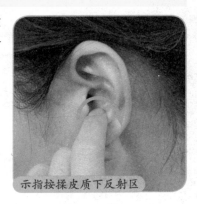

示指按揉皮质下反射区

2 用示指按压肾穴、肾上腺穴各 3 分钟。

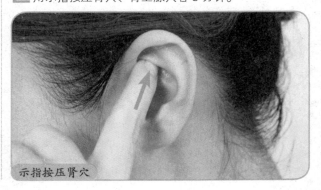

示指按压肾穴

胃酸过多

　　胃液中的胃酸不但能杀死食物里的细菌，确保胃和肠道的安全，同时还能增加胃蛋白酶的活性，可以帮助消化。但是如果胃酸过多就会伤及胃、十二指肠，造成胃溃疡或十二指肠溃疡等疾病。

◎症状：胃酸过多容易引起患者出现"咯酸水""胃灼热""胃部隐隐作病"等症状，严重的还会出现食欲减退、消化不良，进而引发胃溃疡等多种形式的胃病。

◎病因：引起胃酸过多的原因有很多，如自身体质因素、胃黏膜壁细胞长期遭受刺激等。另外，工作或生活中精神和情绪经常处于高度紧张和压力的情况下也可诱发本病。中医认为胃酸过多主要是因为肝火内郁、胃气不和、脾胃虚寒等原因导致。

手部按摩

选穴（部位）：

商阳穴。

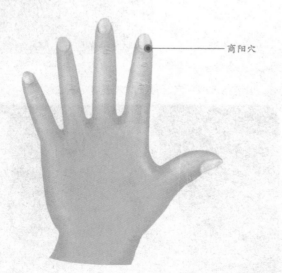

商阳穴

手法：

用艾灸条灸商阳穴 1~2 分钟。

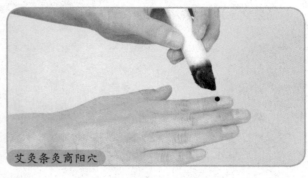

艾灸条灸商阳穴

足部按摩

选穴（部位）：

历兑穴、足底。

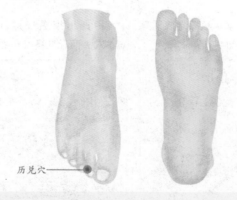

历兑穴

手法：

1 当空腹发生胃灼热感时，可以用艾灸条灸历兑穴至胃灼热感得到缓解即可。

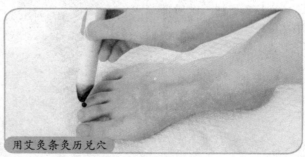

用艾灸条灸历兑穴

2 患者可在每晚睡前用木槌敲打双侧足底各 100 次。

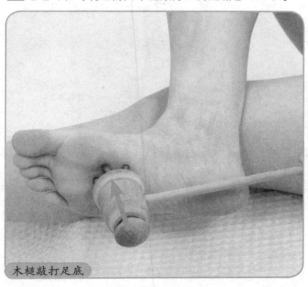

木槌敲打足底

耳部按摩

选穴（部位）：

胃、脾、肝、胰、食道、贲门、皮质下、交感穴。

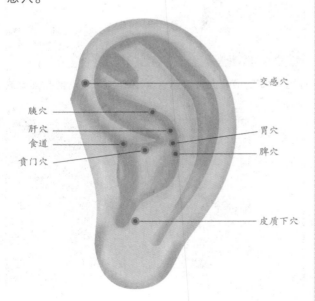

交感穴
胰穴
肝穴
食道
贲门穴
胃穴
脾穴
皮质下穴

手法：

1 将王不留行籽或莱菔子置于 0.5 厘米 × 0.5 厘米的胶布中间，然后贴压以上 3~4 个穴位，两侧耳朵交替进行，每次贴两天。

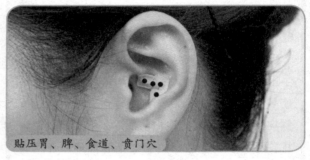

贴压胃、脾、食道、贲门穴

2 用示指和拇指相对捏压贴敷的 3~4 个穴位，以耳部有热痛感为宜。

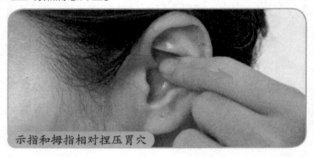

示指和拇指相对捏压胃穴

食疗小偏方

复原汤

原料：瘦羊肉 500 克、羊脊骨 1 具、怀山药 50 克、肉苁蓉 20 克、菟丝子 10 克、葱白 3 根、胡桃肉 2 个、大米 100 克、生姜 20 克、料酒 20 克，八角、盐少许。

制法：将羊脊骨砍成数节，用清水洗净后，一起放入沸水锅内，氽去血水，再洗净；将怀山药等药物用纱布袋装好扎口；生姜葱白拍破、羊肉切条；将以上食材和药包同时下入锅内，加适量清水，大火烧沸，打去浮沫，放入料酒，转小火炖至熟，调入胡椒、食盐起锅即可食用。

功效：具有暖脾胃，益中气的作用，对胃酸过多患者效果尤佳。

消化性溃疡

胃、十二直肠溃疡又称为消化性溃疡。消化性溃疡是一种容易反复发作的慢性病。消化性溃疡的形成有各种因素，其中胃酸及胃蛋白酶对黏膜的消化作用是溃疡形成的基本因素。

◎**症状**：消化性溃疡呈慢性、周期性、节律性中上腹部疼痛。多为钝痛、灼痛或剧痛。胃溃疡多在进食后 30~60 分钟出现疼痛，疼痛位于剑突下偏左的位置，并持续 1~2 个小时，待胃排空后症状得到缓解；十二指肠溃疡多在空腹或饭后 2~4 小时出现疼痛，疼痛位于剑突下偏右的位置，进食后症状可缓解。

◎**病因**：胃酸分泌过多、幽门螺杆菌感染和胃黏膜保护作用减弱是引起消化性溃疡的主要因素。另外，胃排空延缓和胆汁反流、胃肠肽的作用、遗传因素、药物因素、环境和精神因素也可引起消化性溃疡。中医学中本病属"胃脘痛""胃心痛"范畴。多因情志不舒、饮食失调、气血瘀滞、经脉受阻所致。

🖐 手部按摩

选穴（部位）：

前头点、胃肠点。

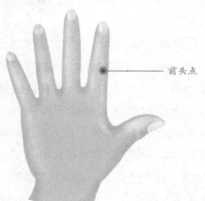
前头点

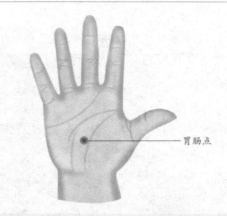
胃肠点

手法：

1 用艾灸条灸手部的前头点，此方法适用于胃溃疡疼痛发作期，艾灸直到疼痛缓解即可。如疼痛得不到缓解且呈急性剧烈疼痛应及时就医。

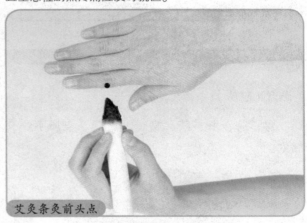
艾灸条灸前头点

2 用拇指指端点按胃肠点 1~2 分钟，以局部有疼痛感为佳。

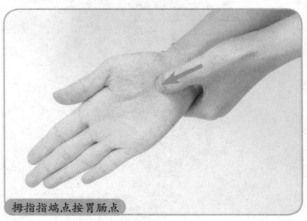
拇指指端点按胃肠点

足部按摩

选穴（部位）：

肾、输尿管、膀胱、胃、十二指肠反射区。

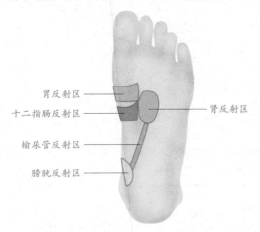

胃反射区
十二指肠反射区
输尿管反射区
膀胱反射区
肾反射区

手法：

1 用拇指指腹按揉肾、输尿管、膀胱反射区各3~5分钟。

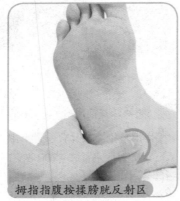

拇指指腹按揉膀胱反射区

2 以拇指指腹推揉胃、十二指肠反射区各3~5分钟。

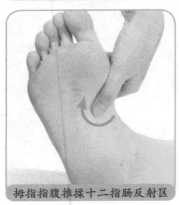

拇指指腹推揉十二指肠反射区

耳部按摩

选穴（部位）：

十二指肠点，神门、胃、胰胆、脾、皮质下、交感穴。

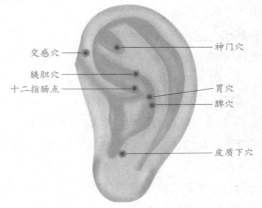

交感穴
胰胆穴
十二指肠点
神门穴
胃穴
脾穴
皮质下穴

手法：

1 将王不留行籽或莱菔子置于0.5厘米×0.5厘米的胶布中间，然后贴压以上3~4个穴位，两侧耳朵交替进行，每次贴两天。

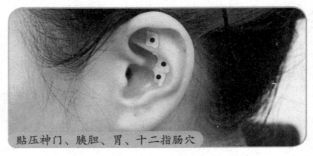

贴压神门、胰胆、胃、十二指肠穴

2 用示指和拇指相对捏压贴敷的3~4个穴位，以耳部有热痛感为宜。

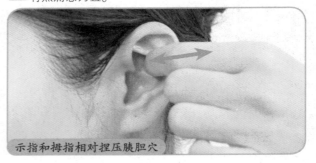

示指和拇指相对捏压胰胆穴

消化不良

消化不良是消化系统的常见病。消化功能主要是指胃和小肠、大肠等对食物的初步消化、吸收、代谢终产物的功能。临床上分为功能性消化不良和器质性消化不良。

◎**症状**：消化不良的主要症状包括持续的上腹痛或不适、饱胀感、早饱、厌食、嗳气、恶心呕吐、胃灼热、便秘等上消化道症状。

◎**病因**：西医里，功能性消化不良可与胃十二指肠炎症、胃动力不足、胃酸分泌异常、幽门螺杆菌以及精神心理因素有关，总之功能性消化不良病位在胃，涉及肝、脾二脏。器质性消化不良是由身体某些疾病而引起的消化不良症状，如肝病，胆道疾病，胰腺疾病，糖尿病等。另外紧张、焦虑、恐惧等会加重胃肠黏膜的缺血缺氧，从而引起消化不良。中医中，消化不良属"胃脘痛""痞满"等范畴，本病可由情志失和、湿浊内阻、脾胃虚弱、饮食不节、损伤脾胃所致。

🖐 手部按摩

选穴（部位）：

三间穴、少商穴、合谷穴、大肠点、胃肠点、肾、肾上腺、胃、大肠、十二指肠、心反射区。

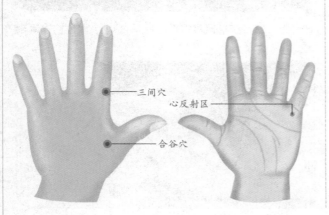

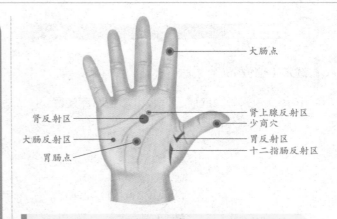

手法：

1 用拇指指端掐按三间穴、少商穴、合谷穴、大肠点、胃肠点各 1~2 分钟。

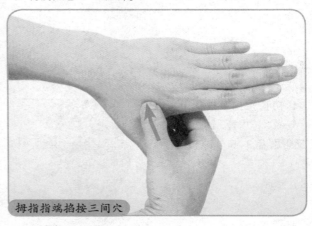

拇指指端掐按三间穴

2 用拇指指腹按揉肾、肾上腺、胃、大肠、十二指肠、心反射区各 100~200 次，再按摩对侧相同手部反射区。

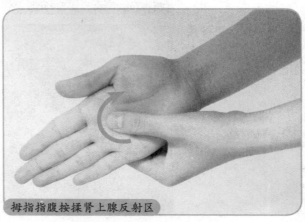

拇指指腹按揉肾上腺反射区

足部按摩

选穴（部位）：

商丘穴、太白穴、公孙穴、然谷穴。

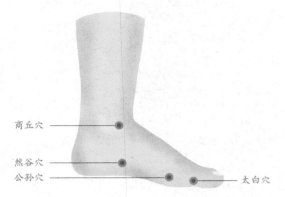

商丘穴
然谷穴
公孙穴
太白穴

手法：

1 以拇指指端掐按双侧足部商丘穴、太白穴、公孙穴。

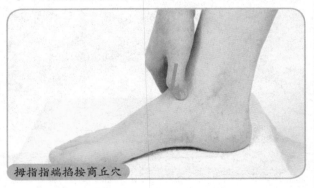

拇指指端掐按商丘穴

2 用拇指指端点按然谷穴 50 次。

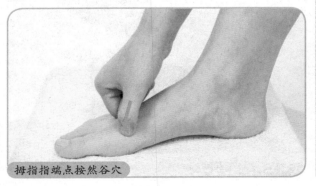

拇指指端点按然谷穴

耳部按摩

选穴（部位）：

十二指肠点，胃、脾、小肠、肝、贲门、皮质下穴。

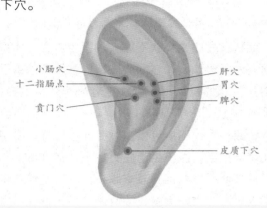

小肠穴
十二指肠点
贲门穴
肝穴
胃穴
脾穴
皮质下穴

手法：

1 将一粒莱菔子或王不留行籽置于 0.5 厘米 ×0.5 厘米的胶布上，贴于以上任意 3~4 个穴位，每次只贴一侧耳部穴位，每次贴敷两天，两耳可交替进行，隔日一次，10 天为一个疗程。

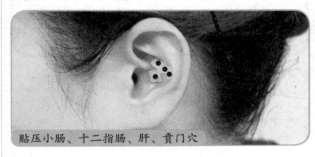

贴压小肠、十二指肠、肝、贲门穴

2 每日按压以上所有穴位 5~8 次，以有热痛胀感为宜。

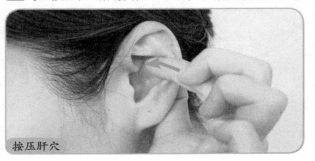

按压肝穴

食欲不振

食欲就是进食的生理需求，食欲不振是指进食的欲望降低或者消失。食欲不振是常见病，长期食欲不振容易导致精神疲惫、体重减轻、营养不良、记忆力下降、免疫力降低等。

◎**症状**：生理性食欲不振者多面色黄白，体型消瘦，不思饮食，容易腹胀，倦怠懒言；由于精神引起的食欲不振者往往容颜憔悴、气短、神疲力乏、郁闷不舒等。

◎**病因**：食欲不振可以由过劳或过饱降低了消化功能所致；由于生活压力过大，精神方面引起的食欲不振的情况越来越多，原因是情绪紧张、压力过大会导致胃酸分泌功能失调；儿童食欲不振往往是因为缺锌引起的消化功能障碍，导致儿童味觉差。胃肠道疾病、肝胆疾病、内分泌疾病都会导致味觉差，于是表现为食欲不振，如慢性胃炎、肝炎、肝硬化、甲状腺功能减退等。食欲不振属中医学中的"不欲食""食欲缺乏""恶食"等范畴，中医认为本病可由肝气郁结犯胃或脾胃损伤所致。

✋ 手部按摩

选穴（部位）：

内关穴、合谷穴、劳宫穴。

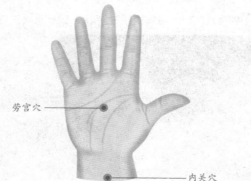

劳宫穴 ———

———— 内关穴

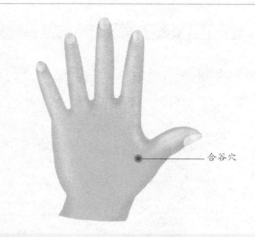

———— 合谷穴

手法：

1 用艾灸条灸内关穴 2~3 分钟。

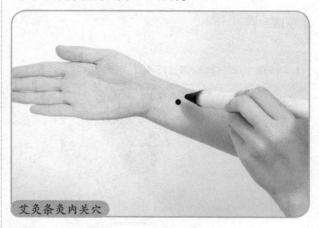

艾灸条灸内关穴

2 用拇指指端点按合谷穴、劳宫穴各 2~3 分钟。

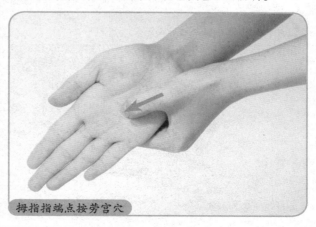

拇指指端点按劳宫穴

足部按摩

选穴（部位）：

肝、十二指肠、胃、胆反射区。

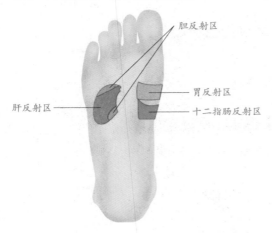

胆反射区

胃反射区

肝反射区

十二指肠反射区

手法：

1 用拇指指腹按揉肝、十二指肠反射区各8分钟，按揉足三里穴3分钟。

2 用示指中节按压胃反射区5~8分钟。

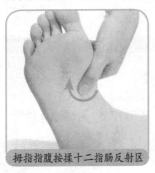

拇指指腹按揉十二指肠反射区

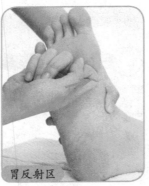

胃反射区

3 用拇指指腹按压胆反射区5~8分钟。

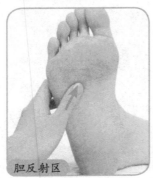

胆反射区

耳部按摩

选穴（部位）：

神门、胃、脾、小肠、肝、胆、皮质下穴、内分泌反射区。

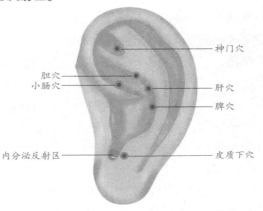

神门穴

胆穴

小肠穴

肝穴

脾穴

内分泌反射区

皮质下穴

手法：

1 先对耳部进行常规消毒，将一粒莱菔子或王不留行籽置于0.5厘米×0.5厘米的胶布上，贴于以上任意2~4个穴（部）位。

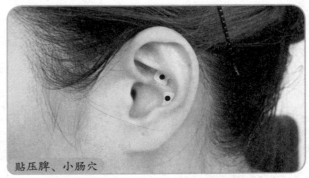

贴压脾、小肠穴

2 每日按压所取穴（部）位4~6次，以有疼痛感为宜，每次只贴一侧耳部穴位，每次贴敷两天，两耳可交替进行，隔日一次，10天为一个疗程。

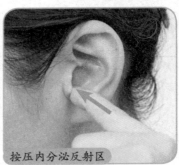

按压内分泌反射区

呃 逆

呃逆是指气逆上冲，呃声频频而短促，令人不能自制的一种病症，就是我们日常生活中所说的打嗝。

◎**症状**：具体的症状是膈肌不由自主地、间歇性地收缩而连续发出的特有的呃呃声。

◎**病因**：呃逆可由多种原因引起，其实就是胃气上逆动膈所致。常见的可由暴饮暴食之后突然喝冷饮、热饮，或是吃刺激性食物引起，大多症状轻微，可自愈，这属于正常的现象。膈肌痉挛主要表现为呃逆，可能会出现持续一天以上的打嗝。中医学认为，打嗝是由气机上逆所致，包括胃寒呃逆、胃火呃逆、脾肾阳虚呃逆、胃阴不足呃逆等。

手部按摩

选穴（部位）：

呃逆点，横膈膜、大肠、胃、脾反射区。

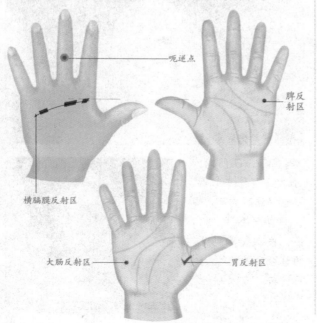

呃逆点
脾反射区
横膈膜反射区
大肠反射区
胃反射区

手法：

1 用拇指指腹推横膈膜反射区 2~3 分钟。

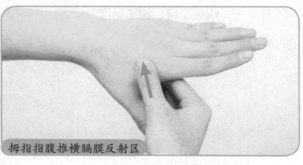

拇指指腹推横膈膜反射区

2 用拇指指端点按呃逆点、大肠反射区、胃反射区、脾反射区各 3~5 分钟。

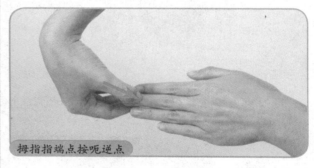

拇指指端点按呃逆点

足部按摩

选穴（部位）：

冲阳穴、胃、咽喉、食道与气管、横膈膜反射区。

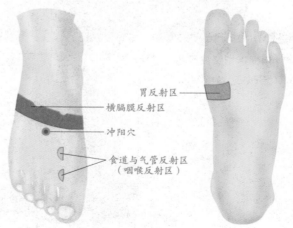

胃反射区
横膈膜反射区
冲阳穴
食道与气管反射区
（咽喉反射区）

手法：

1 用拇指指腹按揉横膈膜反射区、冲阳穴各 1~3 分钟。

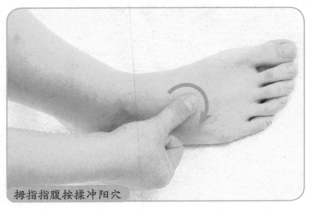

拇指指腹按揉冲阳穴

2 用示指中节顶压胃反射区 3~5 分钟，力度逐渐加大。

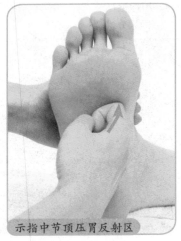

示指中节顶压胃反射区

3 用拇指深推咽喉、食道与气管反射区 3~5 分钟，力度适中。

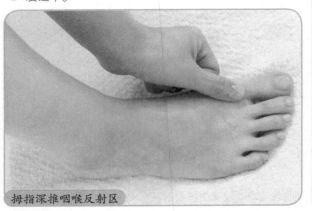

拇指深推咽喉反射区

耳部按摩

选穴（部位）：

对侧耳垂、肝、胃、咽喉穴。

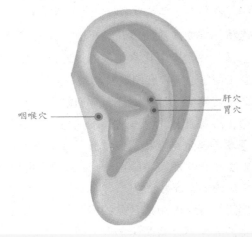

肝穴
胃穴
咽喉穴

手法：

1 用拿捏法捏住耳垂向下拉，动作宜缓慢，力度以使耳垂根部受到一定刺激即可。

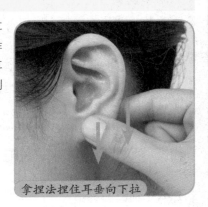

拿捏法捏住耳垂向下拉

2 用示指按揉肝、胃、咽喉穴各 2~3 分钟。

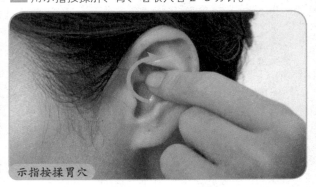

示指按揉胃穴

腹 泻

腹泻是肠道疾病的一种常见症状，腹泻不是一种独立的疾病，而是很多疾病的一个共同表现。临床上一般分为急性腹泻和慢性腹泻。

◎**症状**：排便次数明显超过平时，粪质稀薄或呈水样，或含未消化食物或脓血黏液。腹泻常伴有排便急迫感、肛门下坠灼痛及腹痛等症状。细菌或病毒感染的腹泻还可伴有发热、无力及全身不适等症状。急性腹泻发病急，且多伴随恶寒发热等全身症状；慢性腹泻发病缓慢，且反复发作，一般可持续两个月以上或间歇期在2~4周内的反复性发作。

◎**病因**：急性腹泻最常见的病因是因为细菌或病毒感染。另外寄生虫感染、食物中毒、药物也可引起急性腹泻；慢性腹泻的病因较复杂，可由肠道感染性疾病、肠道非感染性炎症、肿瘤、小肠吸收不良等引发。中医认为腹泻多因外邪入侵、脾胃气机受阻、饮食不节、肝气郁结、损伤脾胃所致，还可因为情志不畅、命门火衰、犯及肠胃而引发。

🖐 手部按摩

选穴（部位）：

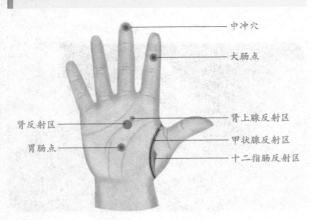
- 中冲穴
- 大肠点
- 肾反射区
- 胃肠点
- 肾上腺反射区
- 甲状腺反射区
- 十二指肠反射区

中冲穴、大肠点、胃肠点，肾脏、肾上腺、心脏、十二指肠、甲状腺、胃脾大肠反射区。

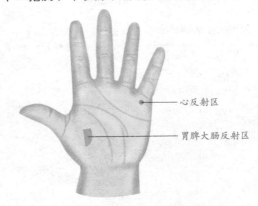
- 心反射区
- 胃脾大肠反射区

手法：

1 用拇指指端点按中冲穴、大肠点、胃肠点（手掌）各1~2分钟。

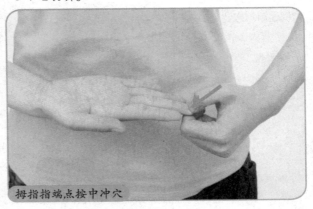
拇指指端点按中冲穴

2 用拇指指腹按揉肾脏、肾上腺、心脏、十二指肠、甲状腺、胃脾大肠反射区（手掌）各1~2分钟。

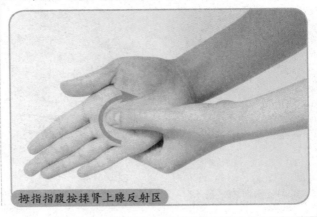
拇指指腹按揉肾上腺反射区

足部按摩

选穴（部位）：

输尿管、膀胱、肾脏、胃、十二指肠、大肠、胆囊反射区。

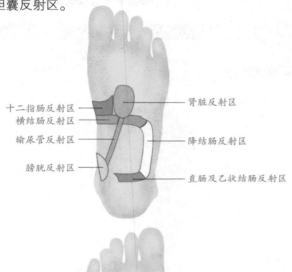

十二指肠反射区 ——
横结肠反射区 ——
输尿管反射区 ——
膀胱反射区 ——
—— 肾脏反射区
—— 降结肠反射区
—— 直肠及乙状结肠反射区

—— 胆囊反射区

手法：

1 用拇指指端点按输尿管（足底）、膀胱、肾脏反射区各30次。

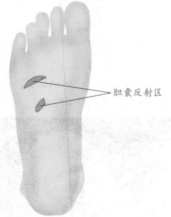

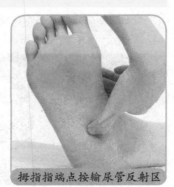

拇指指端点按输尿管反射区

2 用拇指指腹按压胃（足底）、十二指肠、大肠、胆囊反射区。

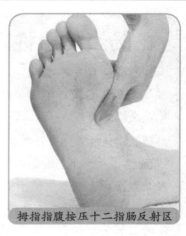

拇指指腹按压十二指肠反射区

耳部按摩

选穴（部位）：

大肠、直肠、阑尾、十二指肠、腹、脾、耳迷根穴。

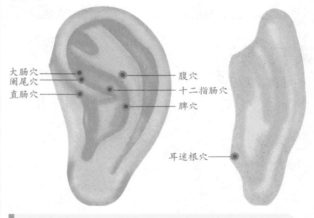

大肠穴 ——
阑尾穴 ——
直肠穴 ——
—— 腹穴
—— 十二指肠穴
—— 脾穴

耳迷根穴 ——

手法：

用 示指指腹按摩以上穴位2~3分钟，以局部有热感为宜。

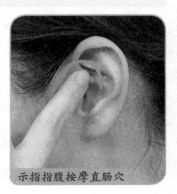

示指指腹按摩直肠穴

肠炎（急性肠胃炎）

急性肠胃炎是胃肠黏膜的急性炎症，本病常见于夏秋季。常有集体发病或家庭多发的情况。急性胃肠炎的病人应卧床休息，注意保暖。

◎症状：急性胃肠炎起病急，初起多腹部不适，继而恶心、呕吐，腹部阵发性绞痛并有腹泻，每日数至数十次水样便，黄色或黄绿色，含少量黏液，常伴有发热、头痛、全身不适等症状。呕吐及腹泻严重者，甚至可能导致脱水及电解质紊乱及酸中毒。

◎病因：急性肠胃炎主要是由于进食含有病原菌及其毒素的食物，或饮食不当，暴饮暴食，或食用了不洁、变质的食物等。

 手部按摩

选穴（部位）：

脾、胃反射区。

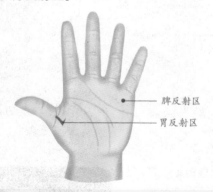

脾反射区
胃反射区

手法：

1 用拇指指腹按揉脾反射区5~10分钟，力度略重，以能耐受的力度为宜，每日按揉2~3次。

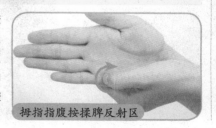

拇指指腹按揉脾反射区

2 用拇指侧缘从手指向手腕方向推按胃反射区10~20次，以局部有酸痛感为宜。

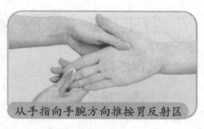

从手指向手腕方向推按胃反射区

耳部按摩

选穴（部位）：

胃穴。

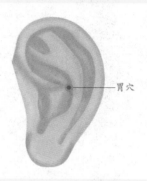

胃穴

手法：

1 先用酒精对局部进行常规消毒，将一粒王不留行籽置于0.5厘米×0.5厘米的胶布上，贴于该穴位。

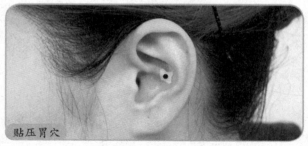

贴压胃穴

2 每日按压该穴位6~8次，以局部有胀痛麻感为宜，每次只贴一侧耳部穴位，每次贴敷三天，两耳可交替进行。

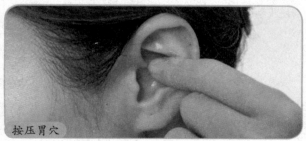

按压胃穴

便 秘

便秘是指便秘患者每周排便少于3次，或排便常感困难。便秘从病因上可分为功能性便秘和器质性便秘。便秘的患者应及早去医院查明便秘的原因，切忌滥用泻药。

◎**症状：**便秘是临床常见的复杂症状，而不是一种疾病，主要是指排便次数减少、粪便量减少，或者排便次数未减，但是粪便干结、排便费力等。一般每3~5天或更长时间排便一次（或每周<3次）即为便秘。常伴有腹痛、腹胀、食欲差、恶心，倦怠乏力、口苦、失眠等症状。

◎**病因：**引发功能性便秘的因素有很多，如进食少、精神因素、年老体弱或排便动力缺乏等。中医认为，体内津液不足、失于滋润或气虚推动无力、肠胃燥热、情志不疏、身体衰弱、气血不足是导致大肠传导功能失常而引发便秘的几个主要原因。

🖐 手部按摩

选穴（部位）：

内关穴、合谷穴、商阳穴，肝、脾反射区。

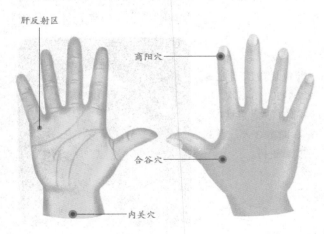

肝反射区
商阳穴
合谷穴
内关穴

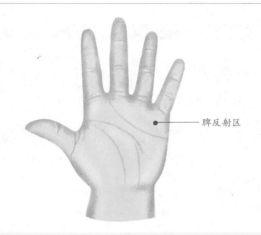

脾反射区

手法：

1 用拇指指腹按揉肝、脾反射区1~3分钟，至局部有酸胀感为宜。

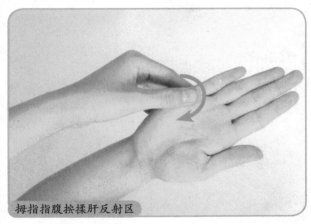

拇指指腹按揉肝反射区

2 用拇指指端点按内关穴、合谷穴、商阳穴各1~3分钟，至局部有酸胀感为宜。

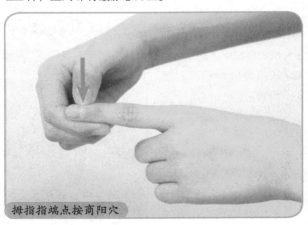

拇指指端点按商阳穴

189

足部按摩

选穴（部位）：

降结肠、横结肠、腹腔神经丛反射区。

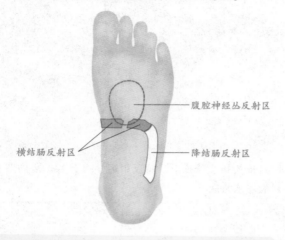

腹腔神经丛反射区

横结肠反射区

降结肠反射区

手法：

1 用拇指指腹按压降结肠反射区3~5分钟。

2 用拇指指腹缓慢按压横结肠反射区3~5分钟。

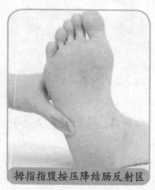

拇指指腹按压降结肠反射区

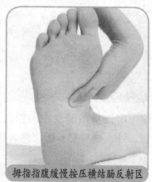

拇指指腹缓慢按压横结肠反射区

3 用拇指指腹逐渐加力按压腹腔神经丛反射区3~5分钟。

拇指指腹逐渐加力按压腹腔神经丛反射区

耳部按摩

选穴（部位）：

心穴、肝穴、交感穴、皮质下穴。

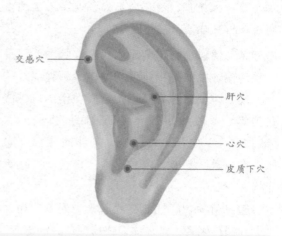

交感穴

肝穴

心穴

皮质下穴

手法：

1 先用酒精对局部进行常规消毒，将王不留行籽置于0.5厘米×0.5厘米的胶布上，贴于以上穴位。

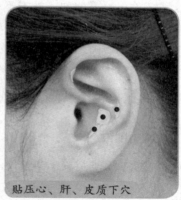

贴压心、肝、皮质下穴

2 每日按压所贴敷的穴位3~5次，以局部有热痛感为宜，每次贴敷3天，两耳可交替进行。

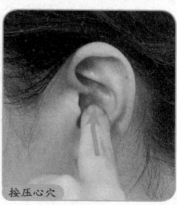

按压心穴

痔 疮

痔疮有内痔、外痔、混合痔之分，是直肠末端黏膜下和肛管皮下的静脉丛发生扩张、曲张所形成的静脉团。一般外痔患者占绝大多数，发现有痔疮时应该及早根治。

◎**症状**：外痔的痔核位于肛门外，表现为肛管皮下有圆形或椭圆形柔软的突出，肛门黏膜下经脉发生瘀血、肿块；内痔表现为无痛，痔核脱出，大便困难甚至便血，便后肛门仍有坠胀感；混合痔则兼具二者特征，以痔核脱出，坠胀疼痛、时好时坏为主要症状。

◎**病因**：痔疮其实就是局部血液循环不良引起的后果。人在久坐或者久站时，影响了静脉回流，于是盆腔内血流缓慢或腹内脏器充血，最后导致痔静脉过度充盈，血管瘀血扩张。中医认为，痔疮多是由脏腑虚弱、生湿积热、饮食不节所致。

✋ 手部按摩

选穴（部位）：

会阴点、大肠点、合谷穴。

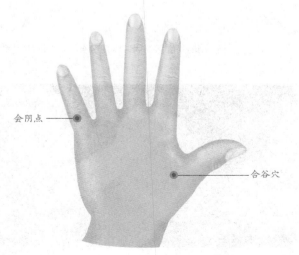

会阴点 ——

—— 合谷穴

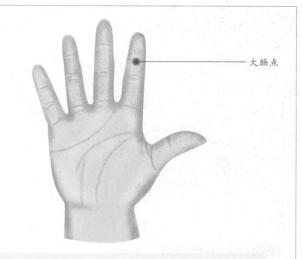

—— 大肠点

手法：

1 用拇指指端点按大肠点至局部有酸胀感为宜。

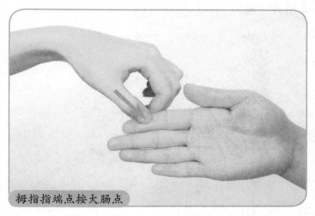

拇指指端点按大肠点

2 再以艾灸条灸会阴点（手掌）3~5分钟即可。本法宜在艾灸时以刺激患侧手部会阴点为重点，对侧为辅。

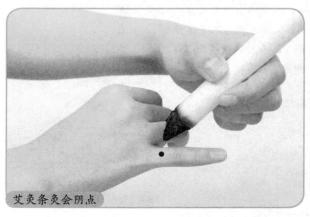

艾灸条灸会阴点

3 用拇指指腹按揉合谷穴 1~3 分钟，以局部有酸胀感为宜。

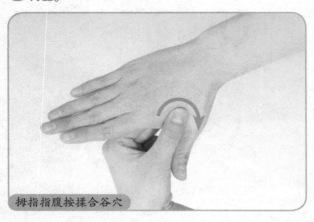

拇指指腹按揉合谷穴

2 用拇指指腹按揉太溪穴、照海穴各 1~3 分钟。

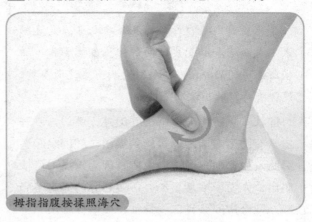

拇指指腹按揉照海穴

足部按摩

选穴（部位）：

金门穴、足通古穴、太溪穴、照海穴。

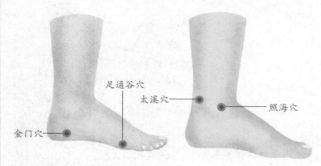

足通谷穴
太溪穴
照海穴
金门穴

手法：

1 用拇指指端点按金门穴和足通古穴（足外侧）3~5 分钟，至局部有酸胀感为宜。

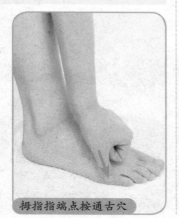

拇指指端点按通古穴

耳部按摩

选穴（部位）：

三焦、盆腔穴。

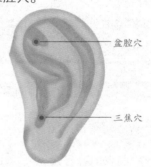

盆腔穴
三焦穴

手法：

用 示指点按三焦、盆腔穴各 1~3 分钟，以局部有酸麻感为宜。

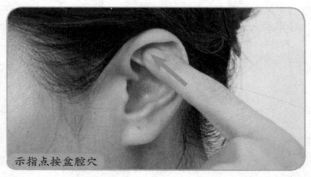

示指点按盆腔穴

胆囊炎

胆囊炎按起病分慢性和急性的胆囊炎，本节主要讲慢性胆囊炎，胆囊慢性炎症性病变，大多为慢性结石性胆囊炎。本病是比较常见的胆道疾病，多发于女性及肥胖者。慢性胆囊炎患者约70%伴有结石。

◎**症状**：慢性胆囊炎的主要症状有胆源性消化不良，厌油腻食物、上腹部闷胀、嗳气、胃部灼热等，与溃疡病或慢性阑尾炎近似，胆囊区可有轻度压痛或叩击痛；若胆囊积水，常能扪及圆形、光滑的囊性肿块。

◎**病因**：慢性胆囊炎多发生于胆石症的基础上，可由急性胆囊炎反复发作迁延而来，也可慢性起病。其病因主要是细菌感染和胆固醇代谢失常。中医认为本病属"胁痛""黄疸"等范畴，多由情志不畅、过食肥甘厚腻而引发此病。

🖐 手部按摩

选穴（部位）：

合谷穴、神门穴，胆囊反射区。

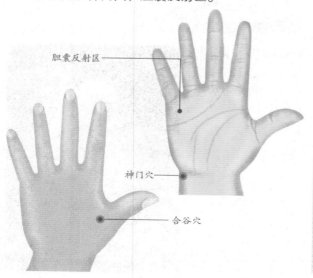

手法：

1 用拇指指腹按揉合谷穴（手背）、神门穴各3~5分钟，以有胀痛感为宜。

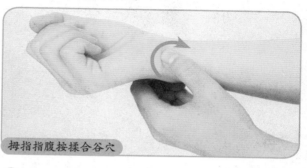

拇指指腹按揉合谷穴

2 用拇指指端按压胆囊反射区（手掌）3~5分钟。

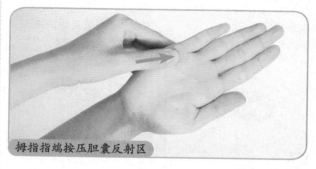

拇指指端按压胆囊反射区

🖐 足部按摩

选穴（部位）：

肝、胆囊、肾、胃、十二指肠、输尿管反射区。

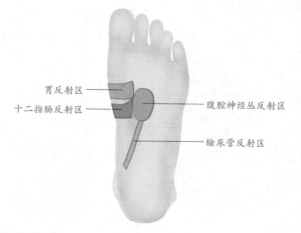

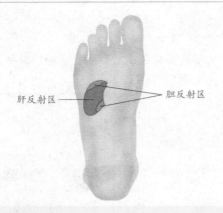

肝反射区 ———— 胆反射区

手法：

1 用拇指指端点按肝、胆囊、肾、胃、十二指肠反射区各100次，以局部有胀痛感为宜。

2 用拇指指腹推按输尿管反射区100次，以每分钟30~50次的速度进行，方向从足趾到足跟推按。

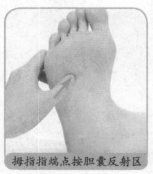

拇指指端点按胆囊反射区

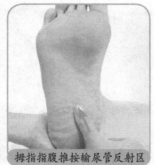

拇指指腹推按输尿管反射区

耳部按摩

选穴（部位）：

耳迷根、耳尖、肝、胰胆、皮质下、内分泌穴。

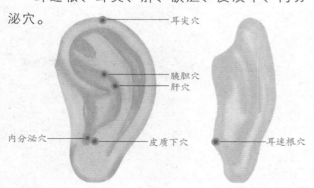

耳尖穴

胰胆穴
肝穴

内分泌穴 ———— 皮质下穴

耳迷根穴

手法：

1 先常规消毒耳部，将一粒王不留行籽置于0.5厘米×0.5厘米的胶布上，贴于以上3~4个穴位，每次贴敷两天。

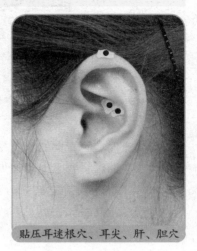

贴压耳迷根穴、耳尖、肝、胆穴

2 用示指点按肝、胰胆穴各50~100次。

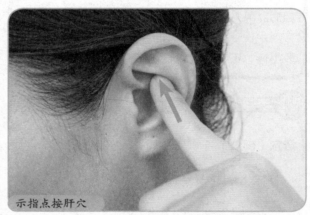

示指点按肝穴

3 用示指和拇指相对捏压耳尖、皮质下、内分泌穴各2~3分钟。

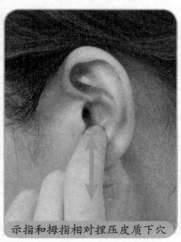

示指和拇指相对捏压皮质下穴

慢性肝炎

慢性肝炎多是由急性乙型或丙型肝炎久治不愈，且病程超过半年，而转为慢性肝炎的。本病与病毒株的毒力、受感染细胞的数量以及患者的免疫力有着密切的关系。

◎**症状**：慢性肝炎的主要症状有恶心呕吐、纳呆、腹胀、舌苔厚腻而黄、胁痛、胸闷、肝大且触痛、尿黄、口苦、气血运行不畅、疲乏无力等。

◎**病因**：慢性肝炎多是由急性肝炎迁延而来，另外，长期服用损害肝脏的药物及机体对药物过敏，酗酒以及某种酶的缺乏，代谢紊乱等均可引发本病。中医认为，慢性肝炎主要由湿热邪毒入侵与正气受损所致，也就是说湿邪是慢性肝炎最主要的病因。

手部按摩

选穴（部位）：

外关穴、肝反射区、胆囊反射区。

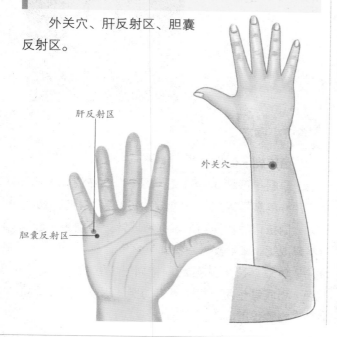

肝反射区
外关穴
胆囊反射区

手法：

1 用拇指指腹按揉肝、胆囊（手掌）反射区各3~5分钟。

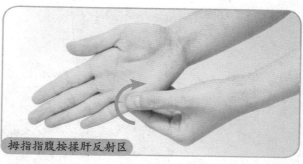

拇指指腹按揉肝反射区

2 用拇指指端点按外关穴1~2分钟，以局部有酸胀感为宜。

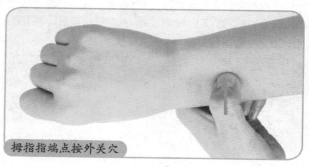

拇指指端点按外关穴

足部按摩

选穴（部位）：

足三里穴；上、下身淋巴结，腹腔神经丛反射区。

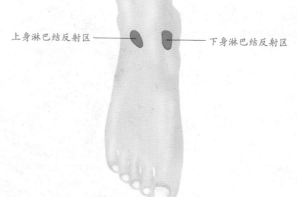

上身淋巴结反射区
下身淋巴结反射区

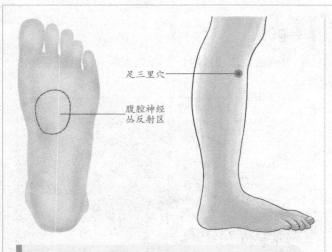

足三里穴

腹腔神经
丛反射区

手法：

1 用拇指指端点按足三里穴 50 次，力度由轻到重，双足交替进行。

2 用拇指指端点按上、下身淋巴结反射区各 100~200 次。

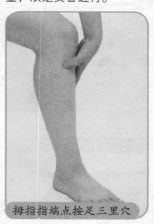

拇指指端点按足三里穴

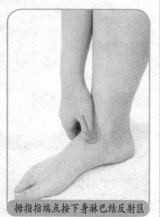

拇指指端点按下身淋巴结反射区

3 用拇指指腹按揉腹腔神经丛反射区 3~4 分钟，以有透热感为度。

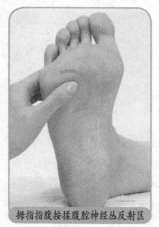

拇指指腹按揉腹腔神经丛反射区

耳部按摩

选穴（部位）：

肝、脾、十二指肠、胃穴。

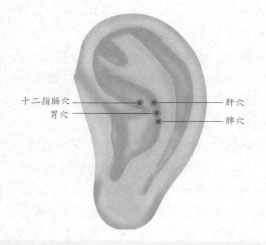

十二指肠穴
胃穴
肝穴
脾穴

手法：

用示指指腹按揉肝、脾、十二指肠、胃穴 2~3 分钟，以局部有胀痛感为宜。

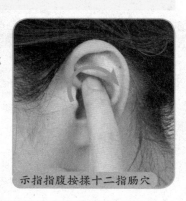

示指指腹按揉十二指肠穴

食疗小偏方

茵陈栀子仁粥

原料：茵陈 30~60 克，栀子仁 3~5 克，香附 6 克，鲜车前草 30 克，粳米 50~100 克，白糖适量。

制法：将四味药加水共煎成汁，与粳米一起加水煮成粥，最后加入白糖即可食用。

功效：茵陈具有利胆、解热、抗微生物、降压、利尿等作用；栀子具有利胆、镇静、降压、抗微生物等作用。

循环系统常见病症的手耳足对症按摩

高血压

高血压是常见的心血管疾病，以体循环动脉血压持续性增高为主要表现的临床综合征，发病率会随着年龄的增长而升高。其主要危害是常引起心、脑、肾等重要器官的病变，如心肌梗死、心力衰竭、中风、肾功能衰竭等。临床上一般认为，在安静休息时血压如持续升高超过140/90毫米汞柱（18.7/12千帕）就是高血压。

◎症状：高血压病的主要临床表现是在起病初期时易疲劳、头晕、记忆力减退，随着血压持续升高外，还有头痛、头胀、耳鸣、眼花，心慌、失眠等，劳累或情绪波动大的时候症状更为明显。

◎病因：高血压发病率较高，但到目前高血压的病因尚未十分明确。现代医学研究认为其与年龄、职业、环境、肥胖、高盐饮食、嗜酒吸烟、精神因素和高血压家族史都有一定关系。中医认为，血压升高主要是由于肝阳上亢或肝肾阴虚所致。

🖐 手部按摩

选穴（部位）：

内关穴、合谷穴、神门穴、列缺穴、太渊穴。

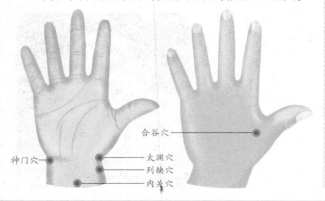

合谷穴

神门穴

太渊穴
列缺穴
内关穴

手法：

1 用拇指指端点按内关穴、合谷穴、神门穴各2~3分钟，力度略重，以局部能忍受的疼痛度为佳。

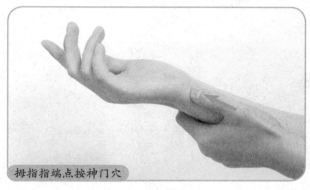

拇指指端点按神门穴

2 用拇指外侧缘推列缺穴1~3分钟，以局部有酸胀感为宜。

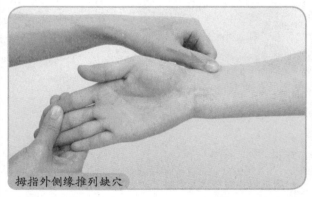

拇指外侧缘推列缺穴

3 用拇指指腹按揉太渊穴50次，以局部有微胀感为宜。

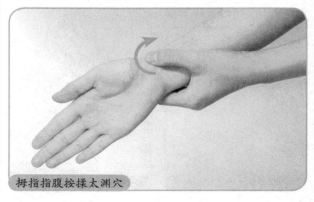

拇指指腹按揉太渊穴

足部按摩

选穴（部位）：

　　三阴交穴、太溪穴、涌泉穴，肾上腺、输尿管、肾脏、膀胱反射区。

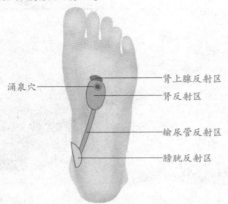

涌泉穴
肾上腺反射区
肾反射区
输尿管反射区
膀胱反射区

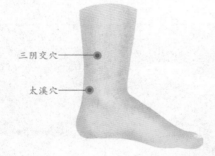

三阴交穴
太溪穴

手法：

1 用拇指指腹按揉肾上腺（足底）、输尿管、肾脏、膀胱反射区各3~5分钟，以局部有可耐受的疼痛感为佳。

2 用拇指指腹按揉三阴交穴、太溪穴、涌泉穴各2~3分钟。

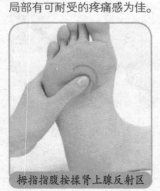

拇指指腹按揉肾上腺反射区

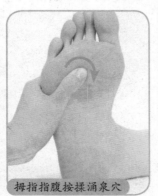

拇指指腹按揉涌泉穴

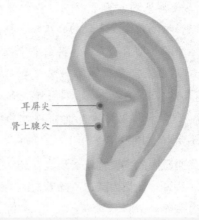 **耳部按摩**

选穴（部位）：

　　两侧耳郭，耳屏尖、肾上腺穴。

耳屏尖
肾上腺穴

手法：

1 用双手的拇指和示指同时捏住两侧耳郭，从上向下进行按揉50次，再点掐耳屏尖穴20~30次。

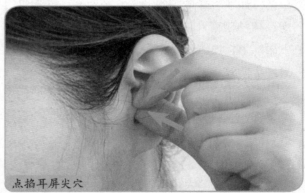

点掐耳屏尖穴

2 用示指推按肾上腺穴30~50次。

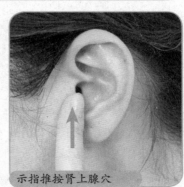

示指推按肾上腺穴

低血压

低血压是指体循环动脉压力低于正常的状态。临床上成人血压低于 90/60 毫米汞柱就称为低血压。该病多发于女性、老人及身体瘦弱者。低血压主要是个人体质性因素引发。

◎**症状**：低血压患者容易在早上起床后出现症状，如头晕眼花、四肢乏力、手脚发凉、耳鸣、食欲不振、心悸、失眠等，严重者甚至出现头痛、昏厥等。

◎**病因**：因血压下降，导致血液循环缓慢，远端毛细血管缺血，以致影响组织细胞氧气和营养的供应，二氧化碳及代谢废物的排泄减慢。最后导致大脑和心脏的血液供应受到了影响。总的来说引起低血压的原因是由循环功能不良所致。长期低血压还可导致机体功能大幅减退，甚至引发脑梗塞、心肌缺血等疾病。低血压在中医学中属"眩晕""心悸"等范畴，多由气血不足、脾胃虚弱、肾阳虚所致。

🖐 手部按摩

选穴（部位）：

内关穴、神门穴、血压区、合谷穴、心反射区。

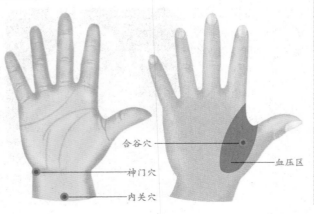

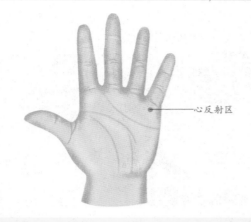

心反射区

手法：

1 用拇指指腹点按心反射区 100~200 次。

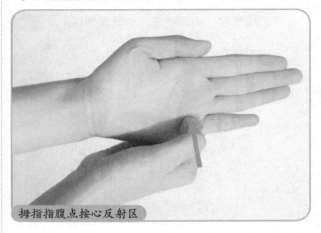

拇指指腹点按心反射区

2 用拇指指端点按内关穴、神门穴、合谷穴各 1~2 分钟。

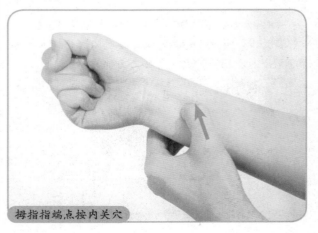

拇指指端点按内关穴

合谷穴
神门穴
内关穴
血压区

3 用拿捏法拿捏血压区 5~8 分钟。

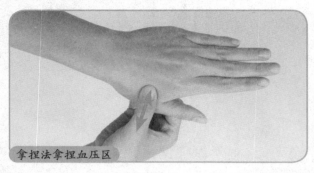

拿捏法拿捏血压区

足部按摩

选穴（部位）：

肾、输尿管、内耳迷路、膀胱反射区。

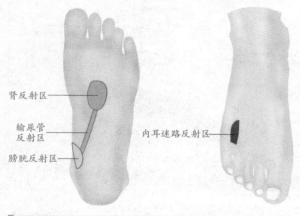

肾反射区
输尿管反射区
膀胱反射区
内耳迷路反射区

手法：

1 手握空拳力度略轻地敲打肾反射区、输尿管反射区和膀胱反射区 15~20 分钟。

2 用拇指指腹匀速地轻轻按揉内耳迷路反射区 3~5 分钟。

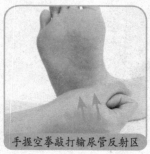

手握空拳敲打输尿管反射区

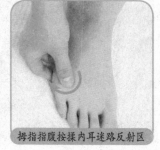

拇指指腹按揉内耳迷路反射区

耳部按摩

选穴（部位）：

对耳屏沟、皮质下穴、肝反射区。

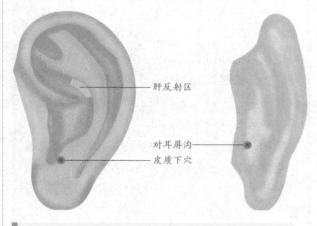

肝反射区
对耳屏沟
皮质下穴

手法：

1 以拇指和示指相对搓揉耳背的对耳屏沟处 3~5 分钟。

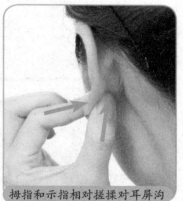

拇指和示指相对搓揉对耳屏沟

2 用示指和拇指相对，示指点掐皮质下穴和肝反射区各 50~100 次。

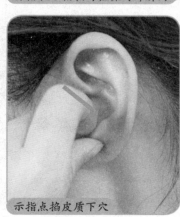

示指点掐皮质下穴

冠心病

冠心病是一种由冠状动脉器质性(动脉粥样硬化或动力性血管痉挛)狭窄或阻塞引起的冠状动脉供血不足、心肌缺血或梗死,亦称缺血性心脏病。冠心病多发生于40岁以后,且男性多于女性。

◎**症状:**冠心病患者胸腔中央部位易发生一种压榨性的疼痛,并可迁延至颈、颔、手臂、后背及胃部。发作的其他可能症状有眩晕、气促、出汗、寒战、恶心及昏厥。严重患者可能因为心力衰竭而死亡。

◎**病因:**冠心病是由冠状动脉器质性狭窄或阻塞而导致的心肌缺血缺氧或坏死的一种心脏病。中医认为,本病属于中医学"胸痹""真心痛""心悸"范畴。认为由年老体衰,脏腑功能虚损,阴阳气血失调,加之七情六淫的影响,导致气滞血瘀,胸阳不振,痰浊内生,使心脉痹阻而致病。

手部按摩

选穴(部位):

少府穴、关冲穴,大脑、肺、心、肾上腺、胸反射区。

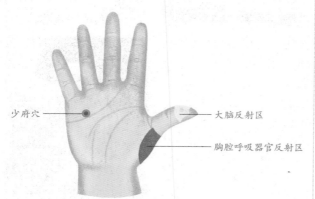

少府穴
大脑反射区
胸腔呼吸器官反射区

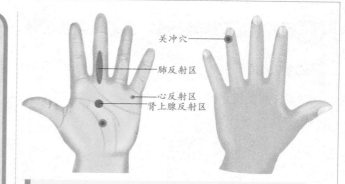

关冲穴
肺反射区
心反射区
肾上腺反射区

手法:

1 用拇指指端点按大脑、肺、心、肾上腺、胸反射区各10~30次。

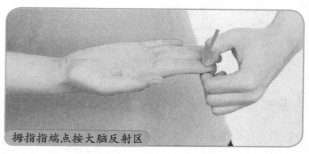

拇指指端点按大脑反射区

2 用拇指指腹推按少府穴1~3分钟,以局部有酸胀感为宜。

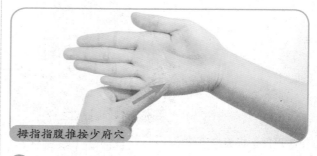

拇指指腹推按少府穴

3 用拇指指尖掐按关冲穴1~3分钟。

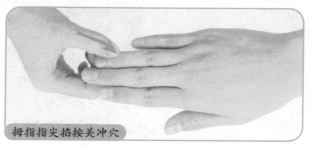

拇指指尖掐按关冲穴

足部按摩

选穴（部位）：

心、膀胱反射区。

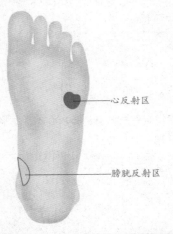

心反射区

膀胱反射区

手法：

1 用示指中节刮压心反射区（足底），以局部有热感为宜。

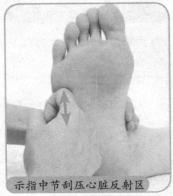

示指中节刮压心脏反射区

2 用拇指指腹按压膀胱反射区（足底）2~3 分钟。

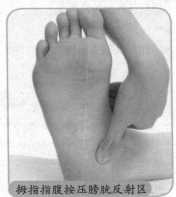

拇指指腹按压膀胱反射区

耳部按摩

选穴（部位）：

交感、皮质下、胸穴。

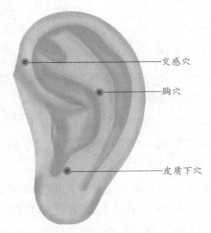

交感穴

胸穴

皮质下穴

手法：

1 用拇指、示指和中指相对挤按交感穴 3~5 分钟。

2 用示指点按皮质下穴 3~4 分钟。

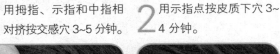

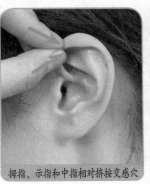

拇指、示指和中指相对挤按交感穴

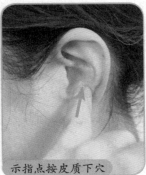

示指点按皮质下穴

3 用示指按压胸穴 2~3 分钟，以局部有热感为宜。

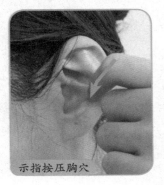

示指按压胸穴

心律失常

　　心律失常是一种常见病，主要是指心脏自律性异常或传导障碍引起的心动过速或过缓以及心律不齐。心律失常包括心动过缓、过速、心律不齐及异位心律等。目前心律失常多采用药物治疗，如果同时配合按摩治疗心律失常疗效更好。

◎症状：心律失常的患者一般有心慌、乏力、气短懒言、头晕等症状，重者甚至有呼吸困难、胸闷、心前区疼痛以及神经系统等症状。心电图可见房性早搏、交界性早搏、室性早搏、心动过缓、心动过速等多种表现形式。

◎病因：精神紧张、大量吸烟、喝酒、喝咖啡等都会引起短暂的心律失常，通常很快就能恢复；而过度劳累和压力导致背部肌肉绷紧造成筋结压迫而引起的心律失常，通过放松心情、注意休息能得到改善；老年人心律失常病症表现严重者则可能是心肌梗死、狭心病的前兆。中医认为，心律失常多因心血不足、心阳衰微、水饮内停、阴虚火旺、瘀血阻滞而发病。

手部按摩

选穴（部位）：

　　内关穴、神门穴。

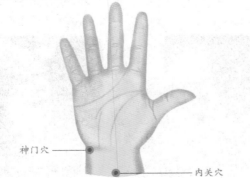

神门穴
内关穴

手法：

1 用发夹点揉内关穴5分钟，力度以患者能耐受为度。

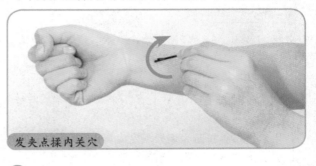

发夹点揉内关穴

2 用拇指指端按压神门穴5分钟，以局部有酸胀感为度。

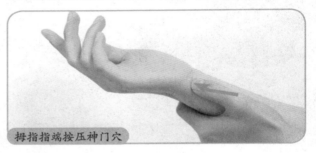

拇指指端按压神门穴

足部按摩

选穴（部位）：

　　太溪穴、申脉穴、历兑穴、涌泉穴、心反射区。

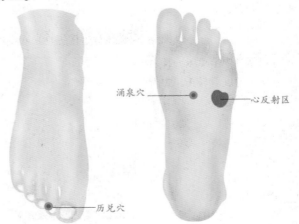

涌泉穴　　心反射区
历兑穴

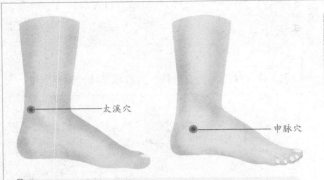

太溪穴

申脉穴

手法:

1 用示指指腹按压太溪穴（足内侧）、申脉穴（足外侧）、历兑穴（足背）各3~5分钟，每天两次。

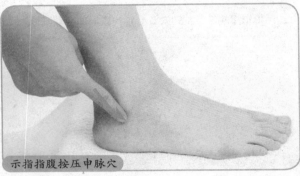

示指指腹按压申脉穴

2 用拇指指端按压涌泉穴3~5分钟，每天两次。

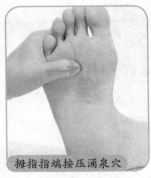

拇指指端按压涌泉穴

3 用示指中节点压心反射区，力度宜轻柔，每天两次。

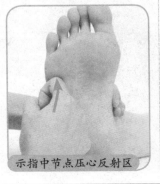

示指中节点压心反射区

耳部按摩

选穴（部位）:

耳郭、耳尖、神门穴、心穴、内分泌穴。

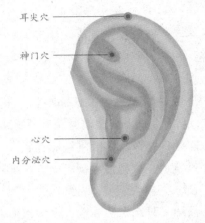

耳尖穴

神门穴

心穴

内分泌穴

手法:

1 双手由下至上按摩耳郭 5~10 次。

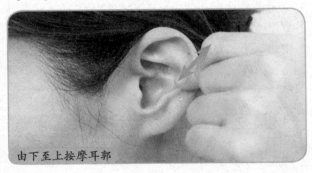

由下至上按摩耳郭

2 用示指点掐神门穴、心穴各20次，力度以患者能耐受为度。

3 用示指和拇指捏揉耳尖、内分泌穴各3~5分钟，以局部有热感为宜。

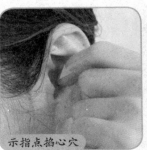

示指点掐心穴

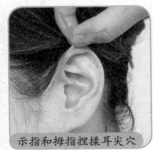

示指和拇指捏揉耳尖穴

高血脂

血脂为血液中所含脂类物质的总称。主要包括三酰甘油、磷脂、胆固醇和游离脂肪酸。血液中一种或多种脂类由于脂肪代谢或运转异常而导致的含量增高统称为高脂血症。高血脂是促使动脉粥样硬化和冠状动脉粥样硬化性心脏病的主要因素之一。

◎**症状**：有的患者虽然血脂高，但并无明显的自觉症状，常常是在化验血液时才发现。而有的患者则可出现头晕、胸闷、心慌气短、失眠、神疲乏力、肢体麻木等症状，部分患者在眼皮处会出现黄色的小脂肪瘤，一般高血脂患者常常体重超重。

◎**病因**：原发性高脂血症可由遗传、饮食等因素引起；继发性高血脂则继发于其他原发性疾病，如糖尿病、肝胆疾病、甲状腺疾病、肾病综合征等。中医认为，饮食不节、情志不舒、体质因素可导致高血脂的发生。

🖐 手部按摩

选穴（部位）：

合谷穴、少商穴、鱼际穴、阳池穴，心、肺及支气管、胃、胰腺、小肠、肾反射区。

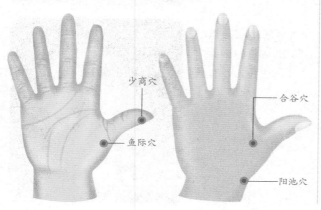

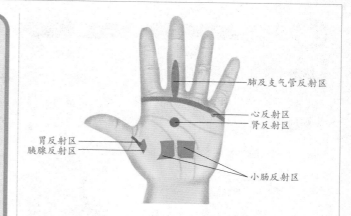

手法：

1 用拇指指端点按合谷穴、少商穴、鱼际穴、阳池穴各60次。

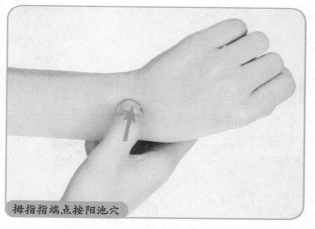

拇指指端点按阳池穴

2 用拇指指腹按揉心、肺及支气管、胃、胰腺、小肠、肾反射区各1分钟。

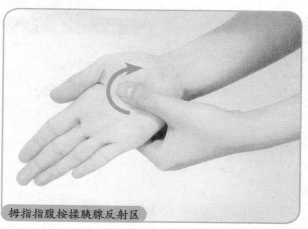

拇指指腹按揉胰腺反射区

足部按摩

选穴（部位）：

脑下垂体、甲状腺、胆、肝、肾（足底）、脾反射区。

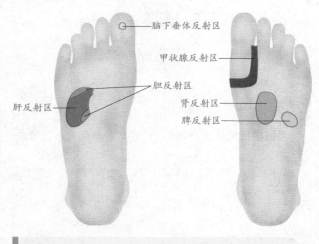

手法：

1 用示指中节推压脑下垂体、甲状腺、脾反射区各50次。

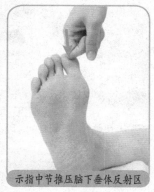

示指中节推压脑下垂体反射区

2 用拇指指腹推揉胆、肝、肾（足底）、脾反射区各30次，以局部有热胀感为宜。

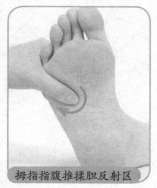

拇指指腹推揉胆反射区

耳部按摩

选穴（部位）：

肝穴、肾穴、肾上腺穴、脾穴、内分泌穴、肺穴、小肠点、神门穴。

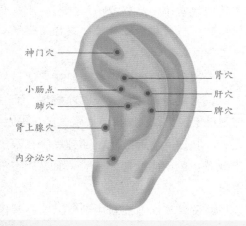

手法：

1 将王不留行籽或莱菔子置于0.5厘米×0.5厘米的胶布中间，然后贴压以上2~4个穴位，两侧耳朵交替进行，每次贴两天，一周贴敷两次即可，10次为一个疗程。

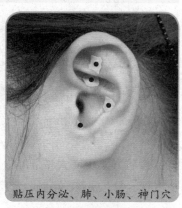

贴压内分泌、肺、小肠、神门穴

2 用示指或拇指按压贴敷的2~4个穴（部）位，以有酸胀感为宜。

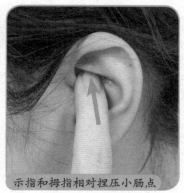

示指和拇指相对捏压小肠点

中 风

中医学将急性脑血管疾病统称为中风。中风一般分为先兆期、卒中期、恢复期和后遗症期。家庭自我保健的内容主要针对的是恢复期和后遗症期。

◎**症状：**本病在恢复期和后遗症期的常见症状表现为口眼歪斜、四肢逆冷、四肢抽搐、项背强直、手足软弱无力、筋脉弛缓不收、肌肉萎缩、偏瘫、语言不利等。

◎**病因：**现代医学中中风主要见于脑出血及脑梗死等脑血管病，是由脑部血液循环障碍，导致以局部神经功能缺失为特征的一组疾病。中医认为，中风是正气不足、情志不定、湿痰生热等导致的，这主要在于患者的气血亏虚及心、肝、肾三脏的功能失调。适当通过贴敷、推拿、松筋疗法可起到滋阴健脾、活血化瘀、改善气血的效果。

🖐 手部按摩

选穴（部位）：

曲池穴、外关穴、温溜穴、大脑反射区。

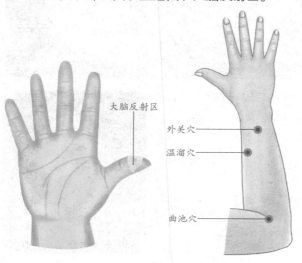

手法：

1 用拇指指腹按压曲池穴、外关穴（手背前臂）、温溜穴各2分钟左右，每天两次。

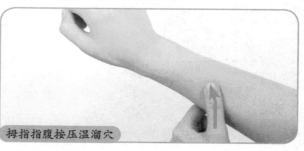

拇指指腹按压温溜穴

2 用拇指指端按揉大脑反射区1~3分钟，以有痛感为宜。

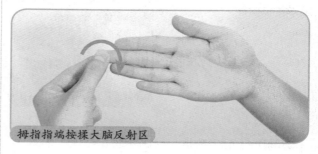

拇指指端按揉大脑反射区

🖐 足部按摩

选穴（部位）：

大脑、额窦、肺及支气管、斜方肌、胃、大肠、小肠、胸椎、腰椎、脑下垂体反射区。

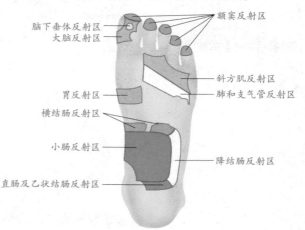

脑下垂体反射区、大脑反射区、额窦反射区、斜方肌反射区、肺和支气管反射区、胃反射区、横结肠反射区、小肠反射区、降结肠反射区、直肠及乙状结肠反射区

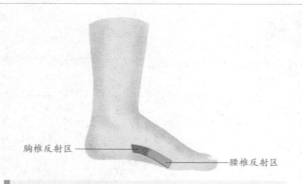

胸椎反射区

腰椎反射区

手法：

1 用示指中节扣压大脑、额窦、肺及支气管、斜方肌、胃、大肠（足底）、小肠反射区各50次。

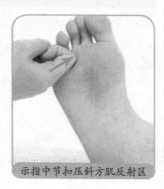

示指中节扣压斜方肌反射区

2 用拇指指腹推压胸椎、腰椎反射区（足内侧）各30次。

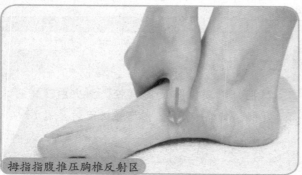

拇指指腹推压胸椎反射区

3 用拇指指端点按脑下垂体反射区50次。

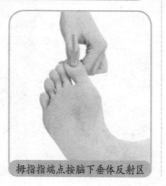

拇指指端点按脑下垂体反射区

耳部按摩

选穴（部位）：

耳郭、神门穴，脾、膝关节、踝关节、肘关节、内分泌、肾脏、胃反射区、皮质下穴。

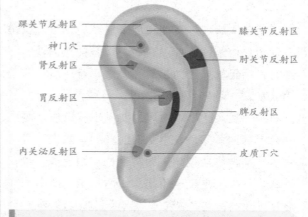

踝关节反射区

神门穴

肾反射区

胃反射区

膝关节反射区

肘关节反射区

脾反射区

内关泌反射区

皮质下穴

手法：

1 由下至上按摩耳郭部5次，在神门、脾、内分泌、皮质下穴加重手法。

2 用按摩棒点按膝、踝、肘反射区各2~3分钟，以局部有热胀感为宜。

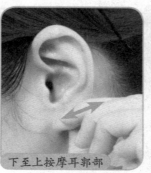

下至上按摩耳郭部

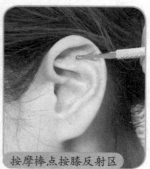

按摩棒点按膝反射区

3 最后以示指点按内分泌、肾、胃反射区和皮质下穴各1分钟即可。

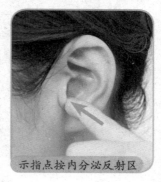

示指点按内分泌反射区

贫 血

　　贫血是指全身循环血液中红细胞或血红蛋白总量减少至正常值以下，导致血液带氧功能不足的情况。成年男子的血红蛋白如低于 12g/dl，成年女子的血红蛋白低于 11.0g/dl，可以认为是贫血。

◎**症状**：四肢无力、困倦、食欲不振、皮肤、黏膜苍白、头晕、头痛、耳鸣、眼花、注意力不集中、活动后气急，妇女患者还可伴有月经失调、闭经或月经过多等症状。

◎**病因**：缺铁性贫血是由于体内缺少铁质而影响血红蛋白合成所引起的一种贫血，是贫血中最常见的类型，多见于婴幼儿、妇女等。另外还有溶血性贫血、巨幼细胞性贫血、再生障碍性贫血等，不作为本书的讨论范围。中医认为，贫血与中医的"血虚"相似，跟心脏、肾脏、肝脏、脾脏密切相关。

手部按摩

选穴（部位）：

　　神门穴、大陵穴、少冲穴，脾反射区。

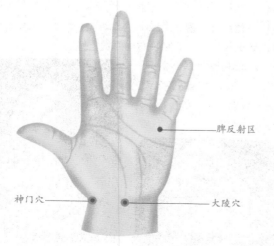

脾反射区

神门穴　　　大陵穴

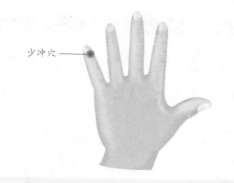

少冲穴

手法：

1 用拇指指端点按神门穴、大陵穴和掌心各 30 秒。

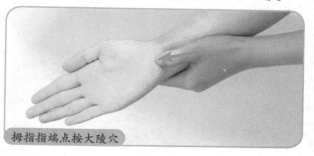

拇指指端点按大陵穴

2 用拇指和示指相对揉捏少冲穴 1~3 分钟，力度略重。

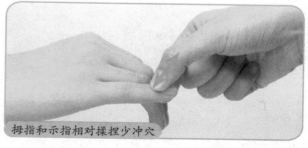

拇指和示指相对揉捏少冲穴

3 用拇指指端点揉脾反射区 3~4 分钟，以局部有酸胀感为宜。

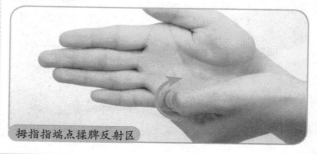

拇指指端点揉脾反射区

🖐 足部按摩

选穴（部位）：

陷谷穴、隐白穴、大敦穴、悬钟穴、阳陵泉穴、足三里穴。

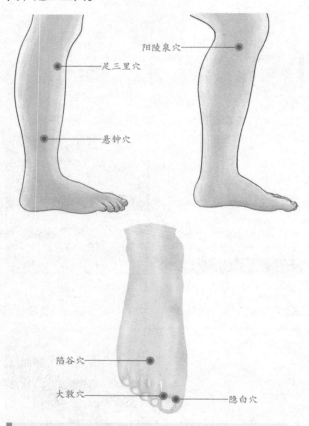

手法：

1 用拇指指端点按陷谷穴、隐白穴、大敦穴各 1 分钟，以局部有胀痛感为宜，对侧穴位以相同的按摩法交替进行。

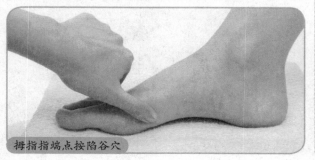

拇指指端点按陷谷穴

2 用拇指指端点按悬钟穴、阳陵泉穴、足三里穴各 1 分钟，以局部有胀痛感为宜，对侧穴位以相同的按摩法交替进行。

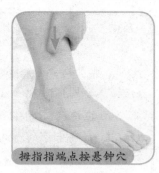

拇指指端点按悬钟穴

👂 耳部按摩

选穴（部位）：

脾穴、肝穴、胰胆穴、胃穴、小肠点、内分泌穴。

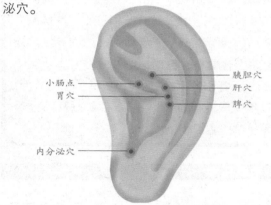

手法：

1 先常规消毒耳部，将王不留行籽或莱菔子置于 0.5 厘米 ×0.5 厘米的胶布中间，然后贴压以上 3~4 个穴（部）位，每次贴 2~3 天，一周贴敷两次即可，十次为一个疗程。

2 用示指点压以上所有穴位各 5 次，以有酸胀感为宜。

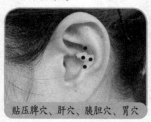

贴压脾穴、肝穴、胰胆穴、胃穴

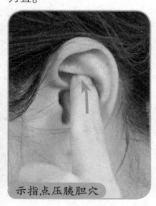

示指点压胰胆穴

神经、精神系统常见病的手耳足对症按摩

头 痛

头痛是临床上最常见的症状之一，几乎人人都有头痛的经历。

◎**症状**：头部疼痛，包括头的前、后、偏侧部疼痛和整个头部疼痛。头痛的程度有轻有重，有时疼痛还可伴有恶心呕吐现象，疼痛时间有长有短，额胀痛，额感觉发热，或者眉棱骨疼痛不安，严重的甚至可出现突然性视物模糊等多种症状表现。

◎**病因**：头痛主要是由于头部的神经、血管、脑膜等刺激了某些对疼痛敏感的组织所引起。导致头痛的病因有很多，如血管被压迫、牵引、伸展或移位；各种原因引起颅内、外动脉扩张；脑神经、颈神经及神经节受压迫或炎症等。

手部按摩

选穴（部位）：

大陵穴、头顶点、前头点、合谷穴、额窦反射区、大脑反射区。

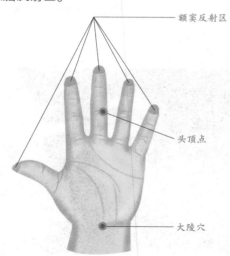

额窦反射区

头顶点

大陵穴

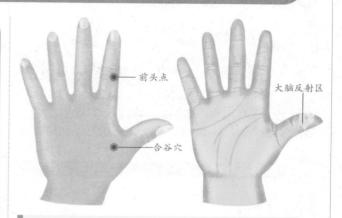

前头点

大脑反射区

合谷穴

手法：

1 用艾灸条灸大陵穴 3 分钟即可。

艾灸条灸大陵穴

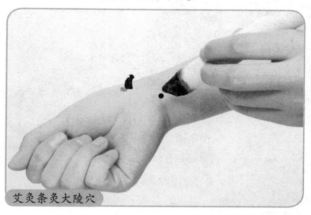

2 用拇指指端按压额窦、大脑反射区 3~5 分钟。

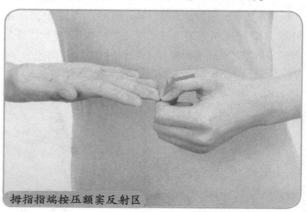

拇指指端按压额窦反射区

3 用拇指指端点按头顶点、前头点、合谷穴各2~3分钟，以局部有明显的酸胀感为宜。

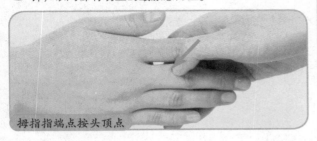

拇指指端点按头顶点

足部按摩

选穴（部位）：

太冲穴，大脑、小脑及脑干、颈项、三叉神经、额窦反射区。

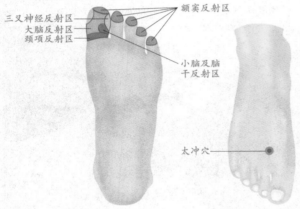

三叉神经反射区
大脑反射区
颈项反射区
额窦反射区
小脑及脑干反射区
太冲穴

手法：

1 用拿捏法捏揉大脑、小脑及脑干、颈项、三叉神经、额窦反射区各1~2分钟，以局部有痛感为宜。

2 用拇指指端按压太冲穴15秒，力度略重，放松之后再按压15秒，直至症状缓解为止。

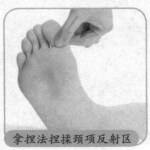

拿捏法捏揉颈项反射区

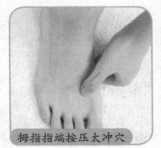

拇指指端按压太冲穴

耳部按摩

选穴（部位）：

全耳、神门、皮质下、交感穴。

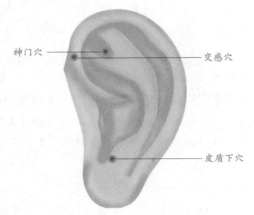

神门穴
交感穴
皮质下穴

手法：

1 先用示指和拇指轻轻揉捏全耳，至全耳有热感为宜。

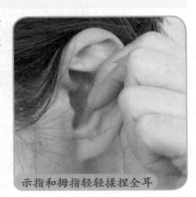

示指和拇指轻轻揉捏全耳

2 用按摩棒点按神门、皮质下、交感穴50次。

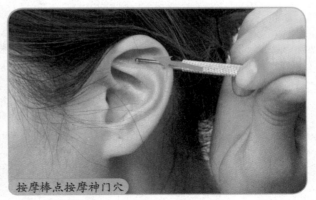

按摩棒点按摩神门穴

眩晕

　　头晕是一种常见的脑部功能性障碍，也是临床常见的症状之一，常与眼花同时并见。是一种自身或外界物体的运动性幻觉，是自身平衡感觉障碍或者空间定向障碍。

◎**症状：**头晕者多感觉头脑昏沉，头晕眼花，严重者睁眼就觉得周围事物天旋地转，站立不稳，闭眼则觉得自身在转动，如坐舟车。临床上常伴有恶心、呕吐、耳鸣、出汗、面色苍白、眼球震颤等症状。

◎**病因：**引起头晕的病因有很多，如晕动症、美尼尔氏综合征、贫血、高血压、脑血管硬化、颈椎病、神经官能症、耳源性眩晕、功能性低血糖等。中医认为头晕可由肾阴不足、肝失所养，或忧郁烦躁，使得肝阴暗耗，肝阳上扰清窍引起；过食肥甘厚味，损伤了脾胃也可引起眩晕。

手部按摩

选穴（部位）：

　　内关穴、神门穴、关冲穴、阳谷穴、合谷穴，头、脾、胃、肾、肝反射区。

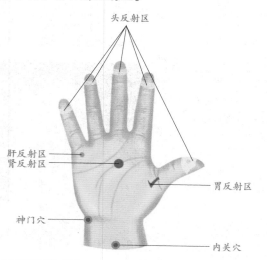

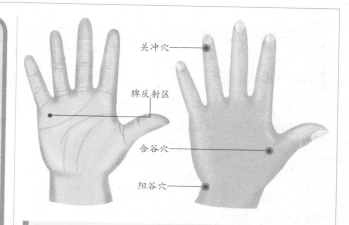

手法：

1 用拇指指尖掐揉内关穴、神门穴（手掌）、关冲穴、阳谷穴、合谷穴各1~3分钟。

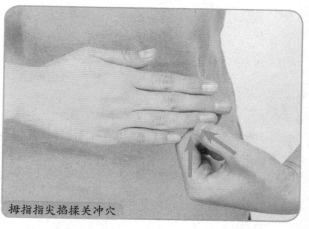

拇指指尖掐揉关冲穴

2 以拇指指端点揉头、脾、胃、肾、肝反射区各3~5分钟，以局部有热胀感为宜。

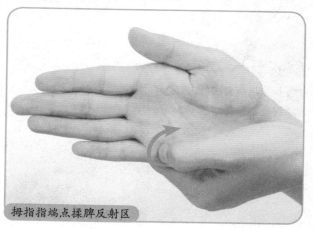

拇指指端点揉脾反射区

足部按摩

选穴（部位）：

头、额窦、甲状腺、肾、肾上腺、输尿管、膀胱、腹腔神经丛、内耳迷路反射区。

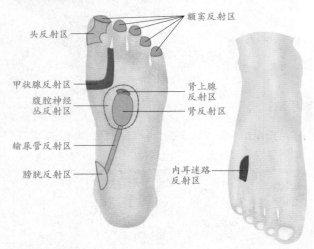

手法：

1 以示指中节推按头、额窦、甲状腺反射区各50次。

2 用拇指指腹推按肾、肾上腺、输尿管、膀胱、腹腔神经丛反射区各2分钟。

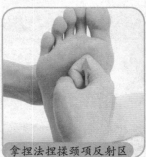

拿捏法捏揉颈项反射区

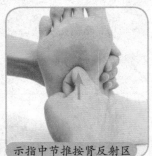

示指中节推按肾反射区

3 用示指指腹按揉内耳迷路反射区1~3分钟。

示指指腹按揉内耳迷路反射区

耳部按摩

选穴（部位）：

神门、心、脑干、内分泌、交感穴，肾反射区。

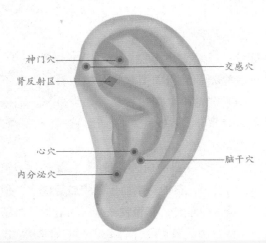

手法：

1 先常规消毒耳部，将王不留行籽或莱菔子置于0.5厘米×0.5厘米的胶布中间，然后贴压以上2~3个穴位，每次贴2天，两耳交替进行。

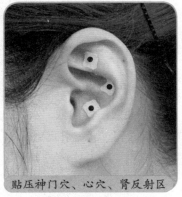

贴压神门穴、心穴、肾反射区

2 用示指按压贴敷所选穴位6~8次，以有热痛胀感为宜。

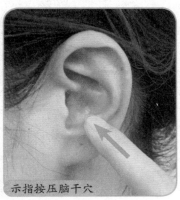

示指按压脑干穴

癫 痫

癫痫，俗称"羊痫疯"或"羊角风"，是大脑神经元突发性异常放电，导致短暂的大脑功能障碍的一种反复发作的神经系统综合征。

◎**症状**：突然意识丧失，继之先强直后阵挛性痉挛。常伴尖叫、面色青紫、尿失禁、舌咬伤、口吐白沫或血沫、瞳孔散大。持续数十秒或数分钟后痉挛发作自然停止，进入昏睡状态。醒后有短时间的头昏、烦躁、疲乏，对发作过程不能回忆。常反复发作。

◎**病因**：遗传因素；脑损害与脑损伤；颅脑其他疾病，脑肿瘤、脑血管病、颅内感染。脑寄生虫病、环境因素、发热、精神刺激等也是癫痫发生的诱因。

🖐 手部按摩

选穴（部位）：

少泽穴、商阳穴、心包区。

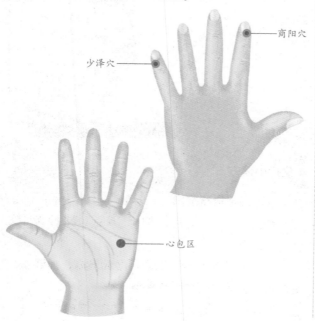

手法：

1 将6粒王不留行籽置于1厘米×1厘米的胶布中间，然后贴压心包区，每次贴敷3天。

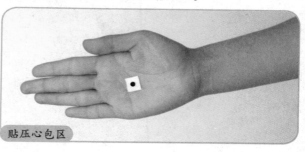

贴压心包区

2 用拇指指端点按少泽穴、商阳穴各50~100次。

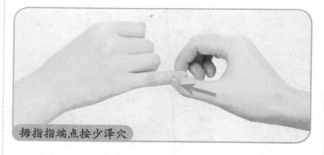

拇指指端点按少泽穴

🖐 足部按摩

选穴（部位）：

涌泉穴、太冲穴、太溪穴，脑、脑下垂体、肾上腺、肾、肝、输尿管、甲状腺反射区。

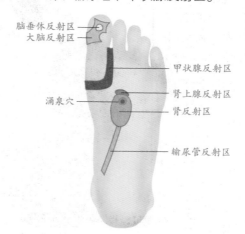

手耳足对症按摩不生病大全

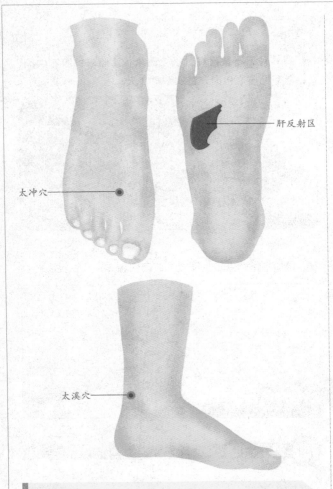

太冲穴

肝反射区

太溪穴

手法：

1 用拇指点按大脑、脑下垂体、肾上腺、肾、肝反射区各50~100次，以局部有胀痛感为宜。

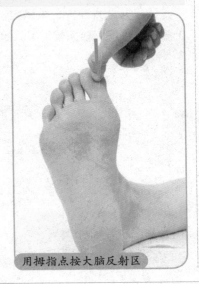

用拇指点按大脑反射区

2 用拇指指腹推按输尿管反射区100次，由足趾向足跟方向推按。

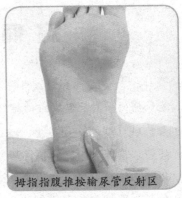

拇指指腹推按输尿管反射区

3 用拇指指腹按揉涌泉穴、太冲穴、太溪穴各50次，以局部有胀痛感为宜。

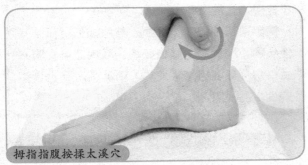

拇指指腹按揉太溪穴

4 用拇指指腹推按甲状腺反射区50次，由足跟向足趾方向推按。

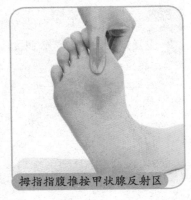

拇指指腹推按甲状腺反射区

食疗小偏方

淮山枸杞煲猪瘦肉

原料：淮山30克、枸杞15克、猪瘦肉100克、盐少许。

制法：将以上食材洗净，同放煲内，加清水适量，煲熟后加盐调味即可食用。

功效：可补脾肾、益气血、法痰定痫。

神经衰弱

神经衰弱是心理疾病的一种，一般无身体器质性病变，是一种以长期超负荷的身体疲劳、情绪不稳等因素引起的脑功能活动过度紧张，从而产生精力减弱，并伴有躯体症状和睡眠障碍的神经症。患有神经衰弱的人，往往存在着持续性的紧张不安或内心冲突超负荷的体力或脑力劳动引起大脑皮层兴奋和抑制功能紊乱，而产生神经衰弱综合征。

◎**症状**：最突出的临床表现是易于兴奋又易于疲劳。神经衰弱的症状主要有失眠、心烦易怒、食欲下降、情绪低落、身体乏力、注意力不集中等。对日常的生活和学习、工作非常不利。

◎**病因**：神经衰弱者多是因为超负荷的体力或脑力劳动引起大脑皮层兴奋和抑制功能紊乱而引起的。长期的心理矛盾和冲突自身不能调节，也容易导致神经衰弱，如家庭变故、精神空虚、工作不顺利等。中医认为此病与情志内伤、劳神过度、气血不足等有关。神经衰弱在中医学中属"惊悸""不寐"等范畴。

🖐 手部按摩

选穴（部位）：

神门穴、鱼际穴、关冲穴、液门穴、八邪穴、中渚穴，肾、腹腔神经丛、心、肝、小肠、胃脾大肠反射区。

心反射区

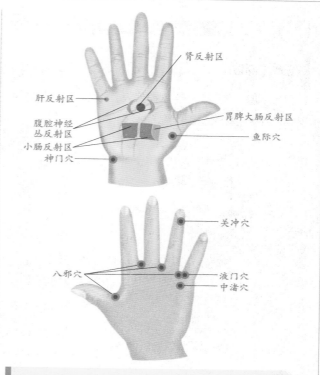

肾反射区
肝反射区
腹腔神经丛反射区
胃脾大肠反射区
小肠反射区
鱼际穴
神门穴
关冲穴
八邪穴
液门穴
中渚穴

手法：

1 用拇指指腹按揉肾、腹腔神经丛、心、肝、小肠、胃脾大肠反射区各20~30次，以局部有酸胀感为宜。

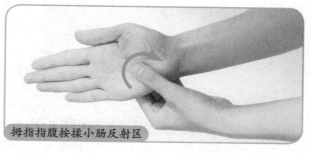

拇指指腹按揉小肠反射区

2 用拇指指腹按揉手部神门穴、鱼际穴、关冲穴、液门穴、八邪穴、中渚穴各1~2分钟。

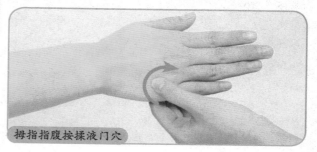

拇指指腹按揉液门穴

足部按摩

选穴（部位）：

甲状腺、额窦、腹腔神经丛、胃、肾、上身淋巴结、下身淋巴结反射区。

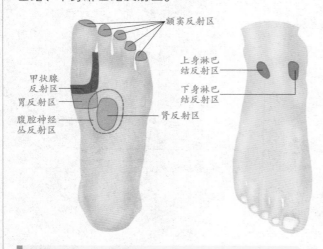

手法：

1 以示指中节推压甲状腺、额窦、腹腔神经丛、胃反射区各 10 次，以局部有酸胀感为宜。

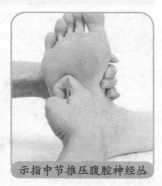

示指中节推压腹腔神经丛

2 用拇指指腹按揉肾、上身淋巴结、下身淋巴结反射区各 10 次，以局部发热即可。

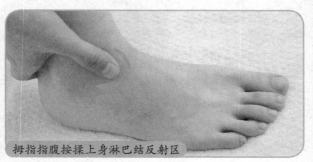

拇指指腹按揉上身淋巴结反射区

耳部按摩

选穴（部位）：

神门、心、脾、肝、胰胆、内分泌穴，胃反射区。

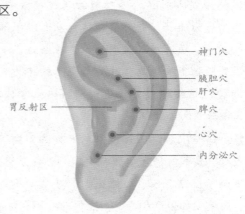

手法：

1 先常规消毒耳部，将一粒莱菔子或王不留行籽置于 0.5 厘米 ×0.5 厘米的胶布上，贴于以上任意 2~4 个穴位，每次只贴一侧耳部穴位，每次贴敷两天，两耳可交替进行，隔日一次，10 天为一个疗程。

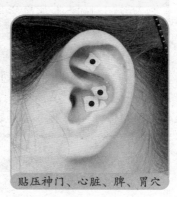

贴压神门、心脏、脾、胃穴

2 每日按压贴敷的穴位 4~6 次，以有酸痛感为宜。

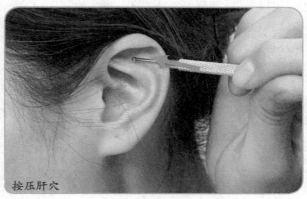

按压肝穴

三叉神经痛

三叉神经痛是一种常见病，容易与牙痛混淆。该病多发生于中老年人，以女性较为多见，其发病多为单侧，右侧较多。

◎**症状**：本病的特点是三叉神经分布区域内出现阵发性、反复发作的剧烈疼痛。主要表现为面部、口腔及下颌部位的某一点，突然发生剧烈性的闪电式短暂的抽痛，犹如刀割样、火烧样、针刺样或电击撕裂样痛，疼痛发生急骤、剧烈，间歇期长短不定，长者可达数小时，短者仅数秒。发病初期，面部、结膜充血发红、流泪、流涕等。发病后期，可能出现结膜发炎、口腔炎等。

◎**病因**：原发性三叉神经痛的病因目前尚不十分明确，从现代医学来看其发病机制可能是一种致伤因素；继发性三叉神经痛由颅内和颅底骨的肿瘤、血管畸形、蛛网膜粘连增厚等病灶引起。在中医学中本病属"面痛"范畴，本病主要是由于肝郁化火，引动肝风，或风寒外侵、气滞血瘀引发，或者过食煎炸辛辣的食物引起胃炎熏蒸而引起本病。

手部按摩

选穴（部位）：

偏头点、后头点、头顶点、合谷穴、阳溪穴。

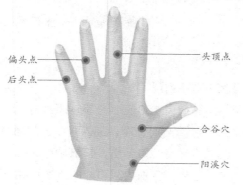

手法：

用艾灸条灸以上穴位各2~3分钟，以局部有热痛感为宜。

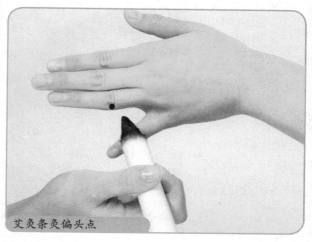

艾灸条灸偏头点

足部按摩

选穴（部位）：

肾、输尿管、膀胱、三叉神经、眼睛、耳朵、心、脾、肝、头部、小脑及脑干、上身淋巴结、肾上腺、上颌、下颌反射区。

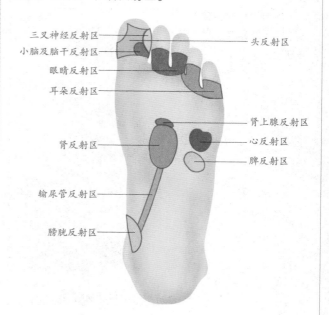

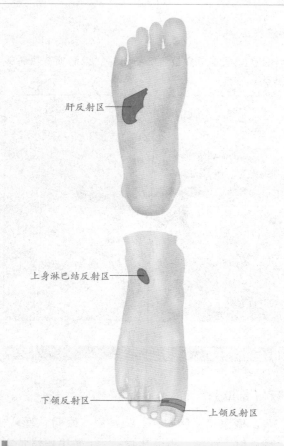

肝反射区

上身淋巴结反射区

下颌反射区 —— —— 上颌反射区

手法:

1 用拇指指腹按揉
肾、输尿管、膀
胱反射区各2分钟。

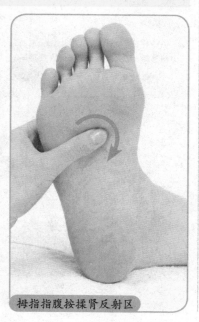

拇指指腹按揉肾反射区

2 用示指中节顶
压三叉神经、
眼睛、耳朵反射区
各2~3分钟。

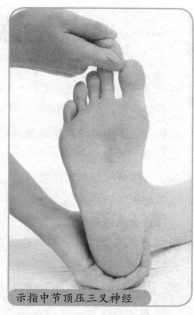

示指中节顶压三叉神经

3 用拇指指端点
按心、脾、肝、
头部、小脑及脑干、
上身淋巴结、肾上
腺、上颌、下颌反
射区各50次。

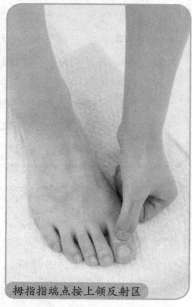

拇指指端点按上颌反射区

食疗小偏方

丹参川芎猪肉汤

原料:猪瘦肉150克,丹参、川芎各15克。

制法:将猪瘦肉洗净,加入丹参、川芎共放砂
锅中,加清水适量炖煮至熟,起锅即可食用。

功效:适用于瘀血内阻引起的三叉神经痛。

面神经麻痹

面瘫是以面部表情肌群运动功能障碍为主要特征的一种常见病，它是一种常见的颅神经疾病，起病不受年龄限制，但以青壮年较为多见。

◎症状：面瘫的症状主要有早起后一侧的面部松弛，口角下垂，向一侧歪斜，眼睑闭合不全，额纹消失，鼻唇沟也变浅，可能会流泪、流涎等，不能够做皱眉、闭目、鼓腮等动作，下额角或者耳后会疼痛，部分患者还可有患侧舌部前2/3的味觉减退、听觉过敏（听任何声音都感觉不舒服，轻声细语都觉得刺耳）等。大部分患者在起病1~2个月内会有较明显的好转。

◎病因：面部神经麻痹多是由面部神经的急性非化脓性炎症导致的。中医认为，面瘫是由于体内气血不足、卫外不固、外感风寒伤害了面部经络而发病。

🖐 手部按摩

选穴（部位）：

合谷穴、阳池穴，大脑、胃脾大肠反射区。

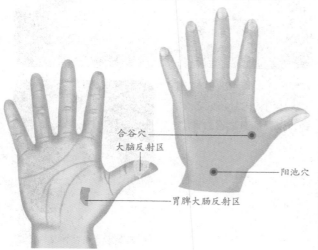

- 合谷穴
- 大脑反射区
- 阳池穴
- 胃脾大肠反射区

手法：

1 用拇指指端按压合谷穴、阳池穴各20次。

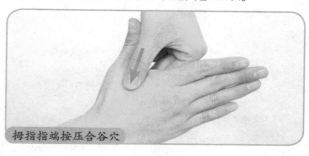

拇指指端按压合谷穴

2 用拇指指端点按脑、胃脾大肠反射区50~100次，以局部有热胀感为宜。

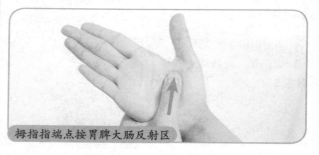

拇指指端点按胃脾大肠反射区

🖐 足部按摩

选穴（部位）：

肾、输尿管、膀胱、脑下垂体、肾上腺、甲状腺、上下身淋巴结、脾、前列腺（男性）或子宫（女性）、生殖腺、尿道反射区。

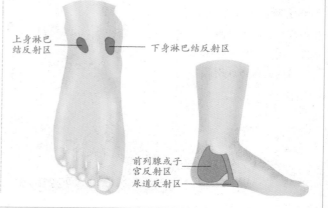

- 上身淋巴结反射区
- 下身淋巴结反射区
- 前列腺或子宫反射区
- 尿道反射区

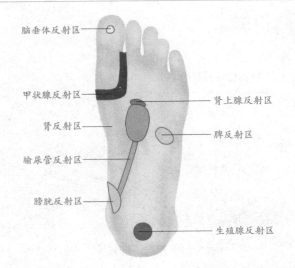

脑垂体反射区

甲状腺反射区

肾反射区

输尿管反射区

膀胱反射区

肾上腺反射区

脾反射区

生殖腺反射区

手法：

1 用拇指指腹推按肾、输尿管、膀胱反射区各5次。

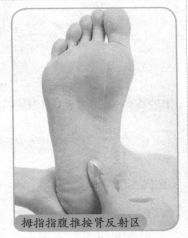

拇指指腹推按肾反射区

2 用示指中节点按脑下垂体、肾上腺、甲状腺、上下身淋巴系统、脾、前列腺（男性）或子宫（女性）、生殖腺、尿道反射区各5~10次。

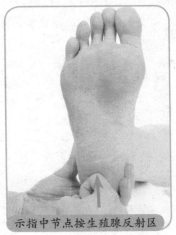

示指中节点按生殖腺反射区

耳部按摩

选穴（部位）：

神门穴、耳郭部、内分泌穴，口、眼、额反射区。

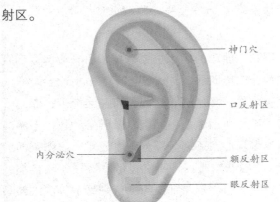

神门穴

口反射区

内分泌穴

额反射区

眼反射区

手法：

1 先由下至上按摩耳郭部5~6次。

2 用按摩棒点按口、眼、额反射区各2分钟。

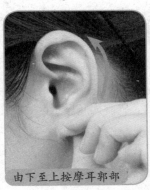

由下至上按摩耳郭部

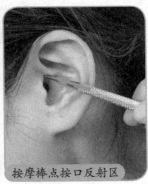

按摩棒点按口反射区

3 用拇指和示指相对提捏神门、内分泌穴各2分钟，以局部有热感为宜。

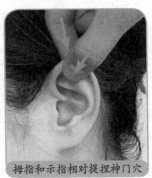

拇指和示指相对提捏神门穴

骨骼系统常见病的手耳足对症按摩

落枕

落枕是一种常见病，是急性单纯性颈部强痛、颈部歪斜、不能转侧。本病好发于青壮年，以冬春季多见。轻者4~5天便可痊愈，重者疼痛严重可延至数周不愈。如果落枕频繁发作，则有患颈椎病的可能。

◎**症状**：落枕多在睡前无任何症状，在晨起时感到一侧颈项强直酸痛、不能转侧或俯仰，颈部活动受限，活动时患侧疼痛加剧，压痛明显，表面看来没有红肿，局部热敷后疼痛减轻。症状较轻的患者一般不治而愈，但如果情况严重，疼痛还会向头部和上肢放射，且延续几周才能痊愈。

◎**病因**：落枕多因睡眠姿势不良，头颈长时间处于过度偏转的状态，或因枕头高低不合适，使头颈处于过伸或过屈的状态，使一侧肌群在较长时间处于高度紧张的状态，以致发生痉挛；少数患者还可因颈部突然扭转致使肌肉扭伤、发生痉挛。落枕在中医学中属"失枕""项筋急"范畴，除了肌肉扭伤、痉挛发病以外，也可因睡眠时感受风寒所致。

手部按摩

选穴（部位）：

合谷穴。

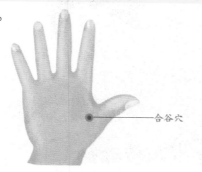

合谷穴

手法：

以拇指指腹按压合谷穴（手背）1分钟。同时转动颈部，以自己所能承受的最大疼痛为宜。

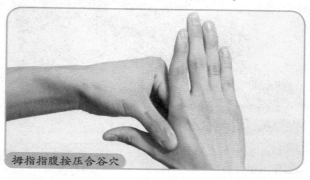

拇指指腹按压合谷穴

足部按摩

选穴（部位）：

颈椎、胸椎、颈项、斜方肌、肩部、肾、腹腔神经丛、输尿管、膀胱反射区。

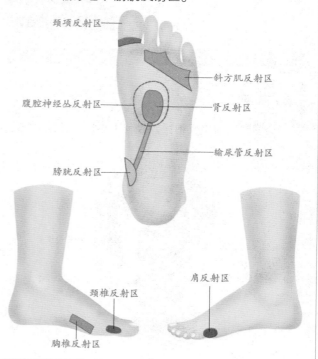

颈项反射区
斜方肌反射区
腹腔神经丛反射区
肾反射区
输尿管反射区
膀胱反射区
颈椎反射区
肩反射区
胸椎反射区

手法：

1 以拇指指端点按颈椎、胸椎反射区 2~3 分钟，以局部感到疼痛为佳。

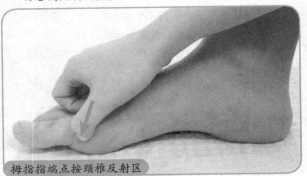

拇指指端点按颈椎反射区

2 以示指中节点按颈项、斜方肌、肩部、肾、腹腔神经丛、输尿管、膀胱反射区各 2~3 分钟。

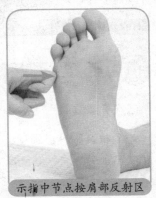

示指中节点按肩部反射区

耳部按摩

选穴（部位）：

交感穴、颈椎反射区、锁骨反射区、肩反射区。

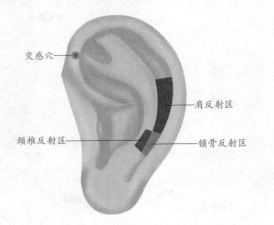

手法：

1 用示指点按交感穴 5 次，每隔 5 秒再重复点按，每次点按 8 个回合。

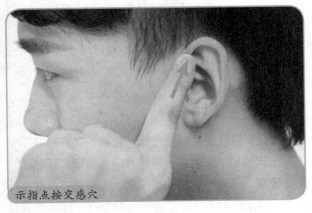

示指点按交感穴

2 用按摩棒点压颈椎反射区和锁骨反射区各 10 次。

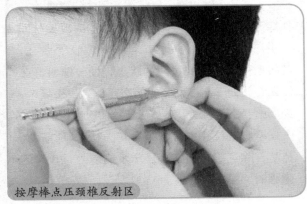

按摩棒点压颈椎反射区

3 用示指和拇指相对捏按肩反射区 1 分钟即可。

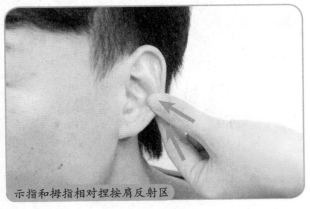

示指和拇指相对捏按肩反射区

颈椎病

颈椎病又称颈椎综合征，主要是颈椎间盘退行性病变、颈椎肥厚增生以及颈部损伤等引起的颈椎骨质增生、椎间盘脱出、韧带增厚等原因刺激或压迫颈脊髓、颈部神经、椎动脉而产生的一系列功能障碍的临床综合征。

◎症状：颈椎病表现为单侧后颈部胀痛、颈项强直，也可出现头晕头痛、上肢麻木、肌肉萎缩，甚至有颈肌痉挛及明确的压痛，疼痛向头后、肩、背部扩散。严重者双下肢痉挛、行走困难，甚至四肢麻痹，大小便障碍，如果颈椎变形压迫血管还可导致昏厥、脑卒中甚至死亡。

◎病因：颈椎病是中、老年人常见病。长期的局部肌肉、韧带、关节囊的损伤，可以引起局部出血水肿，发生炎症改变，在病变的部位逐渐出现炎症机化，并形成骨质增生，影响局部的神经及血管。颈椎病在中医属"痹证"范畴，多是年老体虚或长期劳累导致的肾气不足、气血失调、脾失健运，同时外感风寒、经络受阻所致。

手部按摩

选穴（部位）：

合谷穴、内关穴、颈项反射区。

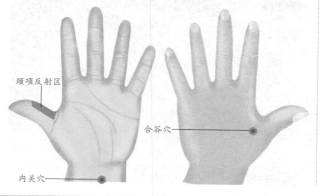

手法：

1 用拇指指腹按揉颈项反射区 3~5 分钟即可。

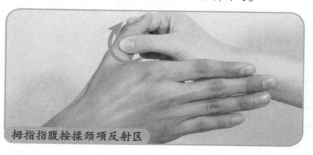

拇指指腹按揉颈项反射区

2 用拇指指腹按揉合谷穴、内关穴各 1~3 分钟。

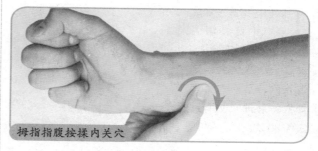

拇指指腹按揉内关穴

足部按摩

选穴（部位）：

解溪穴、足临泣穴、地五会穴、侠溪穴、八风穴、足通谷穴、至阴穴、京骨穴、束骨穴、涌泉穴、颈椎反射区。

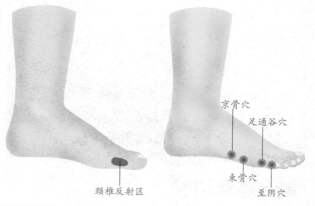

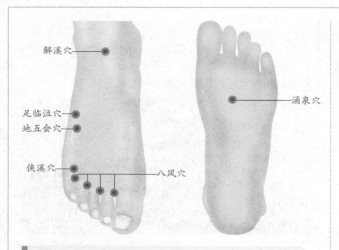

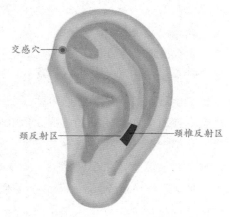

手法:

1 以拇指指腹按揉解溪穴（足外侧）、足临泣穴、地五会穴、侠溪穴、八风穴、足通谷穴、至阴穴、京骨穴、束骨穴、涌泉穴各30次。

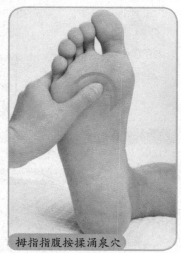

拇指指腹按揉涌泉穴

2 用拇指指腹推压颈椎反射区3~5分钟。

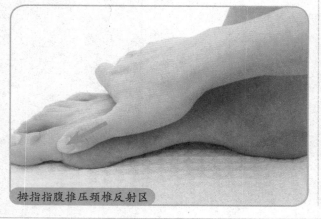

拇指指腹推压颈椎反射区

耳部按摩

选穴（部位）：

颈反射区、颈椎反射区、交感穴。

手法:

1 用示指按压颈反射区和颈椎反射区各1~3分钟。

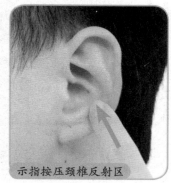

示指按压颈椎反射区

2 用示指按揉交感穴1~3分钟，以局部有酸胀感为宜。

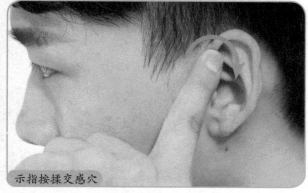

示指按揉交感穴

足跟痛

足跟痛又称脚跟痛，是急慢性损伤所引起的跟骨下滑囊炎、跟骨腱炎或跟骨骨刺而导致的足跟底部局限性疼痛。多数足跟痛患者无明显外伤史，起病较为缓慢，多见于40~60岁的中老年人，或久站的工作者。

◎**症状**：足跟痛通常表现为单侧或双侧足跟或脚底部酸痛、发胀、针刺样痛，虽然表面上看不红不肿但是步履艰难。晨起或天气阴冷时症状加重，剧烈活动之后也会加重。长期足跟痛还可能导致腿部骨骼或关节变形。

◎**病因**：足跟痛可由走路时脚部用力不当或过猛所致；因职业关系长期站立或强力负重、韧带长期处于紧张状态而导致筋骨损伤引发足跟痛。另外跟骨骨刺、足底跖腱膜炎、足底脂肪垫萎缩都会表现为足跟痛。足跟痛在中医学中属"骨痹"范畴，发病原因多与老年肾亏劳损、外伤或感受寒湿有关，所以体质弱、经络不舒再加上寒湿入侵而导致足跟痛的发生。

👆 足部按摩

选穴（部位）：

昆仑穴、涌泉穴、承山穴。

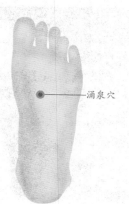

涌泉穴

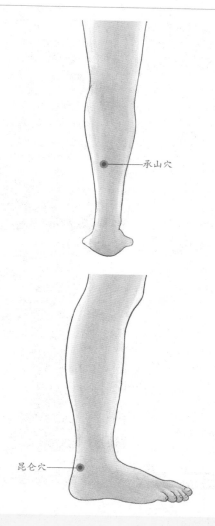

承山穴

昆仑穴

手法：

1 用拇指指腹按揉昆仑穴1~3分钟，以局部有酸胀感为宜。

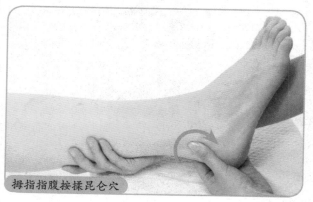

拇指指腹按揉昆仑穴

2 用拇指指腹按揉涌泉穴 3~5 分钟，以足底有热感为度。

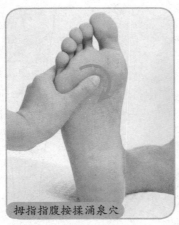

拇指指腹按揉涌泉穴

3 用拇指指端点按承山穴 50 次，以局部有酸胀感为宜。

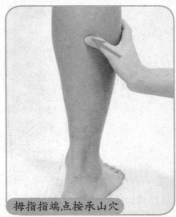

拇指指端点按承山穴

耳部按摩

选穴（部位）：

耳舟及耳郭部、神门穴、肾穴。

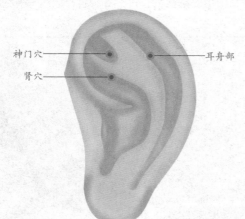

神门穴

肾穴

耳舟部

手法：

1 用拇指和示指相对捏揉耳舟及耳郭部，由下至上 5~6 次。

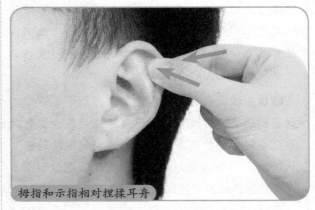

拇指和示指相对捏揉耳舟

2 用示指点按神门穴 5~6 分钟，间隔 1 分钟，反复 3 次，以局部有热胀感为宜。

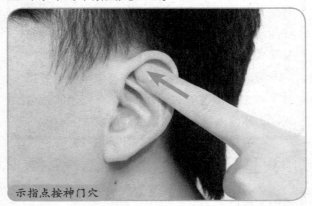

示指点按神门穴

3 用拇指指端揉压肾穴 1~2 分钟，以局部有酸胀感为宜。

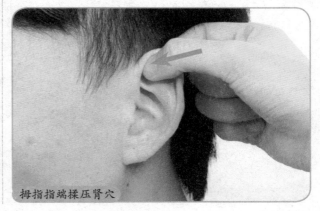

拇指指端揉压肾穴

腰扭伤

腰扭伤是一种常见的外伤疾患，是指腰部肌肉、筋膜、韧带、椎间小关节等急性损伤而引起的腰部疼痛及活动受限的一种病症，俗称"闪腰""扭腰"。

◎症状：腰扭伤的主要症状是腰部不适或腰部持续性剧痛，不能行走和翻身，咳嗽、呼吸等腹部用力活动则疼痛加重。从事体力劳动者较易发生本病。

◎病因：腰扭伤为常见的腰部软组织损伤，与慢性腰肌劳损不同的是，腰扭伤发生在人体运动时用力不当或腰部突然受到闪挫、撞击导致腰部肌肉、韧带遭受牵制所致。另外腰挫裂伤是较为严重的腰部损伤，如高攀、提拉、扛抬重物的过程中，用力过猛或姿势不正，身体配合不当造成腰部的肌肉筋膜、韧带、椎间小关节与关节囊的损伤和撕裂。中医认为本病属"伤筋"范畴，中医认为本病是因外力伤及腰部经筋脊节，气滞血瘀，经气不畅、不通则导致腰痛。

🤚 手部按摩

选穴（部位）：

养老穴、合谷穴、腰椎反射区。

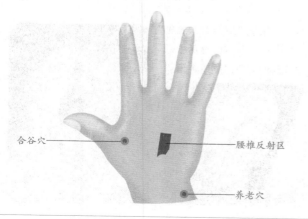

合谷穴
腰椎反射区
养老穴

手法：

1 用拇指指腹按揉养老穴、合谷穴各1~3分钟。

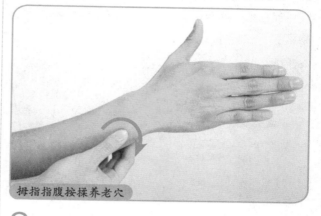

拇指指腹按揉养老穴

2 用拇指按揉靠近桡侧的腰痛点3~5分钟。

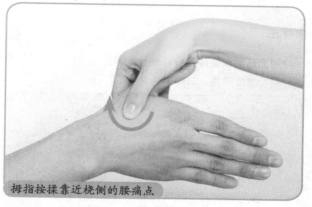

拇指按揉靠近桡侧的腰痛点

3 用拇指指腹推按腰椎反射区5~10分钟，以皮肤发热为宜。

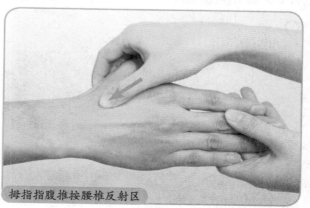

拇指指腹推按腰椎反射区

足部按摩

选穴（部位）：

昆仑穴，腰椎、骶椎、腹腔神经丛、肾上腺反射区。

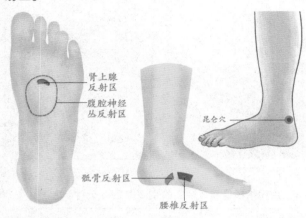

手法：

1 用拇指指腹推按腰椎、骶椎反射区（足内侧）3~5分钟，力度略重，以局部透热为宜。

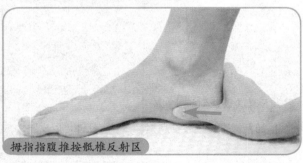

拇指指腹推按骶椎反射区

2 用拇指指腹按揉昆仑穴 1~2 分钟。

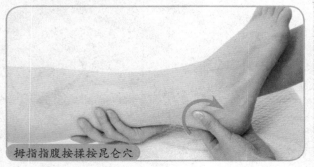

拇指指腹按揉按昆仑穴

3 用拇指指腹按揉腹腔神经丛、肾上腺反射区（足底）各3分钟，力度略重。

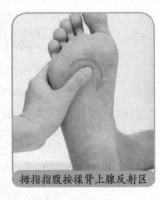

拇指指腹按揉肾上腺反射区

耳部按摩

选穴（部位）：

交感穴、坐骨神经、腰椎反射区。

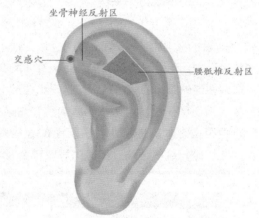

手法：

1 将一粒小米粒置于0.5厘米×0.5厘米的胶布上，贴于坐骨神经、腰椎反射区。同时按压这两个部位，至局部有热痛感为宜。

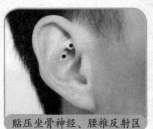

贴压坐骨神经、腰椎反射区

2 用示指按揉交感穴 1~3 分钟。

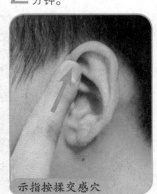

示指按揉交感穴

腰肌劳损

腰肌劳损是指腰部肌肉、韧带、筋膜等腰部肌群的累积性损伤。患者多有腰部过劳或不同程度的外伤史。腰肌劳损与腰椎间盘突出症的区别是：腰肌劳损是局部软组织的损伤，而腰椎间盘突出症是髓核脱出压迫神经而导致的。

◎**症状**：腰肌劳损的主要表现为腰部多有隐痛、酸痛、胀痛，反复发作。劳累后加重，弯腰时疼痛加剧，严重的可引发臀部及大腿胀痛，休息时减轻。患者腰部外形及活动多无异常，也无明显腰肌痉挛。部分患者腰部活动受限。

◎**病因**：长期反复受到外力的牵拉或挤压腰部肌肉、韧带、筋膜、椎间盘而发生组织结构的累积性损伤，如长期久坐、久站、从事重体力劳动、高强度运动等。腰肌劳损在中医学中属"腰腿痛""腰痛"等范畴，多因感受风寒湿邪或腰部过度劳累而损伤筋脉、气血瘀滞、经络不通所致。

🤚 手部按摩

选穴（部位）：

养老穴、合谷穴、后溪穴，膀胱、输尿管、肾、髋关节、下身淋巴结、腰椎反射区。

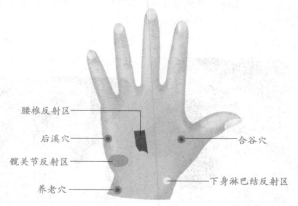

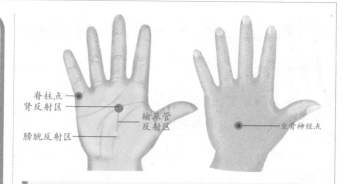

脊柱点
肾反射区
输尿管反射区
膀胱反射区
坐骨神经点

手法：

1 用拇指指腹按揉养老穴、合谷穴、后溪穴各2~3分钟，以局部有酸胀感为宜。

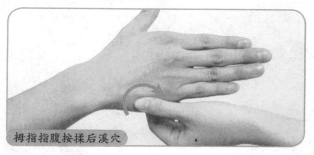

拇指指腹按揉后溪穴

2 用发夹点按腰椎反射区2~3分钟，力度逐渐加大，以局部有胀痛感为宜。

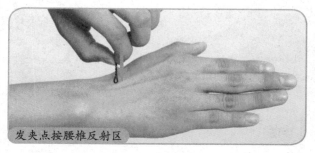

发夹点按腰椎反射区

3 用拇指指腹推按膀胱、输尿管、肾、髋关节、下身淋巴结反射区各1分钟。

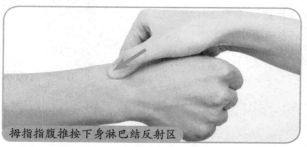

拇指指腹推按下身淋巴结反射区

231

🖐 足部按摩

选穴（部位）：

肾、输尿管、膀胱、腰椎、髋关节、胃、肠、甲状旁腺、肋骨、胸椎反射区。

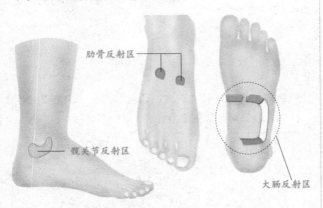

手法：

1 用拇指指腹按揉肾、输尿管、膀胱反射区，每个反射区按摩3分钟，力道适中即可。

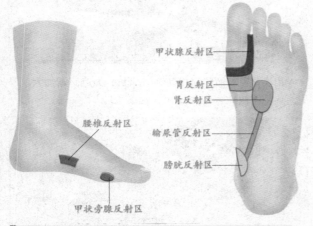

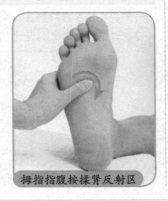

拇指指腹按揉肾反射区

2 用拇指指腹按压腰椎、内外髋关节反射区各5分钟，力道可稍大，用力要和缓。

3 用拇指指端按压胃、肠、甲状旁腺、内外侧肋骨、胸椎反射区各3分钟，用力可稍重。

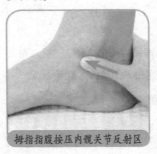

拇指指腹按压内髋关节反射区

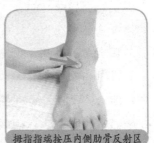

拇指指端按压内侧肋骨反射区

👂 耳部按摩

选穴（部位）：

神门穴，肾、膀胱、腰骶椎、皮质下反射区。

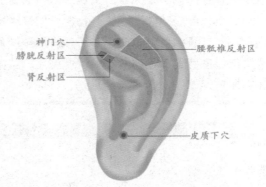

手法：

1 用拇指指端按压肾反射区2分钟，以局部有热感为宜。

2 用示指和拇指相对捏揉神门穴、皮质下穴和腰骶椎反射区各2分钟，两耳交替进行，以可耐受为度。

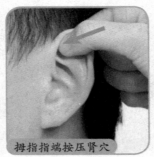

拇指指端按压肾穴

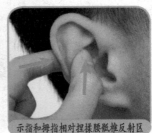

示指和拇指相对捏揉腰骶椎反射区

膝关节炎

　　膝关节炎是膝关节的常见疾病，以软骨的慢性磨损为特点，常在中老年发病。关节炎泛指发生在人体关节及其周围组织的炎性疾病，本病是能够治愈也是能够预防的。

◎**症状**：关节炎的症状根据其类型而异。主要特征是关节红肿、热、痛和功能障碍。膝关节炎起病一般单侧或双侧均可见。早期表现为坐起立行时觉得膝部酸痛不适，走一会儿可得到恢复。随着疾病的发展，渐渐地上下楼梯或下蹲都有些困难，需手在膝盖上撑助才行。多走之后膝关节可出现肿胀。到最后甚至可出现膝关节畸形。

◎**病因**：关节炎有多种类型，不同类型的关节炎病因不一样。比如，风湿性关节炎是风湿热的表现；类风湿性关节炎与环境、细胞、病毒、遗传、性激素及神经精神状态等因素有关；外伤性关节炎多因外伤或持续慢性劳损引起关节软骨发生退行性病变或形成骨刺；骨性关节炎是因为关节病变等。中医认为，本病可由慢性劳损、受寒或者是年老体弱、气血不足、肝肾亏虚引发。

手部按摩

选穴（部位）：

　　合谷穴、外劳宫穴，膝关节、肾反射区。

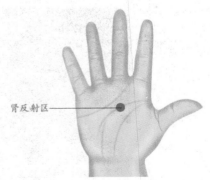

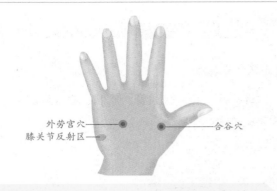

手法：

1 用拇指指端点按合谷穴、外劳宫穴各100次。

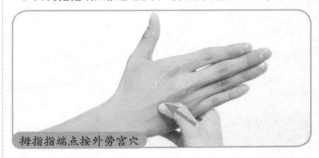

拇指指端点按外劳宫穴

2 用拇指指腹推按膝关节反射区100次。

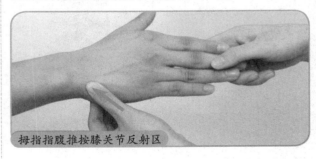

拇指指腹推按膝关节反射区

3 用拇指指腹按揉肾反射区1~3分钟，以透热为度。

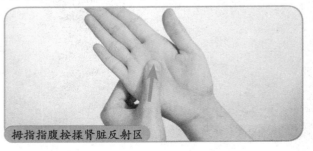

拇指指腹按揉肾脏反射区

足部按摩

选穴（部位）：

肾、肾上腺、输尿管、膀胱、腹腔神经丛、膝关节反射区。

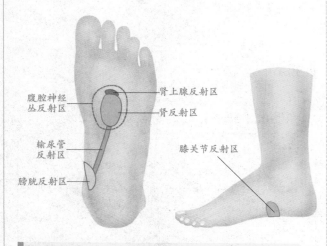

腹腔神经丛反射区
肾上腺反射区
肾反射区
输尿管反射区
膀胱反射区
膝关节反射区

手法：

1 用示指中节刮压肾、肾上腺、输尿管、膀胱（足底）、腹腔神经丛反射区各2~3分钟。

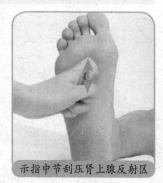

示指中节刮压肾上腺反射区

2 用拇指指端点按膝关节反射区（足外侧）5~10分钟。

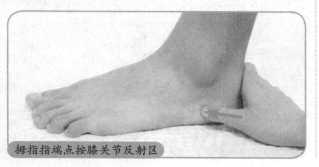

拇指指端点按膝关节反射区

耳部按摩

选穴（部位）：

耳郭部，膝、肾、脾反射区。

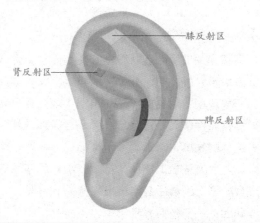

膝反射区
肾反射区
脾反射区

手法：

1 先由上至下按摩耳郭部5~6次。

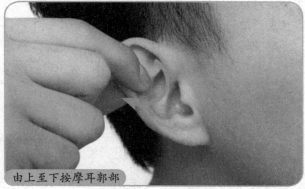

由上至下按摩耳郭部

2 用按摩棒点按膝、肾、脾反射区各2分钟，以局部有热感为宜，两耳交替进行。

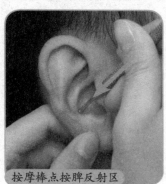

按摩棒点按脾反射区

颈肩酸痛

颈肩酸痛在日常生活中很常见，这种症状如果不及时处理，有可能转化为慢性炎症。

◎**症状**：颈肩酸痛就是以颈部、肩关节疼痛和功能障碍为主的一种状态，常见于长期伏案或面对电脑工作，精神高度紧张的上班族。

◎**病因**：现代医学认为颈肩酸痛主要是由于颈筋两侧的淋巴和血液循环不畅、淋巴管萎缩、肩背肌肉纠结、乳酸大量堆积、人体新陈代谢不足所致。中医认为本病是由于气血不足、肝肾亏虚引起血不荣筋、经络阻塞所致。

手部按摩

选穴（部位）：

合谷穴、外劳宫穴，肩关节、斜方肌反射区。

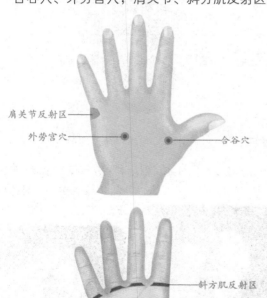

肩关节反射区
外劳宫穴
合谷穴

斜方肌反射区

手法：

1 用拇指和示指相对捏拿合谷穴、外劳宫穴 2~3 分钟，以局部有酸胀感为宜。

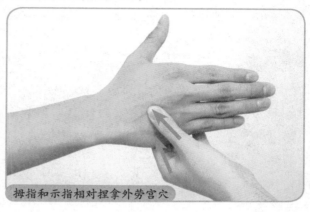

拇指和示指相对捏拿外劳宫穴

2 用拇指指端点揉肩关节反射区 5~10 分钟。

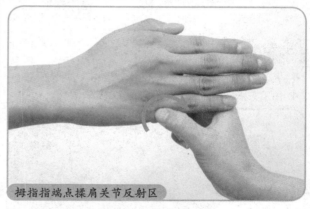

拇指指端点揉肩关节反射区

3 用拇指指腹推压斜方肌反射区 3~4 分钟，以有透热感为度。

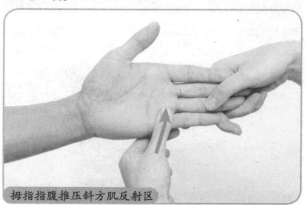

拇指指腹推压斜方肌反射区

足部按摩

选穴（部位）：

隐白穴、至阴穴、太溪穴，脑干、颈项反射区。

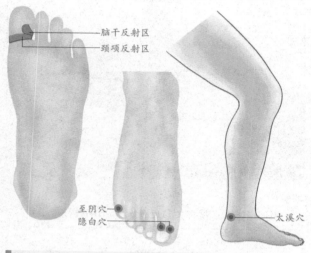

脑干反射区
颈项反射区
至阴穴
隐白穴
太溪穴

手法：

1 用发夹点按隐白穴、至阴穴各 7~15 次。

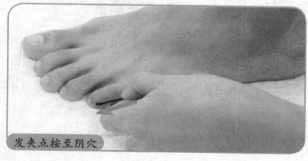

发夹点按至阴穴

2 用拇指指腹按揉太溪穴 1~2 分钟，以局部有酸胀感为宜。

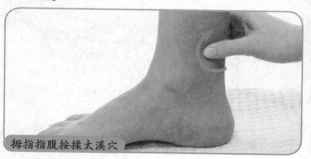

拇指指腹按揉太溪穴

3 用拇指指腹按压脑干、颈项反射区各 3~4 分钟。

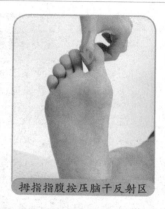

拇指指腹按压脑干反射区

耳部按摩

选穴（部位）：

皮质下穴、内分泌反射区。

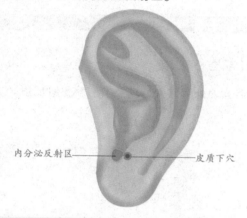

内分泌反射区
皮质下穴

手法：

1 用示指点按内分泌反射区 50 次。

2 用示指按揉皮质下穴 1~2 分钟，以局部有酸胀感为宜。

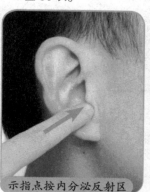

示指点按内分泌反射区

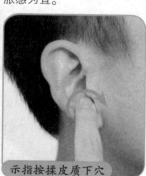

示指按揉皮质下穴

坐骨神经痛

坐骨神经痛是指由各种因素刺激和压迫导致坐骨神经通路及其分布区域疼痛的一组综合征。本病多见于中老年男性。

◎症状：坐骨神经痛初期有下背部酸痛和腰部僵直感，或者在发病前数周，在走路和运动时，下肢有短暂的疼痛，随着病情的发展，疼痛会越来越剧烈，本病的疼痛呈放射性，是沿坐骨神经通路即腰、臀部向大腿后侧、小腿后外侧和足外侧放射的疼痛。

◎病因：坐骨神经痛按病损部位分根性和干性坐骨神经痛两种，前者多见。根性坐骨神经痛病变位于椎管内，病因主要是腰椎间盘突出，其次有椎管内肿瘤、腰椎结核、腰骶神经根炎等。干性坐骨神经痛的病变主要是在椎管外坐骨神经行程上，病因有骶髂关节炎、盆腔内肿瘤、妊娠子宫压迫、臀部外伤、梨状肌综合征、臀肌注射不当以及糖尿病等。中医认为，本病属"筋痹"范畴，主要是由肝肾阴虚、气血不足加之风邪侵袭而引发。

🖐 手部按摩

选穴（部位）：

后溪穴、中渚穴。

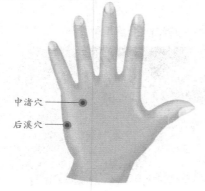

中渚穴
后溪穴

手法：

用 拇指指端按压后溪穴、中渚穴各2分钟，以局部有酸胀感为宜。

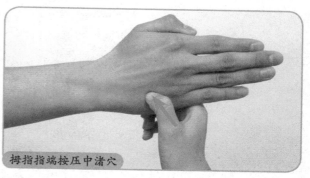

拇指指端按压中渚穴

🖐 足部按摩

选穴（部位）：

申脉穴、昆仑穴、腹腔神经丛反射区。

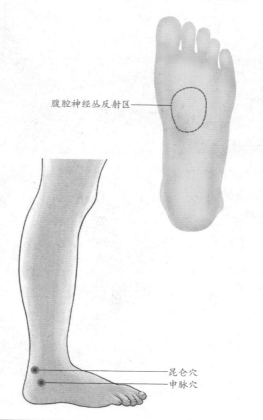

腹腔神经丛反射区

昆仑穴
申脉穴

手法:

1 用拇指指端点按申脉穴 3 分钟。

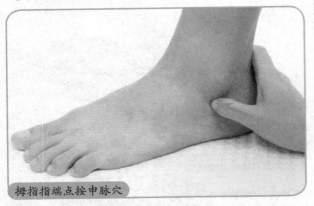

拇指指端点按申脉穴

2 用拇指指腹按揉昆仑穴 2~3 分钟，以局部有酸胀感为宜。

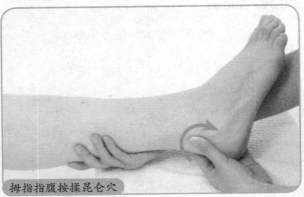

拇指指腹按揉昆仑穴

3 两手拇指相对揉按腹腔神经丛反射区 3~5 分钟。

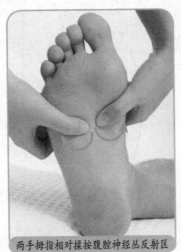

两手拇指相对揉按腹腔神经丛反射区

耳部按摩

选穴（部位）:

耳郭部、神门穴、胸反射区。

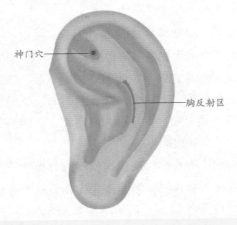

神门穴

胸反射区

手法:

1 先由下至上按揉耳郭部 3~6 次。

2 用示指点按神门穴 2~3 分钟。

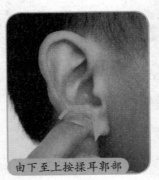

由下至上按揉耳郭部

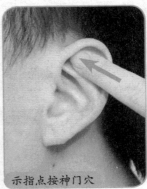

示指点按神门穴

3 用示指和拇指相对提拉胸反射区 50 次。

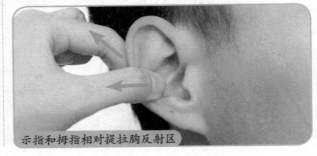

示指和拇指相对提拉胸反射区

骨质增生

骨质增生是中老年人的常见病、多发病，又称增生性、肥大性、退行性关节病。

◎**症状**：骨质增生以颈椎骨质增生、腰椎骨质增生、膝关节骨质增生最为常见，症状分别为：颈椎骨质增生是颈项部有疼痛、僵硬的感觉，活动受限、颈部活动有弹响声，疼痛常由颈项向肩部和上肢放射，手和手指有麻木、触电样感觉，可因颈部活动而加重；腰椎骨质增生是腰椎及腰部软组织酸痛、胀痛、僵硬与疲乏感，甚至弯腰受限；膝关节骨质增生是初起膝关节疼痛不严重，随着病程的发展会出现膝关节疼痛僵硬、膝关节发软、易摔倒、蹲起时疼痛、僵硬的症状，严重时，关节酸痛胀痛、畸形，功能受限，部分关节积液，局部有明显肿胀、压缩现象等。

◎**病因**：现代医学将骨质增生分为原发性和继发性两类，原发性骨质增生与年龄和长期劳累有关，而继发性骨质增生则多与关节损伤、发育畸形有关。中医认为，此病与外伤、劳损、瘀血阻络、感受风寒湿邪、痰湿内阻、肝肾亏虚等有关。

🖐 手部按摩

选穴（部位）：

外关穴、合谷穴、肝反射区。

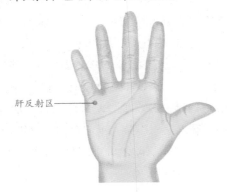

肝反射区

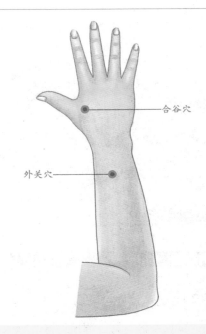

合谷穴

外关穴

手法：

1 用拇指指端点按外关穴 1~3 分钟，以局部有酸胀感为宜。

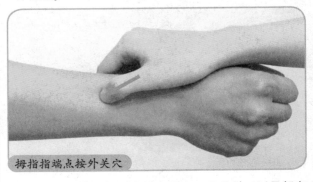

拇指指端点按外关穴

2 用拇指和示指相对拿捏合谷穴 1~3 分钟，以局部有酸胀感为宜。

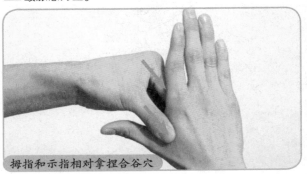

拇指和示指相对拿捏合谷穴

3 用拇指指腹按揉肝反射区 3~5 分钟，以局部有酸麻胀痛为宜。

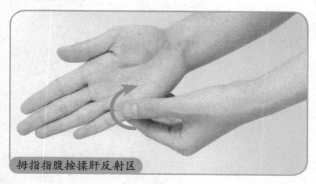

拇指指腹按揉肝反射区

足部按摩

选穴（部位）：

太溪穴、肾反射区、肾上腺反射区。

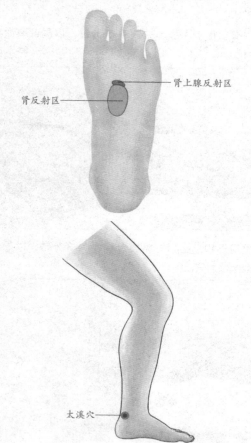

肾上腺反射区
肾反射区
太溪穴

手法：

1 用拇指指腹按揉太溪穴 3~5 分钟，以局部有痛感为宜。

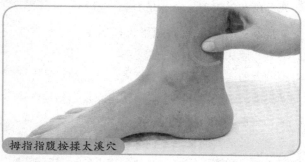

拇指指腹按揉太溪穴

2 用拇指指腹推按肾反射区和肾上腺反射区各 1~3 分钟。

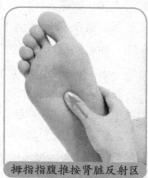

拇指指腹推按肾脏反射区

食疗小偏方

羊肉胡萝卜汤

原料：羊肉（瘦）280 克，草果 3 克，豌豆 50 克，香菜 10 克，山药 100 克，胡萝卜 150 克，黄酒 10 克，葱白、姜、胡椒 盐、醋少许。

制法：将羊肉洗净，去筋膜，切小块；豌豆洗净，胡萝卜洗净切细丝；山药去皮刮净，切成薄片；香菜洗净；生姜洗净切片；葱洗净切段；草果仁装入小纱布袋口内扎口；将羊肉块用沸水焯一下，放入锅内；再加入胡萝卜丝、山药片、葱白、姜片、黄酒、草果仁布袋、胡椒粉以及适量清水，炖至羊肉酥烂，捞去葱、姜、草果仁布袋，加入豌豆煮沸；最后调入盐、香菜、醋起锅即可食用。

功效：具有温补脾肾之功效，适于脾肾阳虚症型骨质增生症患者食用。

腰椎间盘突出症

腰椎间盘突出症又称腰椎间盘纤维环破裂髓核突出症，"腰突症"是腰椎间盘突出症的简称。本病临床上好发于腰4~5椎椎间隙，20~40岁的青壮年，常见于劳动强度大、长期伏案工作的人群。

◎**症状**：多数患者有腰部外伤史或扭伤史。腰痛伴坐骨神经痛是本病的主要症状，疼痛从臀部开始沿大腿内侧向下至腘窝的放射痛，最后发散至足背外侧。活动时疼痛加剧，咳嗽、打喷嚏、排便时疼痛加剧，步行、弯腰等也能使疼痛加剧。屈髋、屈膝卧床休息疼痛得以减轻。大腿及小腿外侧皮肤感觉麻木、发凉。

◎**病因**：腰椎间盘的髓核有不同程度的退行性改变，在搬运重物时过度用力或跌伤致纤维环破裂，髓核裂口向后侧方突出，压迫或刺激神经根而引发腰椎间盘突出症。本病在中医学中属"腰腿痛"范畴。中医认为，自身体质衰弱、后天失养、劳损使得肾精亏虚，从而导致骨髓经脉失养而引发本病。

✋ 手部按摩

选穴（部位）：

后溪穴、腰椎反射区。

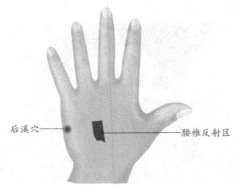

后溪穴 —— 腰椎反射区

手法：

1 以拇指指端点按后溪穴（手掌）3~5分钟，以局部有酸胀感为宜。

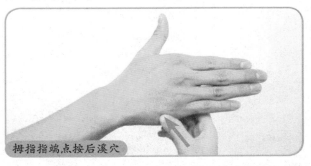

拇指指端点按后溪穴

2 以拇指指腹按揉腰椎反射区3~5分钟，以局部有热胀感为宜。

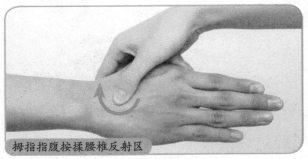

拇指指腹按揉腰椎反射区

✋ 足部按摩

选穴（部位）：

太冲穴，内、外髋关节、腰椎、骶椎反射区。

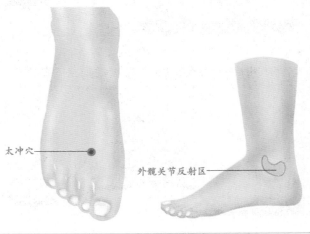

太冲穴 —— 外髋关节反射区

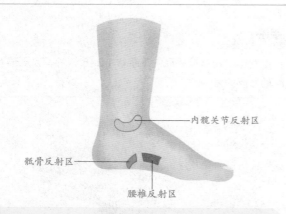

内髁关节反射区

骶骨反射区

腰椎反射区

手法:

1 以拇指指腹按揉太冲穴1~3分钟，以局部有酸麻感为宜。

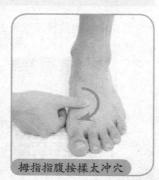

拇指指腹按揉太冲穴

2 用拇指指腹推压内外髁关节反射区3分钟。

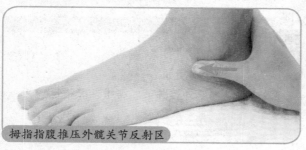

拇指指腹推压外髁关节反射区

3 用拇指指腹推腰椎反射区、骶椎反射区各5~8分钟。

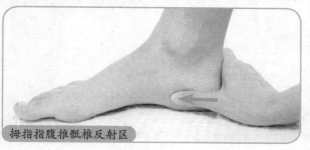

拇指指腹推骶椎反射区

耳部按摩

选穴（部位）:

交感穴、肾反射区、腰骶椎反射区。

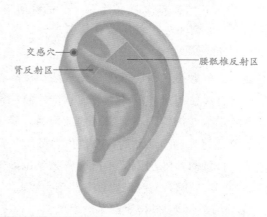

交感穴

肾反射区

腰骶椎反射区

手法:

1 用示指按揉交感穴、肾反射区各1~3分钟。

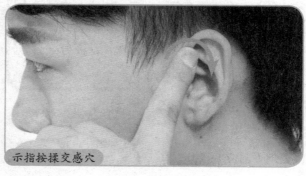

示指按揉交感穴

2 用示指和拇指相对捏压腰骶椎反射区1~3分钟，以局部有热感为宜。

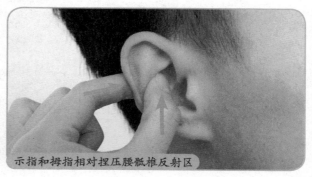

示指和拇指相对捏压腰椎反射区

内分泌系统常见病的手耳足对症按摩

肥胖症

肥胖是指一定程度的明显超重与脂肪层过厚，是体内脂肪，尤其是三酰甘油积聚过多而导致的一种状态。

◎**症状**：肥胖症的主要症状是明显超重，脂肪层过厚，体内脂肪，尤其是三酰甘油积聚过多，直接表现为脸、脖子、腹部等诸多身体部位肥大。

◎**病因**：由于食物摄入过多或机体代谢的改变，导致体内脂肪积聚过多，造成体重过度增长并引起人体病理、生理改变或潜伏。肥胖还有先天性遗传导致的，或是后天疾病或药物影响产生。而中医学认为，肥胖是因嗜食肥甘厚味，胃肠积热，或饮食不节，喜夜食或精神过度紧张，干扰较大，或肝郁脾虚，或气（阳）虚，或用药不当等因素所致。

🖐 手部按摩

选穴（部位）：

合谷穴、胃脾大肠区反射区。

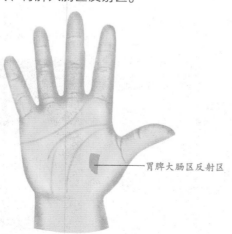

胃脾大肠区反射区

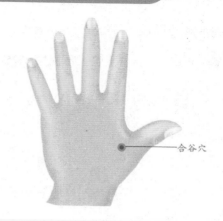

合谷穴

手法：

1 用拇指指腹掐按胃脾大肠区反射区，时间可稍长，力度要重，以感觉胀痛为佳。为了避免造成反效果，一定要以强力刺激该反射区。

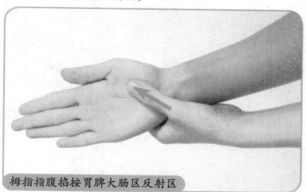

拇指指腹掐按胃脾大肠区反射区

2 以拇指指端点按合谷穴（手背）1分钟，再以相同手法按摩对侧合谷穴。

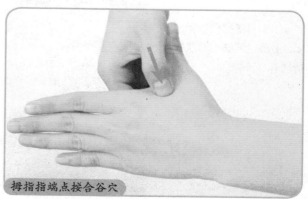

拇指指端点按合谷穴

足部按摩

选穴（部位）：

脑下垂体、肾、肾上腺、膀胱、输尿管反射区。

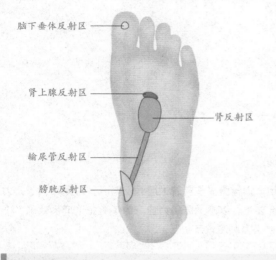

- 脑下垂体反射区
- 肾上腺反射区
- 肾反射区
- 输尿管反射区
- 膀胱反射区

手法：

1 以示指中节点按脑下垂体反射区 30~50 次。

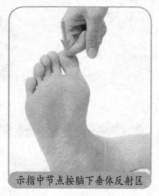

示指中节点按脑下垂体反射区

2 以拇指指腹推按肾、肾上腺、膀胱、输尿管反射区各 2 分钟。

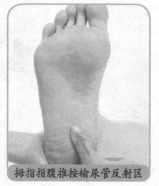

拇指指腹推按输尿管反射区

耳部按摩

选穴（部位）：

神门穴，肝、脾、胰胆、肾、小肠、胃、肺、内分泌反射区。

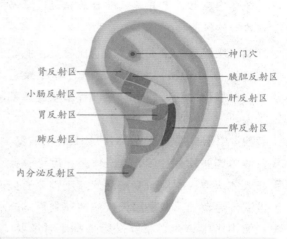

- 神门穴
- 肾反射区
- 胰胆反射区
- 小肠反射区
- 肝反射区
- 胃反射区
- 脾反射区
- 肺反射区
- 内分泌反射区

手法：

1 将王不留行籽或莱菔子置于 0.5 厘米 ×0.5 厘米的胶布中间，然后贴压以上任意 3~4 个穴（部）位，每两天粘贴 1 次，下一次应间隔 1 天再贴压，10 次为一个疗程。

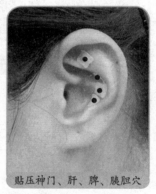

贴压神门、肝、脾、胰胆穴

2 用示指按压贴敷所选穴位（部）6~8 次，以局部有痛感为宜。

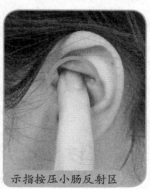

示指按压小肠反射区

糖尿病

　　糖尿病是一种常见的内分泌代谢性疾病。是由多种原因引起的胰岛素分泌或作用障碍，临床以血糖升高为主要标志。血糖过高容易引起全身多种物质的代谢障碍，如糖、蛋白质、脂肪、电解质等。

◎**症状**：临床上以血糖高为主要表现，任何时候血浆血糖 >11.1 毫摩尔 / 升（mmol/L）或空腹血浆血糖 >7 毫摩尔 / 升（mmol/L）、空腹全血血糖 >6.7 毫摩尔 / 升（mmol/L）即为糖尿病。糖尿病患者早期无症状，疾病发展到后期为典型的"三多一少"的症状，即多尿、多饮、多食、体重减轻，还可伴有精神不振、皮肤瘙痒、四肢麻木、视力障碍等症状。

◎**病因**：遗传因素和环境因素以及两者间复杂的相互作用是引起糖尿病的主要原因。另外，胰岛病变致胰岛素绝对或相对分泌不足、分泌变异胰岛素等是发生糖尿病的基本环节。糖尿病在中医学中属"消渴症"范畴，多因过食肥甘之物、温热内蕴、劳累过度、情志不疏或肾虚精亏、肺胃燥热所致。

手部按摩

选穴（部位）：

合谷穴、养老穴。

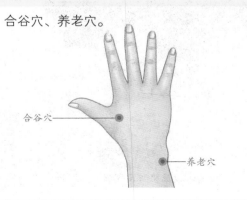

手法：

1 用拇指指端掐按合谷穴（手背）50 次。

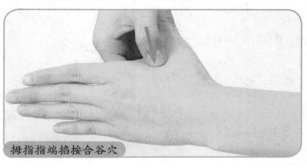

拇指指端掐按合谷穴

2 用拇指指端点按养老穴（手背）50 次。

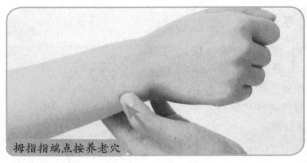

拇指指端点按养老穴

足部按摩

选穴（部位）：

足三里穴、三阴交穴，肾、肾上腺、输尿管、膀胱、腹腔神经丛反射区。

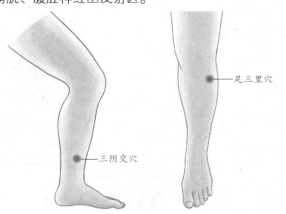

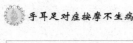

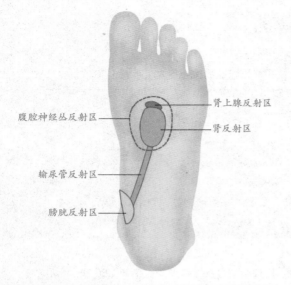

肾上腺反射区

腹腔神经丛反射区

肾反射区

输尿管反射区

膀胱反射区

手法:

1 用拇指指腹推按肾、肾上腺、输尿管、膀胱（足底）、腹腔神经丛反射区各2分钟。

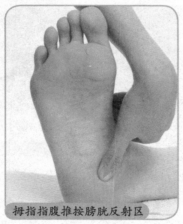

拇指指腹推按膀胱反射区

2 用拇指指端点揉足三里穴、三阴交穴各3分钟。

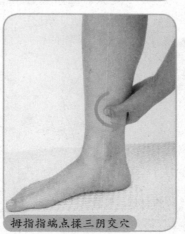

拇指指端点揉三阴交穴

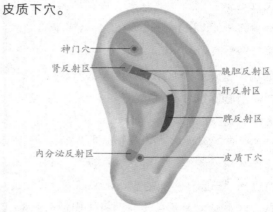

耳部按摩

选穴（部位）:

　神门穴，肾、肝、脾、内分泌、胰胆反射区，皮质下穴。

神门穴

肾反射区

胰胆反射区

肝反射区

脾反射区

内分泌反射区

皮质下穴

手法:

1 将王不留行籽或莱菔子置于0.5厘米×0.5厘米的胶布中间，然后贴压以上任意2~4个穴（部）位，1次贴敷两天，每周贴2次，10次为一个疗程。

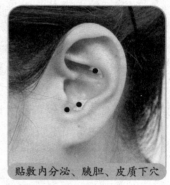

贴敷内分泌、胰胆、皮质下穴

2 用拇指和示指相对按压贴敷所选穴（部）位3~5次，以局部有痛感为宜。

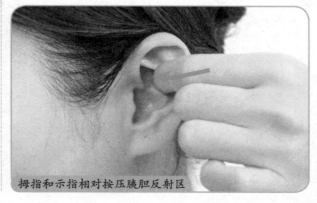

拇指和示指相对按压胰胆反射区

甲亢

甲亢的全称是甲状腺功能亢进症，是一种自身免疫性疾病。

◎**症状**：甲亢的主要表现为心慌、怕热、多汗、皮肤潮湿、食欲亢进、消瘦、体重下降、失眠、乏力、情绪激动、思想不集中、甲状腺肿大、眼球突出等。

◎**病因**：本病是因多种原因引起甲状腺激素分泌过多，使得人体氧化过程加快，代谢率增高而引发本病。现在临床上按病因将甲亢分为甲状腺性甲亢、垂体性甲亢、药源性甲亢、甲状腺炎伴甲亢、家族性甲状腺肿伴甲亢等。中医认为，引发甲亢的主要原因有气滞血瘀、肝火旺、痰凝等。

👋 手部按摩

选穴（部位）：

神门穴、内关穴、手三里穴、脑下垂体反射区。

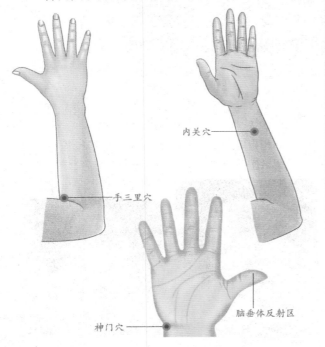

手法：

1 用拇指指腹按揉神门穴、内关穴、手三里穴，每个穴位按摩 3 分钟，力道和缓适中。

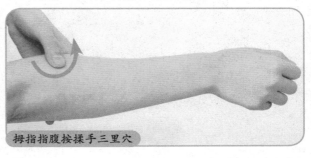

拇指指腹按揉手三里穴

2 用拇指指端点揉脑下垂体反射区 3~5 分钟。

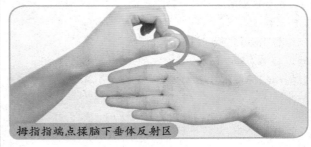

拇指指端点揉脑下垂体反射区

👋 足部按摩

选穴（部位）：

阴陵泉穴、三阴交穴、太冲穴、甲状旁腺反射区、肾反射区、脾反射区。

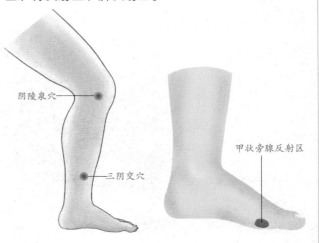

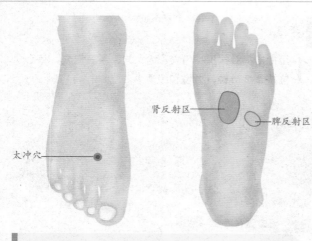

太冲穴

肾反射区

脾反射区

手法：

1 每天按摩阴陵泉、三阴交、太冲等穴位各1次，按摩时间以晚上为佳，每次以拇指指腹按压3~5分钟。

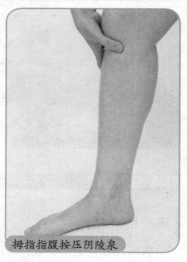
拇指指腹按压阴陵泉

2 用拇指扣指法对甲状旁腺反射区进行推压，以出现酸胀感为宜。

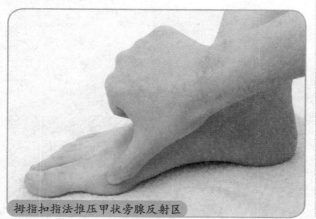
拇指扣指法推压甲状旁腺反射区

3 用示指中节对肾反射区进行顶压，出现胀痛感后再坚持1分钟左右即可停止。

4 用拇指指端点按脾反射区25次左右。

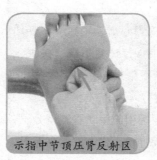
示指中节顶压肾反射区

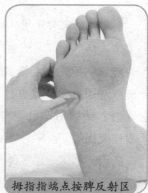
拇指指端点按脾反射区

耳部按摩

选穴（部位）：

枕穴、肾反射区、内分泌反射区。

肾反射区

内分泌反射区

枕穴

手法：

1 用示指指端推按内分泌反射区1~3分钟。

2 以示指和拇指相对揉压枕穴和肾反射区1~2分钟。

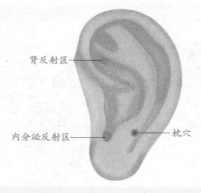

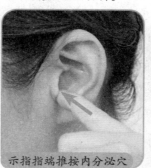
示指指端推按内分泌穴

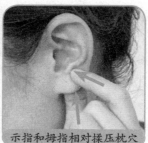
示指和拇指相对揉压枕穴

更年期综合征

更年期综合征是由雌激素水平下降而引起的一系列症状。女性更年期通常发生在45~50岁开始停经的这段时间。更年期综合征只是绝经期妇女诸多问题中的一种,是指以自主神经紊乱和内分泌失调而引发的一组症候群。

◎**病症:** 更年期综合征主要临床表现为绝经,即月经永久停止,它标志着卵巢功能减退,生育能力消失,同时伴随烦躁易怒、头晕、失眠、心悸、多汗、血压升高、阵发性面部潮红等一系列症状。

◎**病因:** 在绝经期,由于卵巢功能减退,垂体功能亢进,分泌过多的促性腺激素使女性体内的内分泌环境发生较大的变化,部分妇女对此变化不能适应,可出现以自主神经功能失调为主的一系列症状。中医认为,人在中年到老年这一时期,肾气渐衰,精血不足,脏腑功能失调,所以出现了更年期综合征。

手部按摩

选穴(部位):

神门穴、内关穴、劳宫穴、外关穴、合谷穴、肾、腹腔神经丛(手掌)、生殖腺、子宫、心、肝、脾反射区。

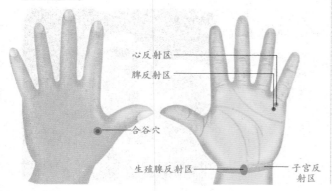

心反射区
脾反射区
合谷穴
生殖腺反射区
子宫反射区

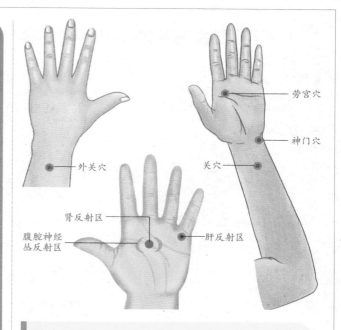

劳宫穴
神门穴
关穴
外关穴
肾反射区
腹腔神经丛反射区
肝反射区

手法:

1 以拇指指端点按肾、腹腔神经丛、生殖腺、子宫、心、肝、脾等反射区各50~100次,以局部有热胀感为宜。

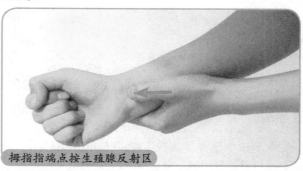

拇指指端点按生殖腺反射区

2 以拇指指端点按神门穴、内关穴、劳宫穴、外关穴、合谷穴各1~2分钟。

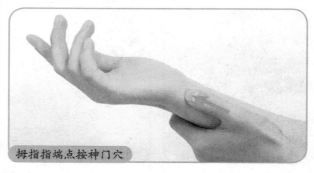

拇指指端点按神门穴

足部按摩

选穴（部位）：

阳陵泉穴、腹腔神经丛、肾上腺、肾、膀胱、尿道反射区。

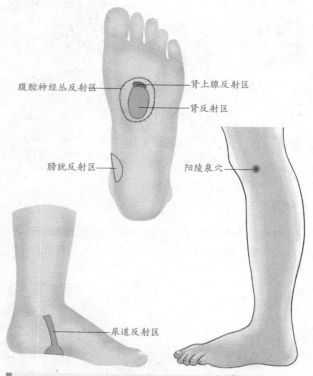

腹腔神经丛反射区

肾上腺反射区

肾反射区

膀胱反射区

阳陵泉穴

尿道反射区

手法：

1 以示指中节推压腹腔神经丛、肾上腺、肾、膀胱、尿道反射区各5次，以局部有热感为宜。

2 用拇指指腹按揉阳陵泉穴3分钟。

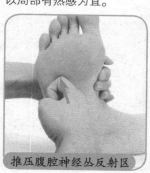

推压腹腔神经丛反射区

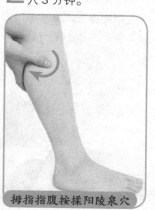

拇指指腹按揉阳陵泉穴

耳部按摩

选穴（部位）：

神门穴、耳尖穴、交感穴、皮质下穴、心、肝、肾、内生殖器、内分泌反射区。

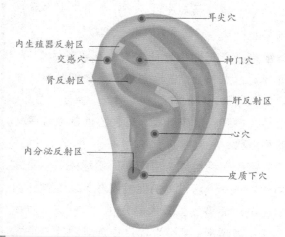

内生殖器反射区

交感穴

肾反射区

内分泌反射区

耳尖穴

神门穴

肝反射区

心穴

皮质下穴

手法：

1 将小米置于0.5厘米×0.5厘米的胶布中间，然后贴压以上任意2~3个穴（部）位，1次贴敷两天，两耳交替进行。

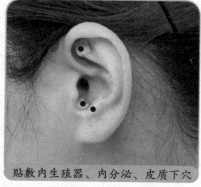

贴敷内生殖器、内分泌、皮质下穴

2 用按摩棒点按所贴敷穴（部）位6~9次，以局部有热痛胀感为宜。

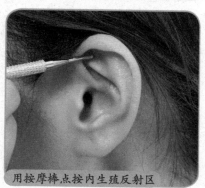

用按摩棒点按内生殖反射区

泌尿、生殖系统常见病的手耳足对症按摩

尿路感染

尿路感染，又称泌尿道感染，就是病原体经尿道口上行感染，或血行感染尿路黏膜，或组织引起的尿路炎症。临床上一般将本病分为单纯型和复杂型两种，以女性较为多见。

◎**症状**：本病常见的临床表现有急性尿道综合征，即尿频、尿急和（或）尿痛症状，而中段尿细菌定量培养阴性者，但有的患者也可无症状，或者出现发热、夜间盗汗、厌食，伴有腹痛和背部疼痛等慢性炎症症状。

◎**病因**：尿路感染的常见原因是致病菌侵入尿道所致，体质差，免疫力低下或者女性个人卫生意识不强均可导致泌尿系感染。中医认为，本病与"淋症"相似，但又不完全相同，本病的病因以湿热为主，病变部位主要在肾与膀胱，与肝、脾、肺等脏腑有关，病初多为邪实之证，久病则由实转虚；如邪气未尽，正气已伤，则表现为虚实夹杂的证候。

手部按摩

选穴（部位）：

夜尿点、肾反射区、外关穴、合谷穴。

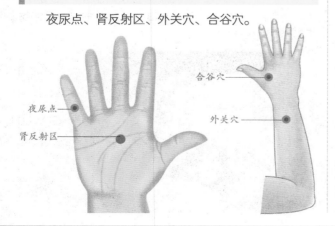

手法：

1 用拇指指端点按夜尿点、肾反射区各50次。

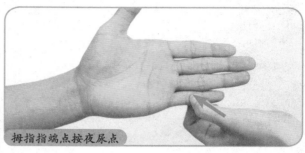

拇指指端点按夜尿点

2 用拇指指腹按揉外关穴、合谷穴各1~2分钟。

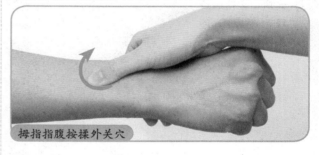

拇指指腹按揉外关穴

足部按摩

选穴（部位）：

肾、输尿管、膀胱、尿道、脾、肾上腺、前列

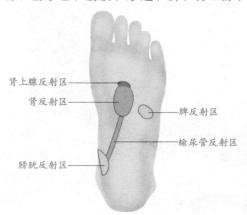

肾上腺反射区
肾反射区
脾反射区
输尿管反射区
膀胱反射区

腺、子宫、扁桃体、上身淋巴结、下身淋巴结反射区。

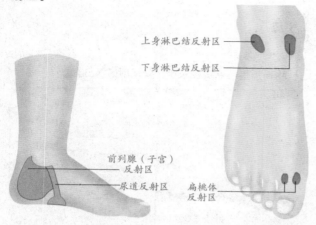

上身淋巴结反射区
下身淋巴结反射区
前列腺（子宫）反射区
尿道反射区
扁桃体反射区

手法：

1 先用拇指指腹按揉肾、输尿管、膀胱反射区各 2 分钟。

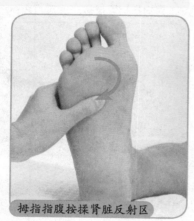

拇指指腹按揉肾脏反射区

2 用示指中节按揉尿道反射区 3 分钟。

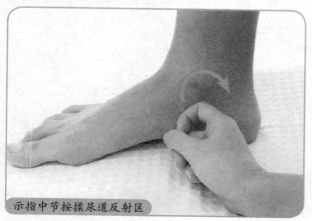

示指中节按揉尿道反射区

3 用拇指指端点按脾、肾上腺、子宫（前列腺）、扁桃体、上身淋巴结、下身淋巴结反射区各 50 下。

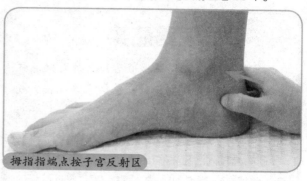

拇指指端点按子宫反射区

耳部按摩

选穴：

输尿管穴。

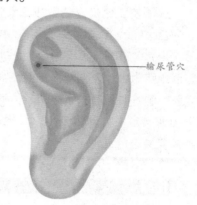

输尿管穴

手法：

用 按摩棒点按输尿管穴 6~8 次，以局部有热麻胀痛感为宜。

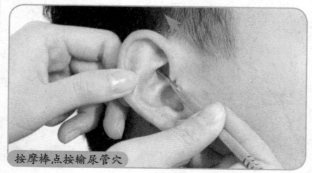

按摩棒点按输尿管穴

尿路结石

尿路结石是最常见的泌尿外科疾病之一。临床上发病男性多于女性。肾结石、输尿管结石被称为上尿路结石；膀胱结石、尿道结石称为下尿路结石。

◎**症状**：尿路结石的临床症状有尿急、尿频、尿痛、排尿困难、腰腹绞痛、血尿及尿道分泌物，甚至发热、寒战等。

◎**病因**：尿路结石主要由无机盐和有机盐以及酸组成，大部分为晶体状态尿路结石。目前较普遍地认为尿路结石不是单一原因的疾病，而是由多种因素促成。部分患者有明确原因，如甲状旁腺功能亢进、肾小管酸中毒、海绵肾、痛风、长期卧床、泌尿道异物、梗阻和感染。中医认为，尿路结石属"石淋"范畴，调理应从强健肾气着手。

手部按摩

选穴（部位）：

三间穴、合谷穴、尿道反射区。

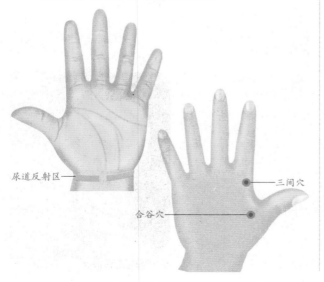

尿道反射区

三间穴

合谷穴

手法：

1 用拇指指端点按三间穴 50~100 次，以局部有酸胀感为宜。

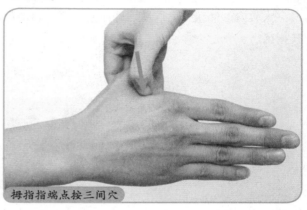

拇指指端点按三间穴

2 用拇指和示指相对拿捏合谷穴 1~3 分钟，以局部有酸胀感为宜。

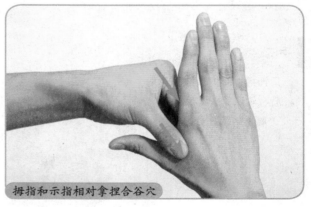

拇指和示指相对拿捏合谷穴

3 按摩者两手拇指按压患者尿道反射区 2~3 分钟。

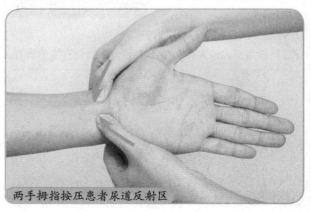

两手拇指按压患者尿道反射区

足部按摩

选穴（部位）：

大敦穴、涌泉穴，膀胱、输尿管、肾、肾上腺反射区。

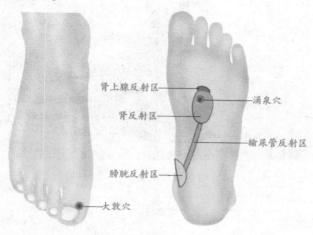

肾上腺反射区 —— 涌泉穴
肾反射区 —— 输尿管反射区
膀胱反射区 —— 大敦穴

手法：

1 用拇指指腹依次推按膀胱、输尿管、肾反射区至肾上腺反射区3分钟。

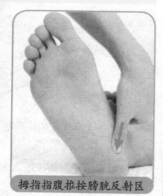

拇指指腹推按膀胱反射区

2 用拇指指尖掐大敦穴3~5分钟，以局部有痛感为宜。

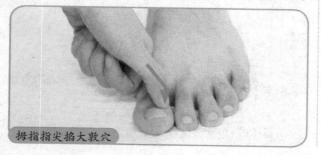

拇指指尖掐大敦穴

3 用拇指指腹按揉涌泉穴3~5分钟。

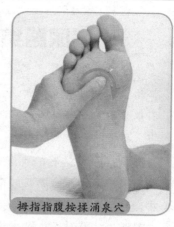

拇指指腹按揉涌泉穴

耳部按摩

选穴（部位）：

肾反射区、尿道穴。

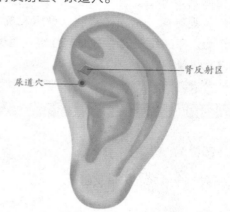

尿道穴 —— 肾反射区

手法：

用示指按压肾反射区和尿道穴各3分钟，以局部有酸胀发热感为宜。

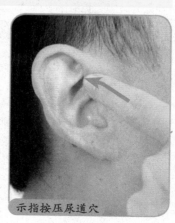

示指按压尿道穴

前列腺炎

前列腺炎是指前列腺特异性和非特异性感染所致的急慢性炎症引起的全身或局部症状。

◎**症状**：前列腺炎可伴有尿频、尿急、尿痛、余尿不尽、尿道口有乳白色分泌物等症状，同时伴随会阴、肛门部有下坠感，在下蹲和大便时疼痛更严重。当急性炎症未彻底治愈还会转为慢性前列腺炎，从而出现腰痛、射精痛、血精、阳痿、早泄等症状。还可出现情绪低落、失眠多梦、神疲乏力、腰膝怕冷等症状。

◎**病因**：前列腺炎主要由革兰阴性杆菌引起，也可由葡萄球菌、链球菌、淋球菌、支原体、衣原体等致病菌引起；男性久坐或长时间骑自行车会造成会阴部充血而导致前列腺炎；生活不规律，饮食不节，吸烟酗酒也是前列腺炎的发病诱因。前列腺炎在中医属于"尿浊""膏淋"等范畴。中医认为，房事过多过频、相火妄动、湿火下注等可引起前列腺炎的发生。

手部按摩

选穴（部位）：

合谷穴、神门穴、劳宫穴、内关穴，肾、膀胱、生殖腺、肺、脾等反射区。

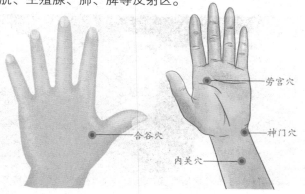

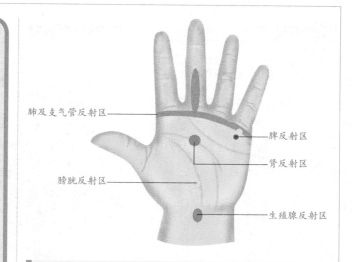

肺及支气管反射区
脾反射区
肾反射区
膀胱反射区
生殖腺反射区

手法：

1 以拇指指腹推按肾、膀胱、生殖腺、肺、脾等反射区各30次，以局部有热胀感为宜，以匀速每分钟30~60次推按。

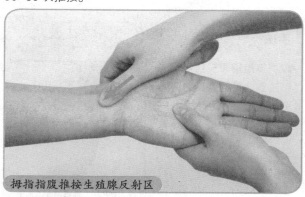

拇指指腹推按生殖腺反射区

2 以拇指指端点揉合谷穴、神门穴、劳宫穴、内关穴各2分钟，以局部有酸胀感为宜。

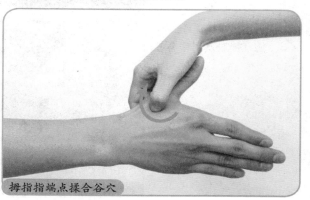

拇指指端点揉合谷穴

足部按摩

选穴（部位）：

生殖腺、前列腺、肾、肾上腺、膀胱反射区。

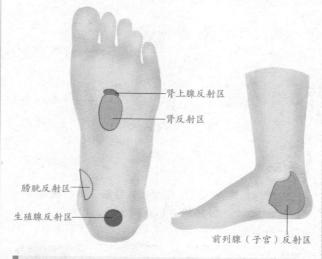

肾上腺反射区
肾反射区
膀胱反射区
生殖腺反射区
前列腺（子宫）反射区

手法：

1 用拇指指腹按揉双足生殖腺、前列腺反射区各5分钟。

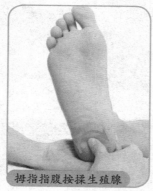

拇指指腹按揉生殖腺

2 用拇指指腹按揉肾、肾上腺、膀胱反射区各5分钟。

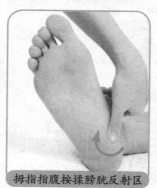

拇指指腹按揉膀胱反射区

耳部按摩

选穴（部位）：

内生殖器、外生殖器、尿道、艇角、肾反射区，缘中穴、对屏尖穴。

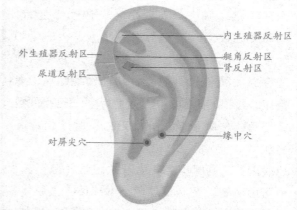

内生殖器反射区
外生殖器反射区
艇角反射区
尿道反射区
肾反射区
对屏尖穴
缘中穴

手法：

1 先由下至上按摩耳郭部2~3分钟。

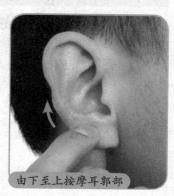

由下至上按摩耳郭部

2 用拇指和示指相对按压以上所有穴（部）位各3~5分钟。

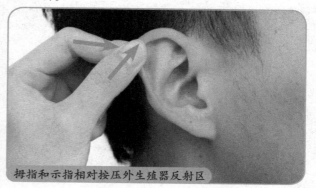

拇指和示指相对按压外生殖器反射区

遗 精

遗精是指在没有性生活的情况下或者仅有意念冲动时精液自行溢出的现象。遗精有梦遗和滑遗之分，梦遗就是在睡眠中发生的精液外泄；滑遗是在清醒状况下精液自行流出。梦遗、滑遗其实是遗精轻重不同的两种症候。

◎**症状**：一般成年男子在没有性生活的情况下会在两周左右或更长时间出现一次遗精，遗精量多而精液黏稠，遗精时阴茎勃起功能正常，也无其他全身不适症状，这属于生理现象，不需要特别治疗。但是如果遗精次数过于频繁，每周数次或一夜数次，还常常伴有精神不振、腰腿酸软、神疲乏力、记忆力减退、失眠等全身症状时就属于病态表现。

◎**病因**：西医里，遗精多为生殖腺器官及性神经功能失调所致。手淫频繁、过度疲劳和心理因素也会引起遗精。中医认为，遗精的发生多由肾虚不能固摄、君相火旺所致。而肾虚精关不固、烦劳过度、阴液不足、饮食不节也是导致遗精发生的原因。

手部按摩

选穴（部位）：

神门穴，生殖腺、肾、心、肝、脾反射区。

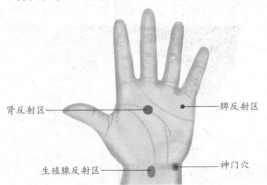

肾反射区 —— 脾反射区

生殖腺反射区 —— 神门穴

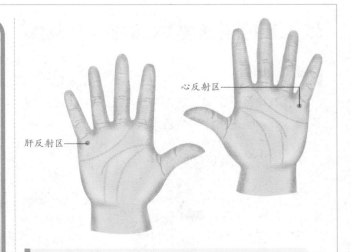

心反射区

肝反射区

手法：

1 用拇指指腹按揉生殖腺、肾、心、肝、脾反射区各6分钟。

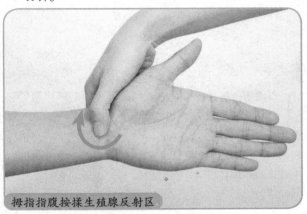

拇指指腹按揉生殖腺反射区

2 以拇指指端点按神门穴2分钟。

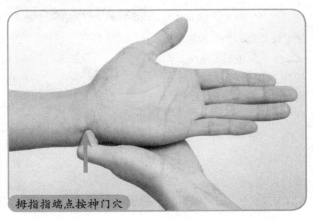

拇指指端点按神门穴

足部按摩

选穴（部位）：

腹腔神经丛、肾、输尿管、膀胱、肾上腺、甲状腺、心、脑下垂体、生殖腺反射区。

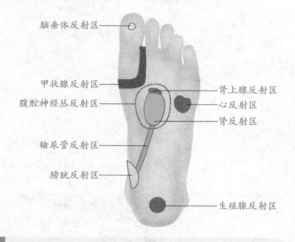

- 脑垂体反射区
- 甲状腺反射区
- 腹腔神经丛反射区
- 肾上腺反射区
- 心反射区
- 肾反射区
- 输尿管反射区
- 膀胱反射区
- 生殖腺反射区

手法：

1 用拇指指腹按揉腹腔神经丛、肾脏、输尿管、肾上腺、甲状腺、膀胱反射区各3~5分钟，用轻度手法进行按摩。

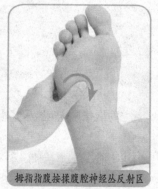

拇指指腹按揉腹腔神经丛反射区

2 找准足部的心、脑下垂体、生殖腺反射区，用拇指指腹进行按揉，每个反射区按摩3分钟。

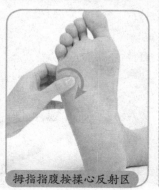

拇指指腹按揉心反射区

耳部按摩

选穴（部位）：

神门穴、盆腔穴、肝穴、肾上腺穴，肾、膀胱、尿道、内分泌、内生殖器反射区。

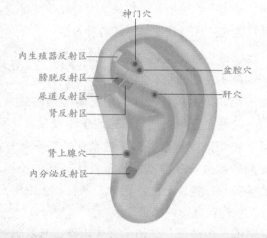

- 神门穴
- 内生殖器反射区
- 膀胱反射区
- 尿道反射区
- 肾反射区
- 盆腔穴
- 肝穴
- 肾上腺穴
- 内分泌反射区

手法：

1 将小米或绿豆置于0.5厘米×0.5厘米的胶布中间，然后贴压以上任意2~3个穴（部）位，1次贴敷两天，两耳交替进行，10次为一个疗程。

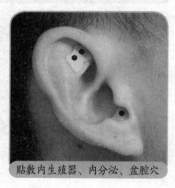

贴敷内生殖器、内分泌、盆腔穴

2 用示指按压所选穴（部）位，以局部有热痛胀感为宜。

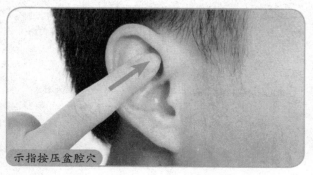

示指按压盆腔穴

阳 痿

阳痿又称阴茎勃起功能障碍（国际上简称ED），本病主要是指男性在有性欲的情况下，性交时不能勃起或在勃起时不能维持足够的时间和硬度，无法完成正常的性生活。阳痿的发病率会随年龄的增长而升高，男性在50岁以后会出现阳痿。

◎症状：阳痿除了阴茎不能完全勃起、勃起不坚或坚而不久外，还伴随焦虑、心悸、不思饮食、睡眠不好等症状。

◎病因：西医中，本病多因房事过度、频繁手淫等引起。现代临床上阳痿患者也与精神、心理因素有关，如生活压力过大、紧张、焦虑，夫妻生活不和谐等。老年人发生阳痿常常是因为动脉粥样硬化或糖尿病等器质性病因而导致。中医认为，阳痿是指青壮年男子，由于虚损、惊恐或湿热等原因，引起阴茎萎软不举，或举而不坚的病症。

🖐 手部按摩

选穴（部位）：

劳宫穴、神门穴，输尿管、膀胱、前列腺、生殖腺反射区。

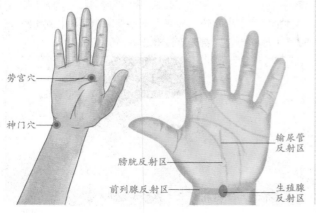

劳宫穴
神门穴
输尿管反射区
膀胱反射区
前列腺反射区
生殖腺反射区

手法：

1 拇指指端点按劳宫穴、神门穴3~5分钟，以局部有微痛感为宜。

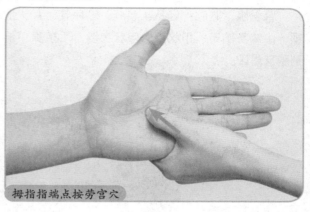

拇指指端点按劳宫穴

2 用拇指指腹推揉输尿管、膀胱反射区2~3分钟。

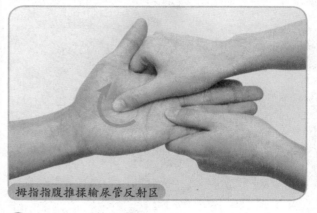

拇指指腹推揉输尿管反射区

3 用拇指指腹按揉前列腺、生殖腺反射区2~3分钟。

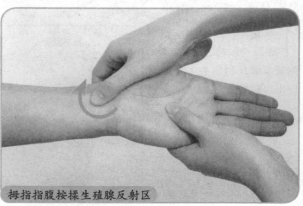

拇指指腹按揉生殖腺反射区

足部按摩

选穴（部位）：

肾上腺、腹腔神经丛、膀胱、输尿管、肾、颈项、小脑及脑干、甲状腺、甲状旁腺、生殖腺、前列腺反射区。

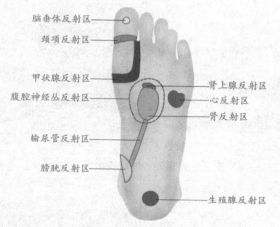

- 脑垂体反射区
- 颈项反射区
- 甲状腺反射区
- 腹腔神经丛反射区
- 肾上腺反射区
- 心反射区
- 肾反射区
- 输尿管反射区
- 膀胱反射区
- 生殖腺反射区

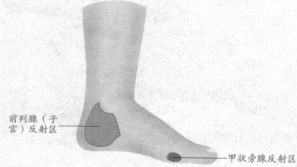

- 前列腺（子宫）反射区
- 甲状旁腺反射区

手法：

1 用示指中节刮压肾上腺、腹腔神经丛、膀胱、输尿管、肾反射区各1分钟，以出现酸胀感为宜。

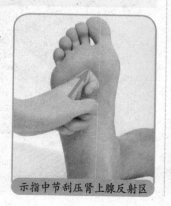

示指中节刮压肾上腺反射区

2 用示指中节顶压颈项、小脑及脑干、甲状腺、甲状旁腺反射区1~2分钟，以局部出现热胀感为宜。

3 用示指中节对生殖腺、前列腺反射区进行反复压刮，以局部出现热胀感为宜。

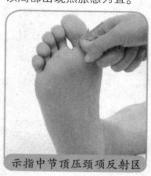

示指中节顶压颈项反射区

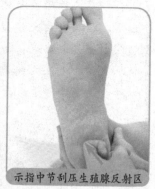

示指中节刮压生殖腺反射区

耳部按摩

选穴（部位）：

对侧耳轮。

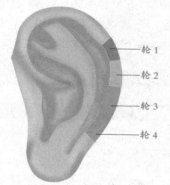

- 轮1
- 轮2
- 轮3
- 轮4

手法：

用 两手示指和拇指相对上下推摩对侧耳轮，至耳轮有热感为宜，每天可按摩2~3次。

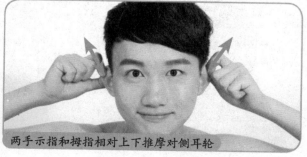

两手示指和拇指相对上下推摩对侧耳轮

早泄

早泄是射精障碍的一种类型，是男性性功能障碍的常见病症之一。早泄是指射精发生在阴茎进入阴道之前，或进入阴道尚未抽动时便已射精的性交不和谐障碍。早泄不仅会导致性生活质量低，造成夫妻关系不和谐，甚至还可引起阳痿等性功能障碍。

○**症状：**早泄的主要症状为性交时间极短，男子阴茎勃起后，进入女方阴道仅有 1 分钟左右，抽动次数少于 10 次即行射精，甚至性交前就射精。还会伴有性欲减退、阴茎勃起无力等症状。

○**病因：**西医中，导致早泄的原因主要可以分为心理和生理两大部分，一般来说工作压力过大、精神紧张、身心疲乏、房事频繁、手淫过度都可能导致心理性早泄。而生理的早泄可由器质性病变所致，如慢性前列腺炎、精囊炎等。中医认为，肾藏精、肾气不足或肝肾阴虚则可导致早泄的发生；同时，肝失疏泄也容易引发早泄。

🖐 手部按摩

选穴（部位）：

肾点、少府穴、前谷穴。

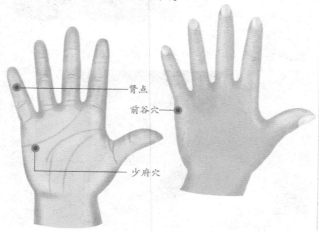

肾点
前谷穴
少府穴

手法：

1 先用一手手掌搓另一手手背至有温热感。

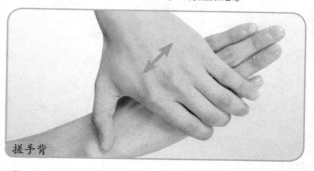

搓手背

2 用拇指指端点按肾点、少府穴、前谷穴各 1~2 分钟。

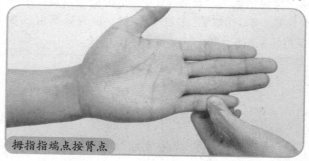

拇指指端点按肾点

🖐 足部按摩

选穴（部位）：

肾上腺、肾、输尿管、膀胱、生殖腺、前列腺、脑、小脑及脑干、脑垂体、甲状腺、甲状旁腺、胰脏反射区。

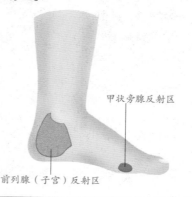

甲状旁腺反射区
前列腺（子宫）反射区

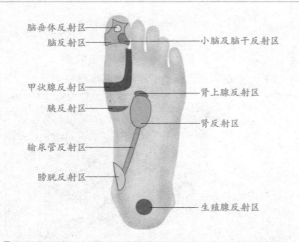

脑垂体反射区 ——
脑反射区 ——
—— 小脑及脑干反射区
甲状腺反射区 ——
—— 肾上腺反射区
胰反射区 ——
—— 肾反射区
输尿管反射区 ——
膀胱反射区 ——
—— 生殖腺反射区

手法：

1 用拇指指腹按揉肾上腺、肾、输尿管、膀胱反射区各 3~5 分钟。

2 用拇指指端点按生殖腺、前列腺反射区各50~100 次。

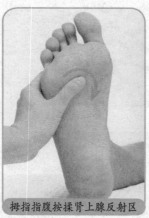

拇指指腹按揉肾上腺反射区

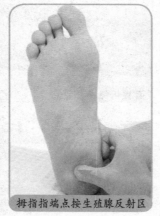

拇指指端点按生殖腺反射区

3 用拇指指腹按揉脑、小脑及脑干、脑下垂体、甲状腺、甲状旁腺、胰脏反射区各 3 分钟左右。

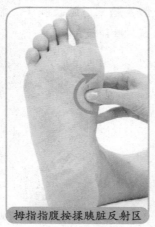

拇指指腹按揉胰脏反射区

 耳部按摩

选穴（部位）：

肾、尿道、内生殖器、外生殖器、艇角反射区，对屏尖穴、缘中穴。

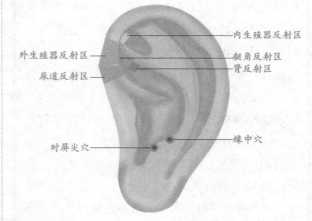

外生殖器反射区 ——
—— 内生殖器反射区
尿道反射区 ——
—— 艇角反射区
—— 肾反射区
对屏尖穴 ——
—— 缘中穴

手法：

1 先由下至上搓揉耳郭部，以有温热感为宜。

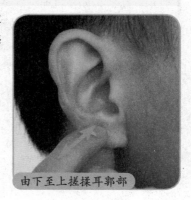

由下至上搓揉耳郭部

2 用示指按揉以上穴位各 3~5 分钟。

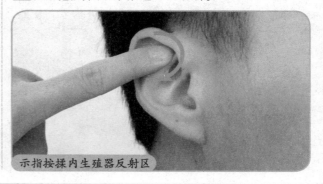

示指按揉内生殖器反射区

白带增多

　　白带是女性阴道里流出来的一种白色液体，有时透明，有时黏稠，无异味。它是由前庭大腺、子宫颈腺体、子宫内膜的分泌物和阴道黏膜的渗出液以及脱落的阴道上皮细胞混合而成。当阴道、宫颈或内生殖器发生病变时，阴道分泌物即白带的量明显增多，并且色、质和气味发生异常，因此本病又被称为带下病。

◎**症状**：本病的主要症状是女性带下量多，或色、质、气味发生异常，甚至兼见月经不调、不孕及全身其他症状。

◎**病因**：白带中含有乳酸杆菌、溶菌酶和抗体，可以抑制细菌生长，对人体起保护作用。中医认为，本病可由饮食不节、劳倦过度，或忧思气结、损伤脾气，或房事不节、年老久病、损伤肾气、脾肾不能运化水湿、带脉失约以及恣食厚味酿生湿热，或情志不畅、肝郁脾虚、湿热下注，或感受湿毒、寒湿等引起。

手部按摩

选穴（部位）：

　　合谷穴、神门穴、后溪穴、内关穴，阴道、卵巢、子宫、腹腔神经丛、下身淋巴结、肝、脾、肺、肾、肾上腺、膀胱、输尿管反射区。

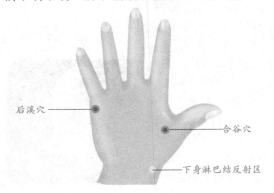

后溪穴
合谷穴
下身淋巴结反射区

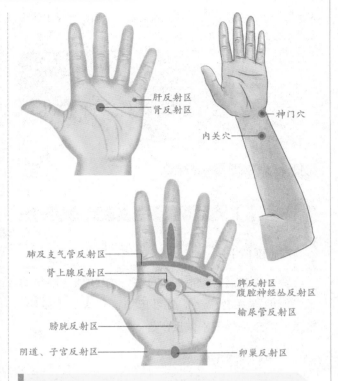

肝反射区
肾反射区
神门穴
内关穴

肺及支气管反射区
肾上腺反射区
脾反射区
腹腔神经丛反射区
输尿管反射区
膀胱反射区
阴道、子宫反射区
卵巢反射区

手法：

1 用拇指指腹按揉合谷穴、神门穴、后溪穴、内关穴各30~50次。

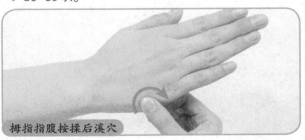

拇指指腹按揉后溪穴

2 用拇指指端点按阴道、生殖腺、子宫、腹腔神经丛、下身淋巴结反射区各100次，接着点按肝、脾、肺反射区各50次。

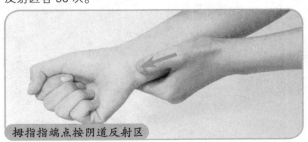

拇指指端点按阴道反射区

3 用拇指指腹推按肾、肾上腺、膀胱、输尿管反射区各1~2分钟。

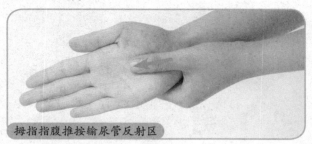

拇指指腹推按输尿管反射区

足部按摩

选穴（部位）：

肾、输尿管、膀胱、肾上腺、甲状腺、甲状旁腺、腹腔神经丛、上下身淋巴结、子宫、生殖腺、尿道、阴道、脑下垂体反射区。

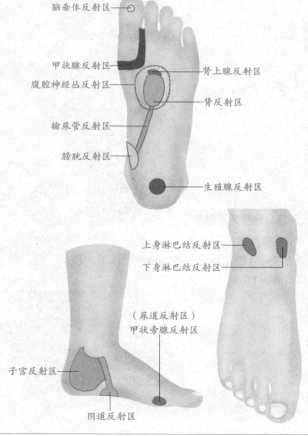

手法：

1 用拇指指腹按揉肾、输尿管、膀胱、肾上腺反射区各3分钟左右。

2 用拇指指端点按甲状腺、甲状旁腺、腹腔神经丛、上下身淋巴结反射区各100次。

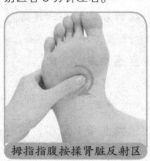

拇指指腹按揉肾脏反射区

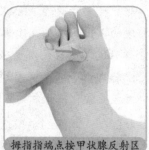

拇指指端点按甲状腺反射区

3 用拇指指端点揉子宫、生殖腺、尿道、阴道、脑下垂体反射区各5分钟，力度略重。

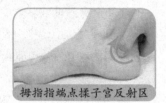

拇指指端点揉子宫反射区

耳部按摩

选穴（部位）：

内分泌穴。

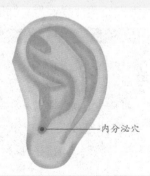

内分泌穴

手法：

将耳部进行常规消毒，将一粒王不留行籽置于0.5厘米×0.5厘米的胶布上，贴于该穴位，每次贴敷3天，两耳交替进行，同时每天按压此穴位6~8次，以局部有热麻胀痛感为宜。

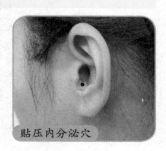

贴压内分泌穴

月经不调

月经不调泛指各种原因引起的月经周期紊乱，经量、色质发生异常，并在经期伴随其他一系列不适症状的总称，是妇科最常见的疾病之一。熬夜、过度劳累都可引发月经不调，本病因为很常见，所以很容易被忽视。

◎**症状**：月经不调的临床表现为月经提前、延后或无规律，经量过多或过少、月经色质改变等。同时可伴随头晕乏力、面色苍白、腰酸、怕冷等症状。

◎**病因**：西医中，器质性病变引起的月经不调可由很多疾病导致，如生殖腺器官局部的炎症、肿瘤、生殖道感染、子宫肌瘤等；功能性月经不调则是由于自身身体功能失调所引起。中医认为，该病多是由于先天肾气不足、气血失调所致，女性以血为本，气血虚弱则月经不调；月经不调还与脾、肾、肝的经气有关，或者由于情志不畅、愤怒郁结、思虑过度、久病体虚损伤了脏腑及冲任二脉引起本病。

🖐 手部按摩

选穴（部位）：

会阴点、肝胆点、生殖穴、肝胆穴，肾、肾上腺、输尿管、子宫、膀胱、生殖腺反射区。

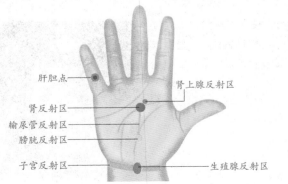

手法：

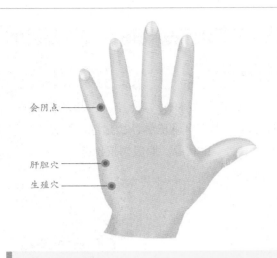

1 用拇指指端点按肾、肾上腺、输尿管、子宫、膀胱、生殖腺反射区各20次。

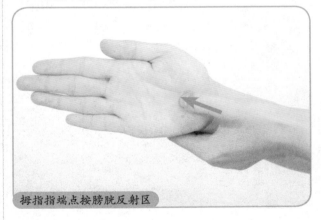

拇指指端点按膀胱反射区

2 用艾灸条灸会阴点、肝胆点各1~2分钟。

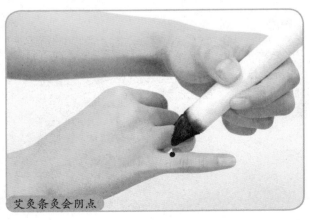

艾灸条灸会阴点

足部按摩

选穴（部位）：

肾、输尿管、膀胱、头（脑）、小脑及脑干、腹腔神经丛、上下身淋巴结、生殖腺、阴道、脑下垂体、肾上腺、甲状腺、腹股沟反射区。

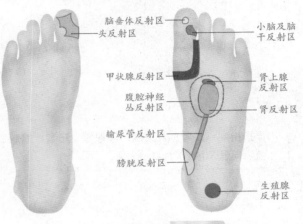
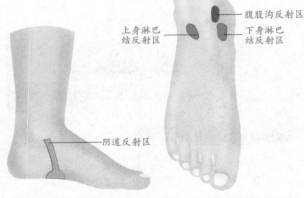

手法：

1 先用手掌按摩一遍全足，接着用拇指指端点按肾、输尿管、膀胱反射区各30次。

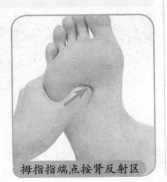
拇指指端点按肾反射区

2 用拇指指腹按揉头（脑）、小脑及脑干、腹腔神经丛、上下身淋巴结反射区各10次。

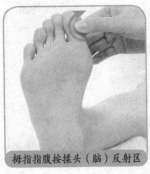
拇指指腹按揉头（脑）反射区

3 用拇指指端点按生殖腺、阴道、脑下垂体、肾上腺、甲状腺、腹股沟反射区各15次，力度略重。

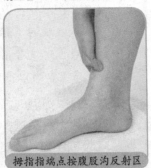
拇指指端点按腹股沟反射区

耳部按摩

选穴（部位）：

内生殖器、缘中、内分泌穴。

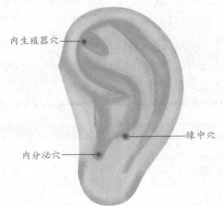

手法：

用按摩棒点按以上穴位各1~2分钟，力度以能耐受为度。

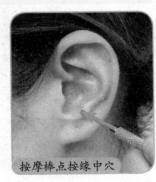
按摩棒点按缘中穴

闭 经

闭经只是一种妇科病的症状，但是如果是由原发疾病导致的闭经则不容忽视，如生殖系发育不全、肿瘤、畸形等。

◎**症状**：一般年逾18周岁的女性，月经尚未来潮叫作闭经；以前月经正常，突然非理性停经三个周期以上称为闭经。常伴有形体瘦弱、面色苍白、头昏目眩、精神疲倦、腹部硬满胀痛、大便干燥、忧郁恼怒等症状。

◎**病因**：闭经只是一种妇科病的症状，所以引起闭经的原因可能是由某些全身性疾病或局部疾病所致，如严重贫血、心脏病、肾脏病、结核病、营养不良、精神因素等。一旦出现了闭经的症状应及时去医院就医，排除原发性疾病的可能。现代女性由于生活、工作压力过大，以及创伤、手术等，也可引起闭经。中医称本病为"经闭"，主要原因是血枯和血滞，血枯属虚，多由肝肾不足、气血亏虚引起，而血滞属实，多因血脉失通所致。

🖐 手部按摩

选穴（部位）：

神门穴，大脑、小脑及脑干、脑下垂体、生殖腺、甲状腺反射区。

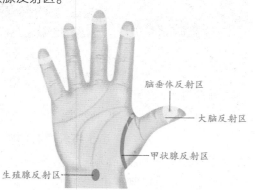

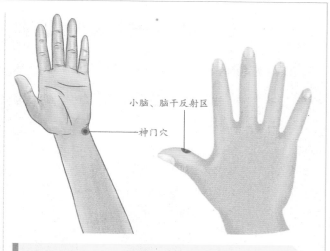

手法：

1 以拇指指端点按神门穴 100 次。

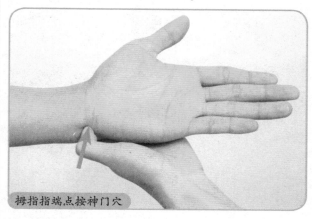

拇指指端点按神门穴

2 用拇指指端点按大脑、小脑及脑干、脑下垂体、生殖腺、甲状腺反射区各 50~100 次。

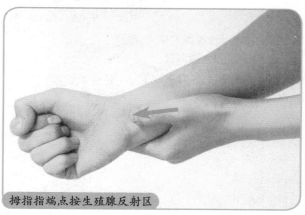

拇指指端点按生殖腺反射区

267

足部按摩

选穴（部位）：

头（脑）、生殖腺、腹腔神经丛、甲状腺、胃部、脾、肾上腺反射区。

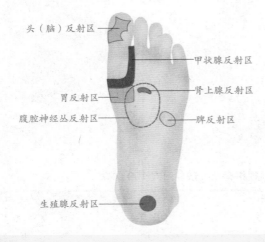

头（脑）反射区
甲状腺反射区
胃反射区
肾上腺反射区
腹腔神经丛反射区
脾反射区
生殖腺反射区

手法：

1 以拇指指腹按压头（脑）、肾上腺、生殖腺反射区5分钟。

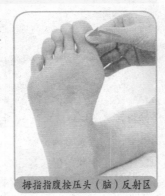

拇指指腹按压头（脑）反射区

2 以示指中节推压腹腔神经丛、甲状旁腺、胃、脾、肾上腺反射区各10次，以局部有酸胀感为宜。

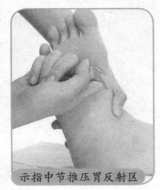

示指中节推压胃反射区

耳部按摩

选穴（部位）：

屏尖穴，腹、肾、内生殖器反射区。

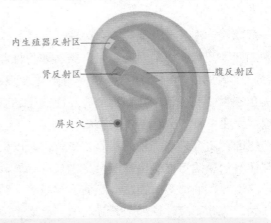

内生殖器反射区
肾反射区
腹反射区
屏尖穴

手法：

用示指按揉以上部位各30~50次，两耳交替进行。

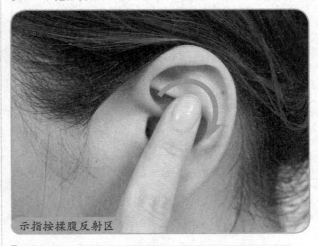

示指按揉腹反射区

食疗小偏方

酒煮白鸽

原料：白鸽一只，白酒适量。

制法：酒、水各一半，将洗净去内脏的白鸽煮熟，隔日1次，每月连服4~5次。

功效：主治肝肾不足型闭经。

痛 经

痛经是女性月经期的常见症状，又称经行腹痛，是指女性在经期前后或行经期间发生的周期性下腹疼痛或痛引腰骶，以致影响了正常的工作和学习、生活。

◎**症状**：经期前后或行经期间出现下腹部痉挛性疼痛，在剧烈腹痛之后转为中度阵发性疼痛，一般持续 12~24 小时。经期结束后疼痛逐渐消失。严重者甚至伴随腰部酸痛、头晕头痛、恶心、呕吐、面色苍白、冷汗淋漓、四肢发冷等症状。

◎**病因**：痛经是由于月经期前列腺素的分泌刺激了阴道和子宫收缩，一般是功能性的。未婚女性常发生痛经，可能是因为阴道比较狭窄以及处女膜而使经血排出不畅，这类女性大多生完孩子以后情况会有很大的改善。痛经在中医学中属"痛经""经行腹痛"范畴，可由气血瘀滞、肝肾亏损所致。

🖐 手部按摩

选穴（部位）：

阳池穴、外关穴、合谷穴。

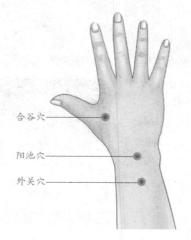

合谷穴
阳池穴
外关穴

手法：

1 以拇指指端点按阳池穴、外关穴各 50 次，以局部有酸胀感为宜。

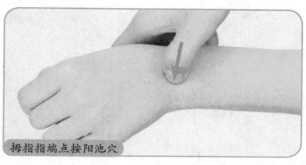

拇指指端点按阳池穴

2 在疼痛发作时，用拇指指尖掐按合谷穴 20~30 次，力度略重，可以起到止痛行气的作用。

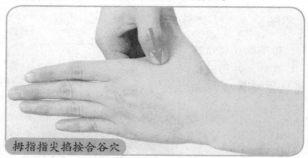

拇指指尖掐按合谷穴

👣 足部按摩

选穴（部位）：

涌泉穴、足三里穴、太溪穴、阴陵泉穴、血海穴。

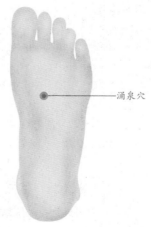

涌泉穴

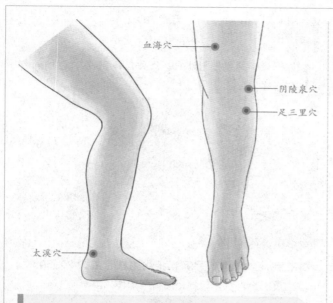

手法：

1 用手掌先将足底搓热，并用拇指指端点按涌泉穴50次左右。

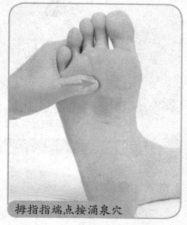

拇指指端点按涌泉穴

2 用拇指指腹按揉足三里穴、太溪穴、阴陵泉穴、血海穴各2分钟。

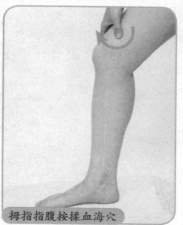

拇指指腹按揉血海穴

耳部按摩

选穴（部位）：

内生殖器、肾、肝反射区。

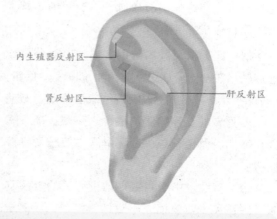

手法：

1 用按摩棒点住内生殖器反射区，进行旋揉，揉8次后，点按2次。如此双耳交替为1个回合，每次反复操作3个回合。

2 用示指按压肾反射区，按压8次为一回合，之后分开进行下一回合，每次反复3个回合。

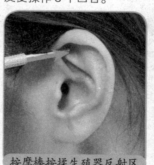

按摩棒按揉生殖器反射区

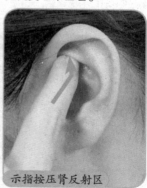

示指按压肾反射区

3 将按摩棒置于肝反射区，进行旋揉，8次后点按2次，双耳交替按揉一次后为一回合，来回操作3个回合即可。

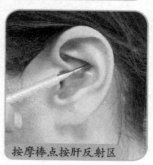

按摩棒点按肝反射区

不孕症

不孕症是指夫妇同居2年以上，男方生殖功能正常，在没有采取任何避孕措施的情况下女方不能受孕，或者有过生育或流产现象后两年无法再孕。

◎**症状**：不孕症常伴随其他症状，如月经异常；乳房及分泌异常，就是非哺乳期乳房自行或挤压后有乳汁溢出，溢乳常常合并闭经导致不孕。阴道炎性疾病致阴道分泌物增多、附件肿物、增厚及压痛、月经前后诸症，常因内分泌失调而黄体功能不全引起，也可导致不孕，子宫内膜发育迟缓、子宫发育不良和畸形。

◎**病因**：引起女性不孕的疾病有阴道炎症、宫颈管发育不良、输卵管炎症、子宫内膜异位症等。中医认为，女性不孕和先天之本肾，后天之本脾及任脉、冲脉的元气精血不足有关，所以治疗应调节气血、滋养肾脾。

🖐 手部按摩

选穴（部位）：

子宫、生殖腺反射区。

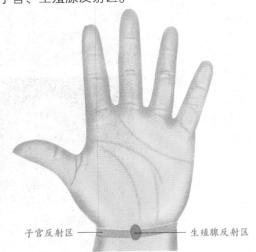

子宫反射区 —— 　—— 生殖腺反射区

手法：

1 用示指和中指推按子宫反射区2~3分钟，以局部有热胀感即可。

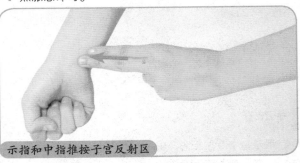

示指和中指推按子宫反射区

2 用拇指指端点按生殖腺反射区，以局部有热胀感为宜。

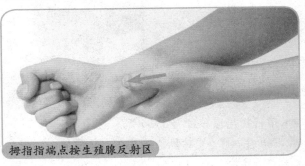

拇指指端点按生殖腺反射区

🖐 足部按摩

选穴（部位）：

肾、输尿管、膀胱、肾上腺、甲状腺、甲状旁腺、生殖腺、子宫反射区。

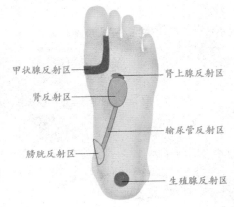

甲状腺反射区　　　　　　　　肾上腺反射区
　　　　　　肾反射区
　　　　　　　　　　　　　　输尿管反射区
膀胱反射区
　　　　　　　　　　　　　　生殖腺反射区

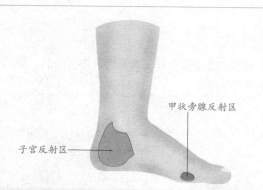

子宫反射区 —— 甲状旁腺反射区

手法：

1 用示指中节按压肾、输尿管、膀胱反射区各3分钟。

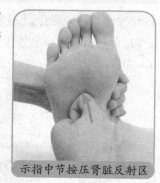

示指中节按压肾脏反射区

2 用拇指指腹按揉肾上腺、甲状腺、甲状旁腺反射区各3分钟。

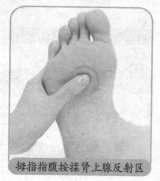

拇指指腹按揉肾上腺反射区

3 用拇指指腹按压生殖腺、子宫反射区各5分钟。

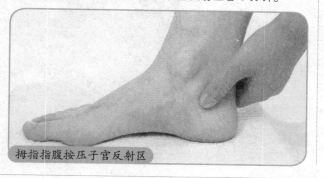

拇指指腹按压子宫反射区

耳部按摩

选穴（部位）：

神门穴、心穴、皮质下穴，肝、肾、内分泌、内生殖器反射区。

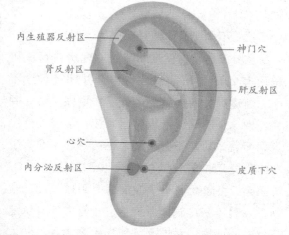

内生殖器反射区 —— 神门穴
肾反射区 —— 肝反射区
心穴
内分泌反射区 —— 皮质下穴

手法：

1 常规消毒耳部，将王不留行籽或莱菔子置于0.5厘米×0.5厘米的胶布中间，然后贴压以上任意2~4个穴（部）位，1次贴敷两天，两耳交替进行，10次为一个疗程。

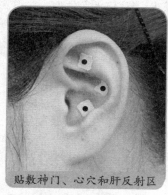

贴敷神门、心穴和肝反射区

2 用示指按压以上穴（部）位，以局部有热痛胀感为宜，每天按压5~7次。

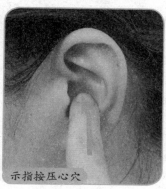

示指按压心穴

盆腔炎

盆腔炎是指包括子宫、输卵管、卵巢、盆腔结缔组织等内生殖腺器官的炎症，有急慢性之分，尤以慢性较为多见，是临床上常见、多发的妇科疾病之一。炎症长期得不到治疗很容易导致月经不调或者不孕。

◎**症状**：急性盆腔炎临床主要表现为高热、恶寒、下腹疼痛、恶心呕吐、阴道分泌物增多、月经失调及膀胱刺激征（尿频、排尿困难）。慢性盆腔炎常由急性盆腔炎迁延而来，表现为下腹部不适、腰骶疼痛，劳累、性生活、经期前后加重，易疲劳、低热、月经和白带增多等。

◎**病因**：导致急性盆腔炎的主要原因有产后或流产手术后感染、宫腔内手术引起的术后感染、经期不注意卫生、邻近器官的炎症蔓延。本病在中医学中属"妇人腹痛""带下病"等范畴，由于经期、产后、产道损伤、体质虚弱、劳累过度，而致邪气蓄积盆腔发病；或因脾虚运化失常、水湿内停、郁久化热所致。

🖐 手部按摩

选穴（部位）：

太渊穴、少商穴、合谷穴、商阳穴、前谷穴，生殖腺、肾、肾上腺反射区。

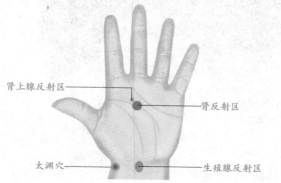

肾上腺反射区　肾反射区　太渊穴　生殖腺反射区

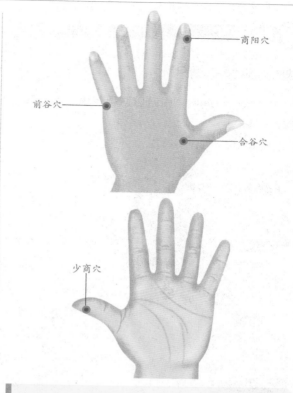

商阳穴　前谷穴　合谷穴　少商穴

手法：

1 以拇指指腹按揉生殖腺、肾、肾上腺反射区各1~2分钟。

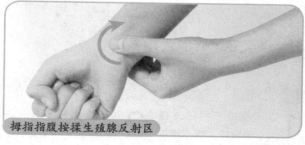

拇指指腹按揉生殖腺反射区

2 用拇指指腹点按太渊穴、少商穴、合谷穴、商阳穴、前谷穴各10~30次。

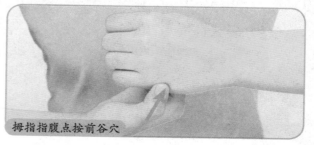

拇指指腹点按前谷穴

足部按摩

选穴（部位）：

太冲穴、行间穴，生殖腺、甲状腺、肝、脾反射区。

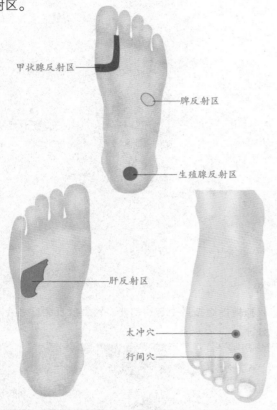

甲状腺反射区
脾反射区
生殖腺反射区
肝反射区
太冲穴
行间穴

手法：

1 以示指中节推压生殖腺、甲状腺、肝、脾反射区30次。

2 以拇指指腹按揉太冲穴、行间穴各2分钟。

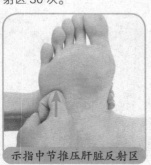

示指中节推压肝脏反射区

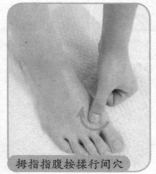

拇指指腹按揉行间穴

耳部按摩

选穴（部位）：

内分泌反射区、盆腔反射区、内生殖器穴。

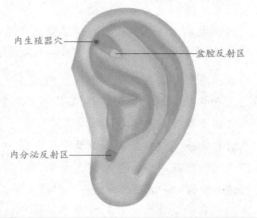

内生殖器穴
盆腔反射区
内分泌反射区

手法：

1 先常规消毒耳部，将王不留行籽或莱菔子置于0.5厘米×0.5厘米的胶布中间，然后贴压以上穴（部）位，1次贴敷两天，两耳交替进行，10次为一个疗程。

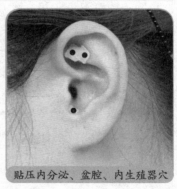

贴压内分泌、盆腔、内生殖器穴

2 用示指按压以上穴位（部位），以局部有酸痛胀感为宜，每天按压8~10次。

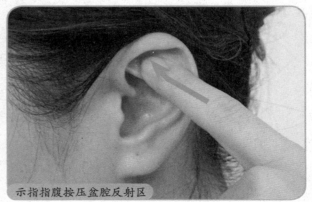

示指指腹按压盆腔反射区

其他常见病的手耳足对症按摩

失 眠

失眠是指无法入睡或无法保持睡眠状态，导致睡眠不足。又称入睡和维持睡眠障碍，是一种常见病。

◎症状：入睡困难是失眠最主要的表现；其次是入睡后容易惊醒；清晨早醒之后难入睡；睡醒之后精力得不到恢复；多梦、噩梦。按病程可以分为短暂性失眠（小于一周）、短期性失眠（一周至一个月）、慢性失眠（一个月以上）。慢性失眠不仅会引起黑眼圈、皮肤松弛、面色晦暗等问题，严重的还会导致注意力无法集中、免疫功能下降、内分泌紊乱等健康问题。

◎病因：造成失眠的原因有很多，如身体方面的疾病、精神疾患或情绪障碍、使用某些药物、有睡醒周期障碍或不规律等。现代社会，随着生活节奏的加快及生活压力的加大，失眠患者也越来越多，本文主要讨论这种原因造成的失眠。

🖐 手部按摩

选穴（部位）：

内关穴、神门穴、合谷穴、大陵穴。

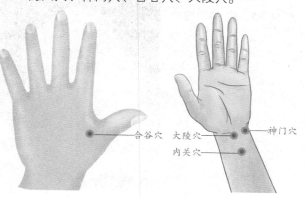

手法：

1 用拇指指腹按揉内关穴、神门穴、合谷穴各100次，以局部有酸胀感为宜。

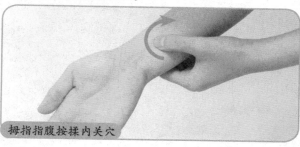

拇指指腹按揉内关穴

2 用拇指指端点按大陵穴100次，以局部有微胀感为宜。

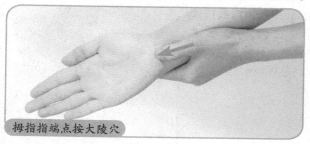

拇指指端点按大陵穴

🖐 足部按摩

选穴（部位）：

三阴交穴、太溪穴、足三里穴、涌泉穴。

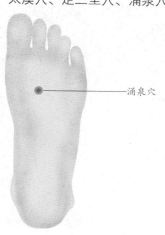

涌泉穴

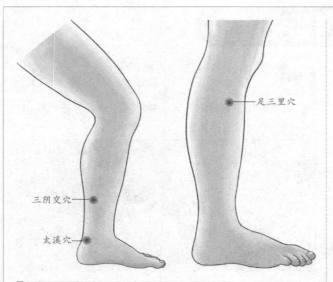

足三里穴

三阴交穴

太溪穴

手法：

1 用拇指指腹按揉
三阴交穴、太溪
穴各 2 分钟左右，以
局部有微胀感为宜。

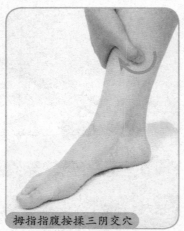

拇指指腹按揉三阴交穴

2 用拇指指腹按揉
足三里穴 50 次。

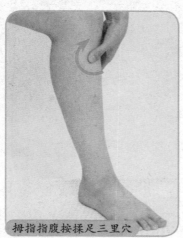

拇指指腹按揉足三里穴

3 用手掌擦足底涌泉
穴，以局部有温热感
为宜，接着再叩击此穴
2 分钟即可。

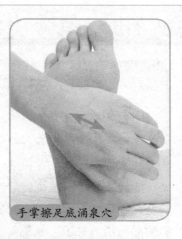

手掌擦足底涌泉穴

耳部按摩

选穴（部位）：

神门穴、枕反射区、皮质下穴。

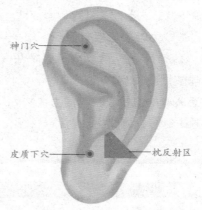

神门穴

皮质下穴

枕反射区

手法：

用 示指指端按揉以上
穴位各 1~3 分钟。

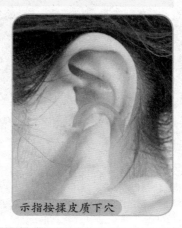

示指按揉皮质下穴

中 暑

中暑是指在高温和热辐射的长时间作用下，机体体温调节障碍，水、电解质代谢紊乱及神经系统功能损害的症状的总称。中暑常发生在暑热天气。

◎**症状**：通常中暑的患者是在高温环境中出现头晕、口渴、面色潮红、皮肤湿冷、发热到38℃以上、大量出汗、面色苍白、心率加快等症状，有些患者甚至出现晕厥、肌肉痉挛，甚至会有生命危险。

◎**病因**：中暑在暑热天气、湿度大以及无风的环境条件下容易发生。中暑不仅与气温、湿度以及风速有关，它还与劳动强度、暴晒时间、体质强弱等情况有关。年老体弱对热耐受力差的人群尤其容易发生中暑。中医认为，夏日天气炎热，正气亏虚，在高温环境下劳动时间过长以致暑热郁蒸，正气损耗就会发生中暑。

🖐 手部按摩

选穴（部位）：

合谷穴、阳谷穴、关冲穴、少商穴、内关穴，肾上腺、肺及支气管、心、颈项反射区。

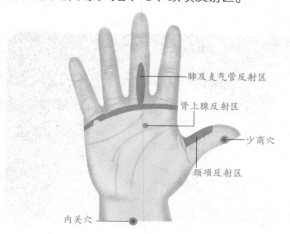

肺及支气管反射区
肾上腺反射区
少商穴
颈项反射区
内关穴

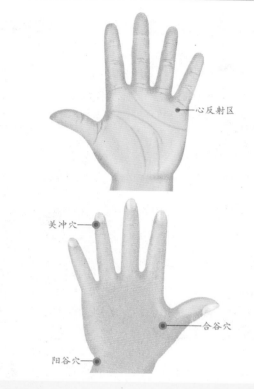

心反射区
关冲穴
合谷穴
阳谷穴

手法：

1 以拇指指端点按合谷穴、阳谷穴、关冲穴、少商穴、内关穴各 2~3 分钟。

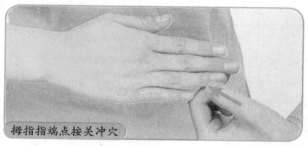

拇指指端点按关冲穴

2 用拇指指端点按肾上腺、肺及支气管、心、颈项反射区各 100~200 次。

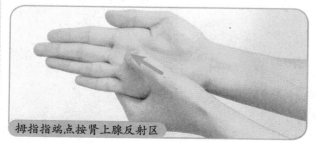

拇指指端点按肾上腺反射区

足部按摩

选穴（部位）：

足三里穴，肾、心、胃反射区。

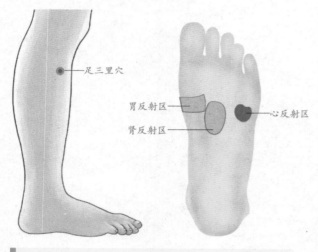

手法：

1 以示指中节推压肾反射区1~3分钟，推压心反射区2~3分钟、推压胃反射区各3~5分钟。

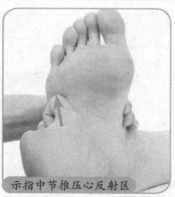
示指中节推压心反射区

2 以拇指指腹按揉足三里穴5分钟。

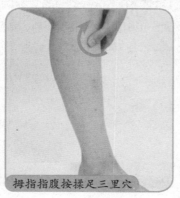
拇指指腹按揉足三里穴

耳部按摩

选穴（部位）：

耳垂、神门穴、心反射区、肺反射区、额反射区。

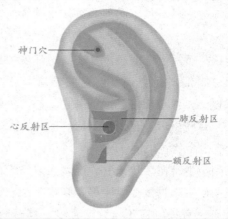

手法：

1 用拇指和示指相对捻按耳垂10~20次。

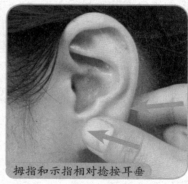
拇指和示指相对捻按耳垂

2 用示指与拇指相对按揉神门穴、心、肺、额反射区各3~5分钟。

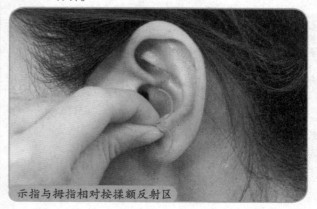
示指与拇指相对按揉额反射区

发 热

发热就是我们常说的发烧。发热可以使温度敏感型病毒和细菌不能在人体内顺利进行复制。当口腔温度在37.3℃以上，直肠内温度在37.6℃以上，腋窝温度在37.2℃以上即称为发热。

◎**症状：**发热常伴有寒战、头重脚轻、四肢无力、关节疼痛、嘴唇干裂，感染性发热起病急，而疾病引起的非感染性发热一般热程较长，超过2个月。

◎**病因：**以各种病原体引起的传染病、全身性或局灶性感染引起的发热较为常见，如细菌、病毒、真菌、螺旋体、疟原虫等都能引起感染性发热。另外一些非感染性疾病也可导致发热，如中暑、药物热、血液病或恶性肿瘤等。

🖐 手部按摩

选穴（部位）：

扁桃体、胃、肾上腺、颈项反射区。

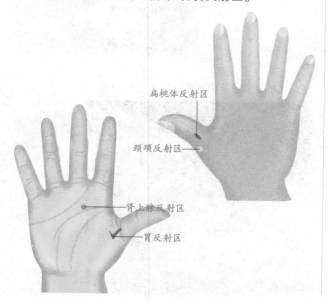

扁桃体反射区
颈项反射区
肾上腺反射区
胃反射区

手法：

用拇指指腹按揉扁桃体、胃、肾上腺、颈项反射区各1~2分钟。

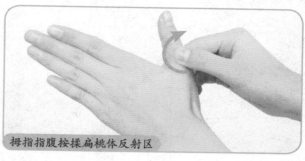

拇指指腹按揉扁桃体反射区

🖐 足部按摩

选穴（部位）：

足底、陷谷穴、内庭穴、历兑穴、侠溪穴、解溪穴、太溪穴、足窍阴穴、申脉穴、胸部淋巴结、上身淋巴结、额窦反射区。

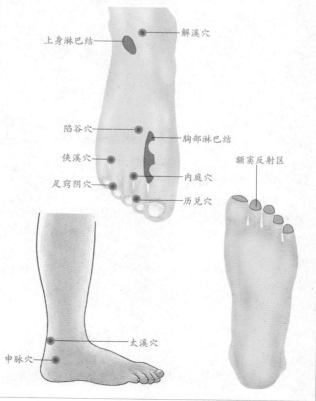

上身淋巴结　解溪穴
陷谷穴　胸部淋巴结
侠溪穴　内庭穴
足窍阴穴　额窦反射区
历兑穴
太溪穴
申脉穴

手法:

1 先用手掌搓足底至有微热感为宜。

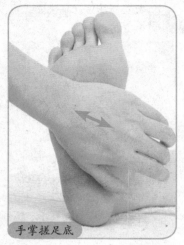

手掌搓足底

2 用拇指指端点压陷谷穴、内庭穴、厉兑穴、侠溪穴、解溪穴、太溪穴、足窍阴穴、申脉穴各20次。

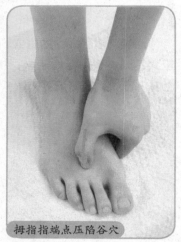

拇指指端点压陷谷穴

3 用拇指指端点按胸部淋巴结、上身淋巴结、额窦反射区各20次。

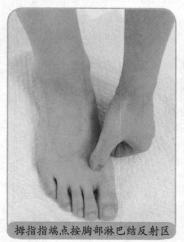

拇指指端点按胸部淋巴结反射区

耳部按摩

选穴（部位）：

耳尖穴。

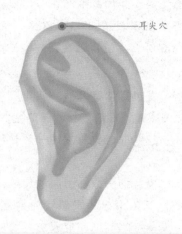

耳尖穴

手法:

1 先常规消毒耳部，将1粒王不留行籽或莱菔子置于0.5厘米×0.5厘米的胶布中间，然后贴压耳尖穴。

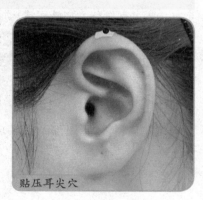

贴压耳尖穴

2 用拇指和示指相对捏压耳尖穴2~3分钟。

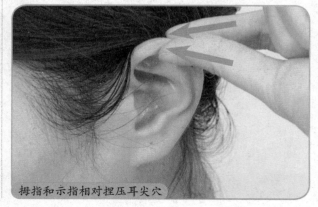

拇指和示指相对捏压耳尖穴

流鼻血

流鼻血，指的是血液从鼻孔流出的一种病理症状。中医称为鼻衄，按其成因可分为虚弱与燥热两类。虚弱包括肝肾阴虚和脾气虚；燥热包括胃热炽盛、肝火旺盛和肺经热盛。

◎症状：鼻出血可发生在鼻腔的任何部位，但以鼻中隔前下区最为多见，有时可见喷射性或搏动性小动脉出血。鼻腔后部出血常迅速流入咽部，从口吐出。

◎病因：鼻出血多因鼻腔病变引起，也可由全身疾病所引起，还可以是鼻腔邻近病变出血经鼻腔流出。中医认为，过食辛燥、暴饮烈酒导致胃热炽盛，血随热涌而流为鼻血；情志不遂，肝气郁结或暴怒伤肝使得肝火上逆，血随火行而溢于鼻窍；外感风热或燥热之邪，燥热循经而上壅鼻窍，热伤脉络，迫血妄行，血溢于鼻即造成流鼻血；房劳过度或久病伤阴导致肝肾不足，虚火上炎，血液升腾而溢出鼻窍；饮食不节、忧思劳倦过度或久病不愈致使脾气受损，不能统血，血液外渗于鼻腔即形成流鼻血。

🖐 手部按摩

选穴（部位）：

合谷穴、内关穴、列缺穴、中冲穴。

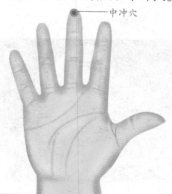
中冲穴

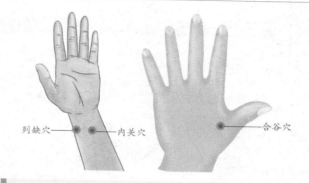
列缺穴　内关穴　　　　合谷穴

手法：

1 用拇指指腹按揉合谷穴、内关穴各 1~3 分钟。

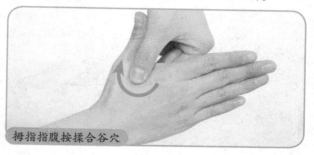
拇指指腹按揉合谷穴

2 用拇指推摩列缺穴 200 次。

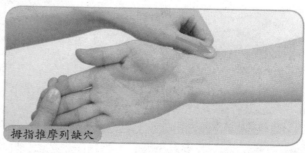
拇指推摩列缺穴

3 用拇指指端点按中冲穴 100~200 次，以局部有刺痛感为宜。

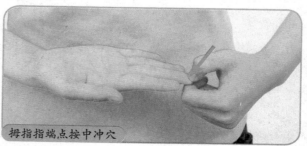
拇指指端点按中冲穴

足部按摩

选穴（部位）：

三阴交、血海穴、复溜穴、昆仑穴、太溪穴。

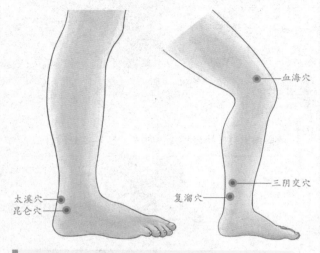

血海穴

三阴交穴

复溜穴

太溪穴
昆仑穴

手法：

1 用拇指指腹按揉三阴交、血海穴、复溜穴各 2 分钟。

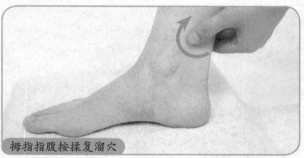

拇指指腹按揉复溜穴

2 按摩者一手握住患者的腿部，一手同时揉捏患者的昆仑穴、太溪穴，最后用拇指弹拨跟腱 2 分钟。

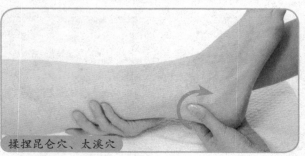

揉捏昆仑穴、太溪穴

耳部按摩

选穴（部位）：

肾上腺穴、外鼻穴、内鼻穴，枕、肺反射区。

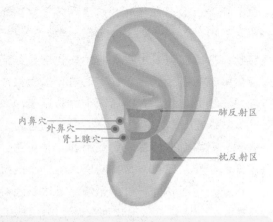

内鼻穴
外鼻穴
肾上腺穴
肺反射区
枕反射区

手法：

1 用示指按揉肾上腺穴、枕、肺反射区各 1~2 分钟。

2 用示指和拇指掐按外鼻穴 1~2 分钟，以局部有酸胀感为宜。

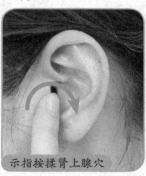

示指按揉肾上腺穴

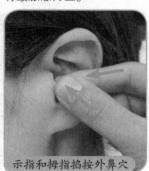

示指和拇指掐按外鼻穴

3 用按摩棒点按内鼻穴 50~100 次，以透热为度。

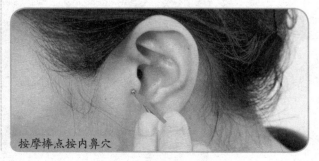

按摩棒点按内鼻穴

痤 疮

痤疮是皮肤科最常见的疾病之一，俗称"青春痘"，又叫"粉刺""暗疮"等，是由于毛囊及皮脂腺阻塞、发炎引起的慢性炎症性皮肤病。痤疮好发于颜面、胸背、臀部，多见于青少年，男性发病率较高。

◎**症状**：痤疮临床以白头粉刺、黑头粉刺、炎性丘疹、脓疱、结节、囊肿等为主要表现，严重者同时伴随面色潮红、毛孔粗大、疤痕等皮肤损害。并发感染时，局部出现红肿、疼痛以及触痛、丘疹、脓包、结节、瘢痕等。白头粉刺破溃后溢出白色豆渣样物质。

◎**病因**：日常饮食不节、作息时间不规律都是引发痤疮的诱因。引起痤疮的主要原因还有皮脂腺分泌旺盛堵塞了毛孔、便秘、内分泌失调等。其中痤疮与内分泌有密切的关系，青春期以前极少发病。中医认为，面部及胸背部属肺，当肺经风热受阻于皮肤就会导致痤疮的产生。其次是过食油腻、肥甘、辛辣之物，使得湿热内生、阳热上升也会导致生长痤疮。

🖐 手部按摩

选穴（部位）：

曲池穴、鱼际穴、脑下垂体反射区。

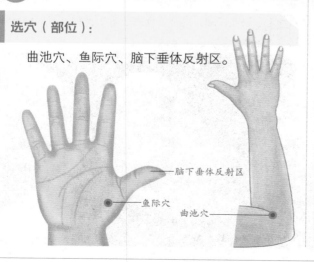

脑下垂体反射区
鱼际穴
曲池穴

手法：

1 用拇指指端点按曲池穴，两手交替按摩1~2分钟，以局部有酸胀感为宜。

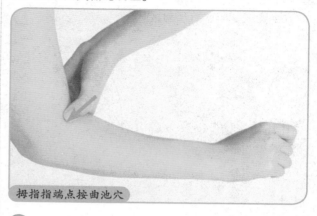

拇指指端点按曲池穴

2 用拇指指腹按揉鱼际穴1~3分钟即可。

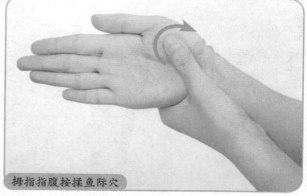

拇指指腹按揉鱼际穴

3 用拇指和示指相对捏揉脑下垂体反射区3~4分钟。

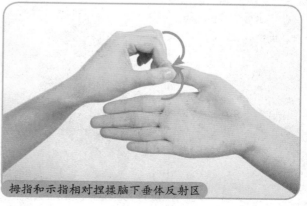

拇指和示指相对捏揉脑下垂体反射区

足部按摩

选穴（部位）：

丰隆穴、胆、肝反射区。

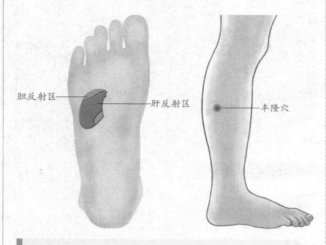

胆反射区　肝反射区　丰隆穴

手法：

1 手握空拳轻敲丰隆穴 100 次。

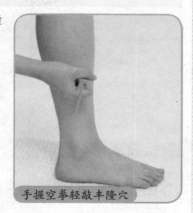

手握空拳轻敲丰隆穴

2 以示指中节按压胆反射区 30 次。

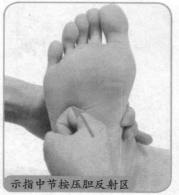

示指中节按压胆反射区

3 用拇指指腹按揉肝反射区 3~4 分钟，以透热为宜。

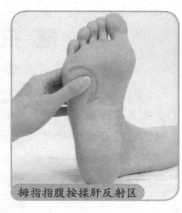

拇指指腹按揉肝反射区

耳部按摩

选穴（部位）：

肺、内分泌反射区。

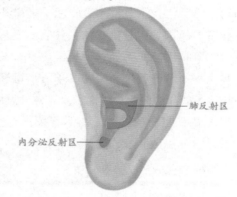

肺反射区
内分泌反射区

手法：

用牙签点按肺、内分泌反射区各 1 分钟，以局部有热胀感为宜。

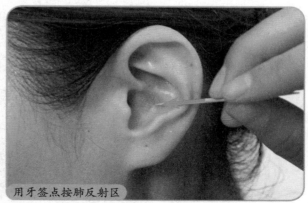

用牙签点按肺反射区

湿疹

湿疹是一种常见的由多种内外因素引起的表皮及真皮浅层的炎症性皮肤病。一般分急性、亚急性、慢性三种，起病不分男女或年龄大小。

◎**症状**：急性湿疹起病急、病程短，皮疹是以丘疱疹为主的多形性皮损，弥漫性分布，常对称发生于头面、四肢、躯干，容易反复发作而发展为亚急性或慢性湿疹；亚急性湿疹皮损较急性湿疹轻，有瘙痒感，以丘疹、结痂、鳞屑为主；慢性湿疹皮损常为局限性，边缘较清楚、炎症不显著、患部皮肤肥厚粗糙。一般在就寝或精神紧张的时候才出现剧烈瘙痒，平时没有明显的自觉症状。

◎**病因**：接触过敏原，如药物、油漆、洗衣粉、动物皮毛等都可引起湿疹。内分泌功能失调、精神紧张、疲劳、胃肠疾病也可引起湿疹。中医文献中提及的"浸淫疮""旋耳疮""绣球风""四弯风"等便是现在种类众多的湿疹。中医认为，湿疹是由饮食不节、内伤情志、外邪浸淫而引发。

🖐 手部按摩

选穴（部位）：

阳池穴、神门穴。

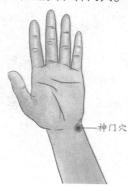
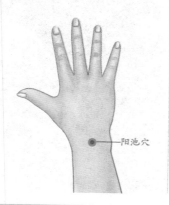

神门穴

阳池穴

手法：

1 以拇指指端点按阳池穴 1~2 分钟。

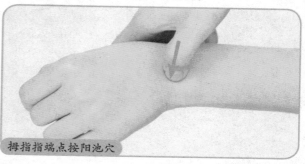

拇指指端点按阳池穴

2 用拇指指腹按揉神门穴 2~3 分钟，以局部有酸胀感为宜。

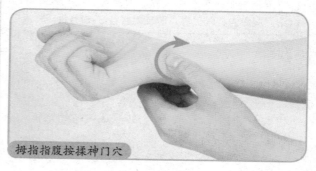

拇指指腹按揉神门穴

🖐 足部按摩

选穴（部位）：

行间穴、太白穴，甲状旁腺、上身淋巴结、胸部淋巴结、腹股沟、肾上腺、脾、脑干及小脑、膀胱反射区。

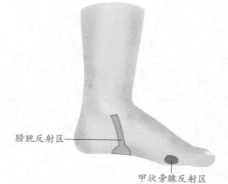

膀胱反射区

甲状旁腺反射区

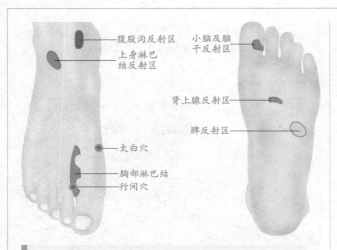

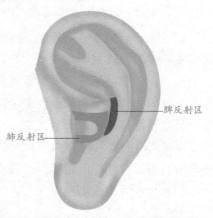

耳部按摩

选穴（部位）：

脾反射区、肺反射区。

手法：

1 以拇指指腹按揉甲状旁腺、上身淋巴结、胸部淋巴结、腹股沟、肾上腺、脾反射区各 3~5 分钟。

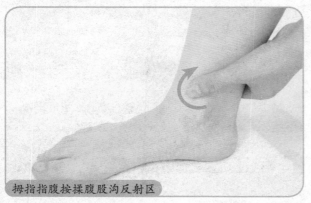

拇指指腹按揉腹股沟反射区

2 用拇指指端点按行间穴、太白穴各 2~3 分钟。

3 用拇指指腹推按脑干及小脑、膀胱反射区各 1~3 分钟。

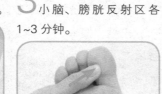

拇指指端点按行间穴

拇指指腹推按脑干及小脑反射区

1 用示指指尖掐按脾反射区 1~2 分钟，以有刺痛感为宜。

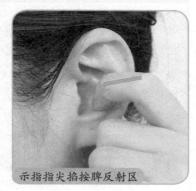

示指指尖掐按脾反射区

2 用示指指尖点按肺反射区 1~3 分钟。

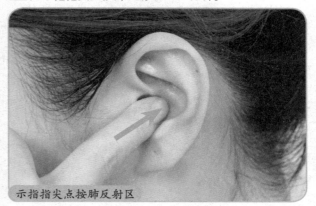

示指指尖点按肺反射区

荨麻疹

　　荨麻疹俗称风疹块、风团、风疹团，是一种常见的皮肤血管反应性过敏性皮肤病，是由多种病因引起的突然出现并伴有剧痒的暂时性水肿风团。

◎症状：荨麻疹临床上表现为风疹块突然出现，在身体任何部位都可能出现一块块形状、大小不一的红色斑块，会有发痒疼痛的症状。并伴有剧烈的瘙痒感和发热、恶心呕吐、腹痛、腹泻等不适症状，在数小时或2天之内消失，有的可能持续数月。皮疹大小不一、形状各异，皮疹颜色可为红色、花白色或自身皮肤颜色，消退后不留痕迹。

◎病因：引起荨麻疹的原因有很多，如食物、吸入物、药物过敏等，另外，精神因素、内分泌失调、蚊虫叮咬、胃肠疾病也是导致皮肤过敏的诱因。中医认为，荨麻疹属"瘾诊"范畴，多是因为过食辛辣、外感风邪、积湿生热、外感风寒或风邪、气血两虚所致。

🖐 手部按摩

选穴（部位）：

后溪穴、合谷穴、大陵穴。

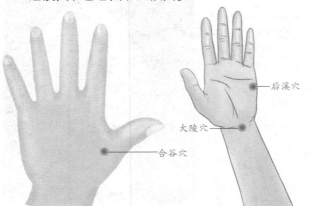

后溪穴
大陵穴
合谷穴

手法：

1 以拇指指腹按揉后溪穴、合谷穴各20次。

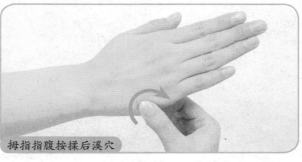

拇指指腹按揉后溪穴

2 用拇指指端点按大陵穴3~5分钟，以局部有酸胀感为宜。

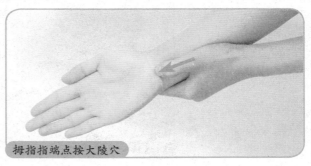

拇指指端点按大陵穴

🖐 足部按摩

选穴（部位）：

涌泉穴、输尿管反射区。

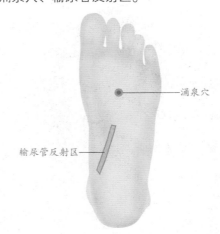

涌泉穴
输尿管反射区

手法：

1 以拇指指端点按涌泉穴 1~3 分钟。

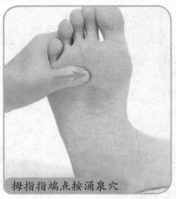

拇指指端点按涌泉穴

2 以拇指指腹按揉输尿管反射区 1~3 分钟。

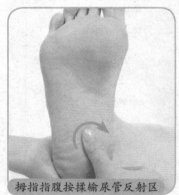

拇指指腹按揉输尿管反射区

耳部按摩

选穴（部位）：

耳尖穴、大肠反射区、肺穴、肾上腺穴。

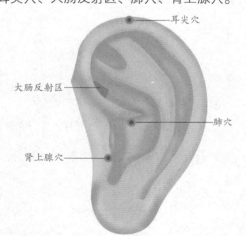

手法：

1 用示指和拇指相对按压耳尖穴、大肠反射区各 1~3 分钟，以局部有酸胀感为宜。

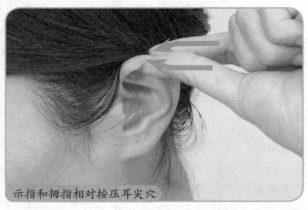

示指和拇指相对按压耳尖穴

2 用示指指尖点按肺穴 30 次，以局部有痛感为宜。

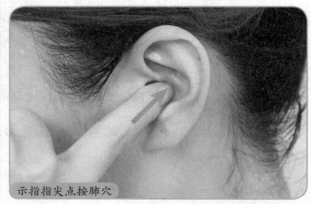

示指指尖点按肺穴

3 用示指按揉肾上腺穴 1~3 分钟，以局部有酸胀感为宜。

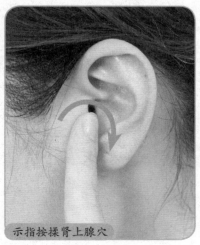

示指按揉肾上腺穴

睑腺炎

睑腺炎，是睫毛毛囊附近的皮脂腺或睑板腺的急性化脓性炎症，通常数天可以痊愈。睑腺炎分两种，外睑腺炎和内睑腺炎。

◎**症状**：内睑腺炎，又称睑板炎。因炎症在较坚实的睑板组织内，严重时整个眼睑都有可能红肿，患侧耳前淋巴结肿大，伴有触痛。外睑腺炎，又称睑缘疖。眼睑局部红肿、充血和触痛，近睑缘部位可触到硬结，有时患侧耳前淋巴结肿大，伴有触痛，甚至会伴随怕冷、发热等全身不适的症状。无论是内睑腺炎或外睑腺炎，都会伴随有眼睫毛底部周围的眼睑出现带黄头的脓，脓头周围的眼睑皮肤肿胀、发炎。

◎**病因**：内睑腺炎是睑板腺的急性炎症，主要由睑板腺发炎所致；外睑腺炎多由睫毛的毛囊部皮脂腺受葡萄球菌感染所致。不注意个人卫生，身体素质较差以及近视、远视、散光、老视等屈光不正都可能成为引发外睑腺炎的诱因。

🖐 手部按摩

选穴（部位）：

眼点、二间穴、商阳穴、关冲穴、少泽穴、合谷穴。

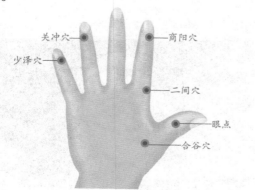

手法：

1 用拇指指端点按眼点 50 次。

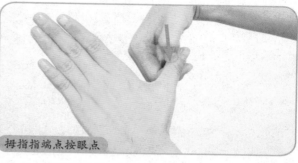

拇指指端点按眼点

2 用拇指指端按揉二间穴、商阳穴、关冲穴、少泽穴、合谷穴各 2~3 分钟。

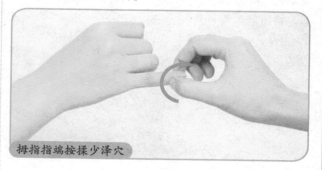

拇指指端按揉少泽穴

🦶 足部按摩

选穴（部位）：

眼睛、上身淋巴结、肝、肾、肾上腺、膀胱、输尿管反射区。

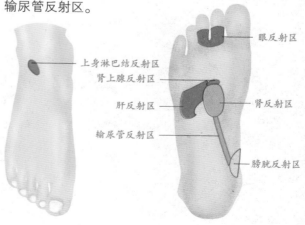

眼反射区
上身淋巴结反射区
肾上腺反射区
肝反射区
肾反射区
输尿管反射区
膀胱反射区

手法:

1 用示指按揉眼睛、上身淋巴结反射区各 2~3 分钟。

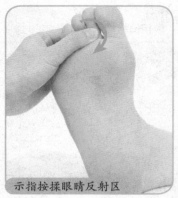

示指按揉眼睛反射区

2 用示指中节点按肝、肾、肾上腺、膀胱、输尿管反射区各 50~100 次。

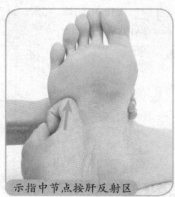

示指中节点按肝反射区

耳部按摩

选穴(部位):

耳尖处耳轮、肝反射区、心穴、肾上腺穴。

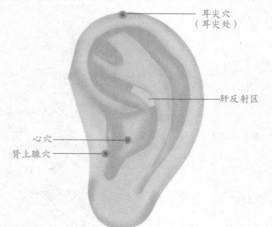

耳尖穴
(耳尖处)

肝反射区

心穴

肾上腺穴

手法:

1 用拇指和示指相对捻揉耳尖处耳轮 5~8 次再向上提拉 1 次。

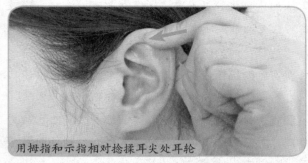

用拇指和示指相对捻揉耳尖处耳轮

2 用按摩棒点揉肝反射区 30 次,双耳交替进行。

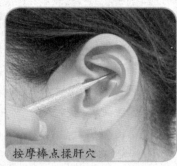

按摩棒点揉肝穴

3 用示指点按心穴 6 次,揉压 30 次,双耳交替进行。

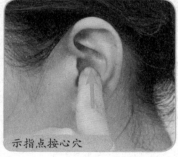

示指点按心穴

4 最后用按摩棒点按肾上腺穴 30 次。

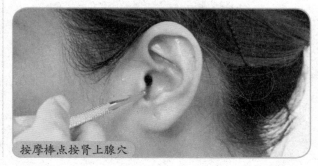

按摩棒点按肾上腺穴

视疲劳

视疲劳也称眼疲劳，为眼科的一种常见疾病，是用眼工作时产生的主观症状的综合征。

◎**症状**：常见的有近距离工作不能持久，出现眼及眼眶周围疼痛、视物模糊、眼睛干涉、流泪等，严重者还可能出现头痛、恶心、头晕等症状。

◎**病因**：导致视疲劳的原因主要是眼睛本身的问题，如近视、远视、散光等屈光不正、配戴眼镜不合适、眼肌因素或者结膜炎、角膜炎等；其次为全身因素，如神经衰弱、身体过劳、癔症等；也可由环境因素所致，如用眼状况下光照不足或太强，光源分布不均匀或闪烁不定，长时间注视的目标过小、过细等。中医认为，视疲劳是肝血不足、肝肾阴虚的表现。

🖐 手部按摩

选穴（部位）：

合谷穴，额窦、肝反射区。

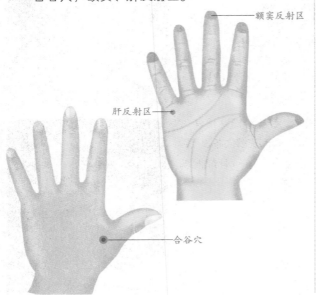

额窦反射区

肝反射区

合谷穴

手法：

1 用三指拿捏法按摩合谷穴 2~3 分钟，以局部有酸胀感为宜。

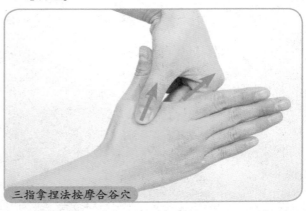

三指拿捏法按摩合谷穴

2 用拇指指端点按额窦反射区 100~200 次，以局部有痛感为宜。

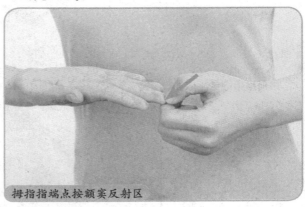

拇指指端点按额窦反射区

3 用拇指指腹按揉肝反射区 3~5 分钟，以局部有透热感为宜。

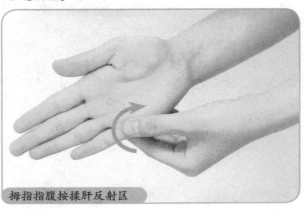

拇指指腹按揉肝反射区

足部按摩

选穴（部位）：

太冲穴，三叉神经、大脑、额窦、眼睛、耳反射区。

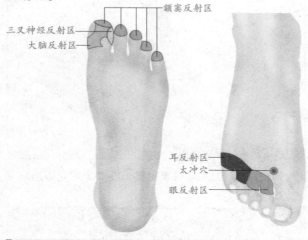

额窦反射区
三叉神经反射区
大脑反射区
耳反射区
太冲穴
眼反射区

手法：

1 用拇指指端揉压太冲穴1~2分钟。

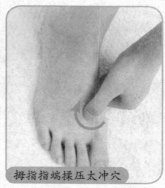

拇指指端揉压太冲穴

2 用拇指指腹按揉三叉神经、大脑、额窦、眼睛、耳朵反射区各1~3分钟，以局部有透热感为宜。

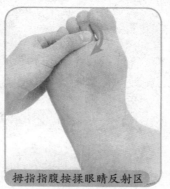

拇指指腹按揉眼睛反射区

耳部按摩

选穴（部位）：

皮质下穴、心穴、交感穴。

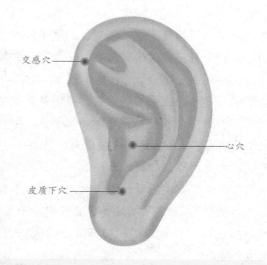

交感穴
心穴
皮质下穴

手法：

1 用示指指腹按揉皮质下穴3~5分钟，以局部有热感为宜。

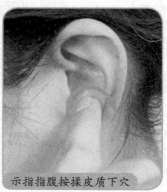

示指指腹按揉皮质下穴

2 用示指指端按压心穴和交感穴各3分钟左右，以局部有酸胀感为宜。

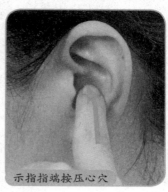

示指指端按压心穴

老花眼

老花眼俗称老视眼，是指上了一定年龄的人逐渐产生近距离阅读或工作困难的情况。常见于40岁以上的人群，老花眼的发生是人体功能老化的一种现象。

◎**症状**：本病初期主要是看细小的字迹不清楚，必须要将书籍拿到较远处才能看清，随着病情发展即使将书籍拿到远处也看不清，同时还伴有眼睛调节疲劳的现象，如眼睛酸胀、多泪、畏光、干涩、头痛、眉紧、眼痛等。

◎**病因**：随着年龄增长，人体眼睛晶状体逐渐硬化、增厚，并且眼部肌肉的调节能力也随之减退，导致变焦能力降低，最后逐渐形成了老花眼。中医认为，本病多由肝肾衰耗，或阴血暗耗、阴精不足、不能配阳所致。

🖐 手部按摩

选穴（部位）：

养老穴、眼反射区。

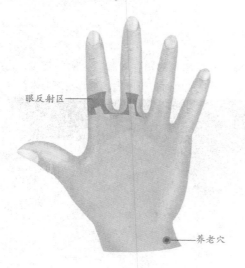

眼反射区

养老穴

手法：

1 用拇指旋转着擦摩眼反射区2~3分钟。

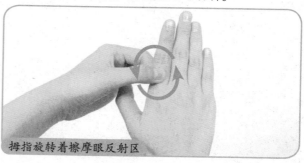

拇指旋转着擦摩眼反射区

2 用拇指指腹按揉养老穴2~3分钟。

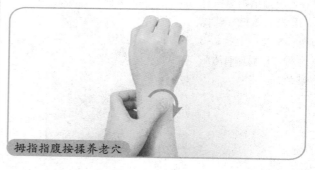

拇指指腹按揉养老穴

🖐 足部按摩

选穴（部位）：

肾、膀胱、输尿管、肝、眼睛、上身淋巴结、三叉神经、大脑、脾、肾上腺反射区。

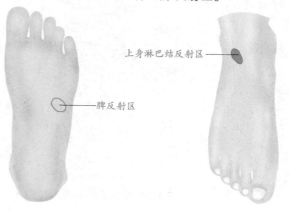

上身淋巴结反射区

脾反射区

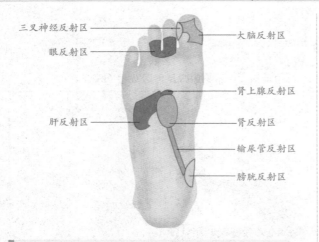

三叉神经反射区
眼反射区
肝反射区
大脑反射区
肾上腺反射区
肾反射区
输尿管反射区
膀胱反射区

手法：

1 用拇指指腹按揉肾、膀胱、输尿管、肝反射区各2~3分钟，以局部有酸胀感为宜。

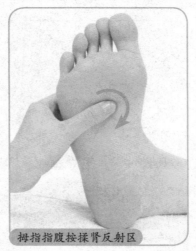

拇指指腹按揉肾反射区

2 用拇指指腹按揉眼睛、上身淋巴结反射区1~2分钟即可。

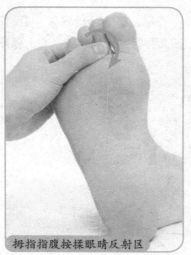

拇指指腹按揉眼睛反射区

3 用拇指指端按压三叉神经、大脑、脾、肾上腺反射区各1分钟。

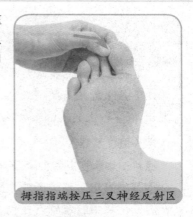

拇指指端按压三叉神经反射区

耳部按摩

选穴（部位）：

对耳轮上脚。

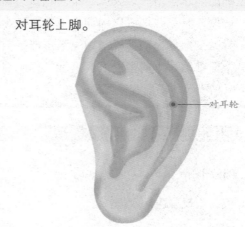

对耳轮

手法：

用 拇指和示指相对捏住对耳轮上脚的部位，由下往上，上拉的同时进行摩擦，至耳轮充血发热为宜。

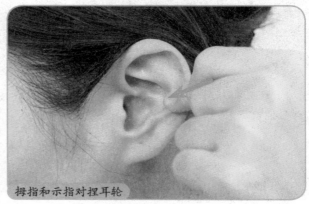

拇指和示指对捏耳轮

青光眼

青光眼是由于各种原因引起水循环障碍使眼内压间断或持续升高、视神经传导功能受损的一种眼科疾病。青光眼是一种常见的致盲性眼病，分为闭角型和开角型两种。

◎**症状**：闭角型青光眼包括急性与慢性两种。急性发作时剧烈眼胀痛及同侧头痛，虹视、视蒙，严重者视力降至仅留眼前指数或光感，常伴有恶心、呕吐、发热、寒战及便秘等。慢性闭角型青光眼自觉症状轻微；开角型青光眼又分慢性单纯性青光眼和低压性青光眼。慢性早期往往无任何自觉症状，中晚期因视野缩小而有行动不便，定位不准等，尤以夜间为甚。低压性青光眼早期大多无自觉症状，个别可有眼胀、视物易疲劳等不适，中晚期可有中心视力减退。

◎**病因**：中医认为，青光眼起于肝肺瘀热，痰湿功伤，也就是眼内之液体调节功能失常，因为水毒而引起的眼球疾患，另外还可由情志不舒、肝郁化火导致本病。

🖐 手部按摩

选穴（部位）：

关冲穴、眼反射区。

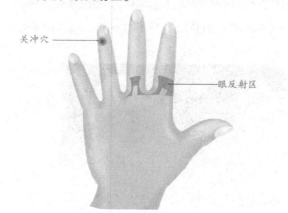

关冲穴
眼反射区

手法：

1 先用拇指指腹揉捏关冲穴，揉动时力度和幅度都应适中，揉动时间为 2~3 分钟。

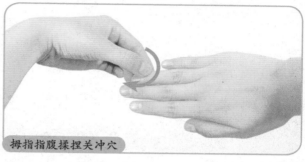

拇指指腹揉捏关冲穴

2 然后用拇指和示指揉搓无名指 2 分钟，然后按摩眼反射区，按摩时采用旋揉的方法，按摩时间约为 3 分钟。

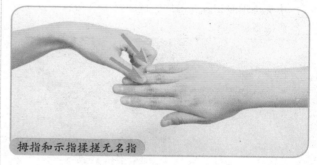

拇指和示指揉搓无名指

🦶 足部按摩

选穴（部位）：

照海穴、行间穴、光明穴，眼、大脑反射区。

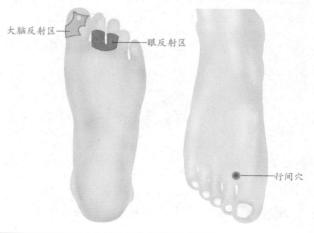

大脑反射区
眼反射区
行间穴

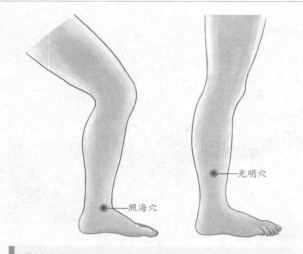

光明穴

照海穴

手法:

1 用拇指指腹按揉照海穴、行间穴 1~3 分钟，以局部有酸胀感为宜。

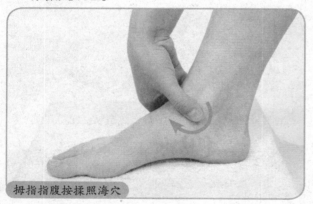

拇指指腹按揉照海穴

2 用拇指指腹按揉光明穴 3~5 分钟，以局部有酸胀感为宜。

3 用拇指指腹捏揉眼、大脑反射区各 3~5 分钟，以局部有酸胀感为宜。

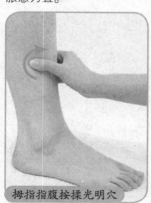

拇指指腹按揉光明穴

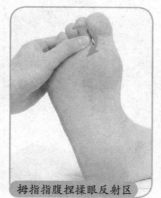

拇指指腹捏揉眼反射区

耳部按摩

选穴（部位）：

耳郭尖端、肝穴。

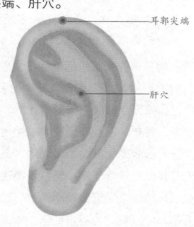

耳郭尖端

肝穴

手法:

1 用双手的拇指和示指同时夹住双耳的耳郭尖端，然后开始进行提揪、揉、捏、摩擦等按摩动作，要注意两边同步，操作 20 次即可。

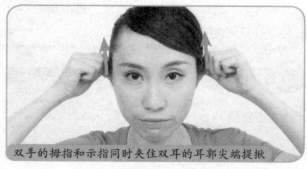

双手的拇指和示指同时夹住双耳的耳郭尖端提揪

2 用示指指腹按揉肝穴 1~3 分钟，以局部有酸胀感为宜。

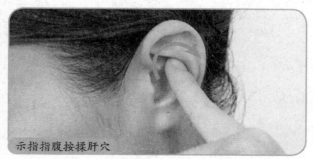

示指指腹按揉肝穴

牙痛

牙痛是口腔科疾病最常见的症状之一，其表现为牙龈红肿、遇冷热刺激痛、面颊部肿胀等。牙痛患者要少吃甜食和辛辣之物，注意口腔清洁。

◎**症状**：牙痛的主要症状是牙齿或牙龈及面颊肿痛，遇冷热酸甜等刺激则疼痛加重。实火牙痛起病急且剧烈，不能吃热的食物，牙龈红肿明显兼有口臭、口渴、便秘等症；虚火牙痛不太明显，一般是隐隐作痛，且时好时坏，持续时间较长，牙龈红肿不太明显。

◎**病因**：可见于龋齿、牙髓炎、牙龈炎等，遇冷、热、酸、甜等刺激时牙痛发作或加重。牙痛多是由于不注意口腔卫生，牙齿受到牙齿周围食物残渣、细菌等长期刺激，加上不正确的刷牙习惯及维生素缺乏等原因所造成。中医认为牙痛是由风热侵袭伤及牙体、牙龈肉，邪聚不散，气血滞留，瘀阻脉络而为病，有虚实之分。

手部按摩

选穴（部位）：

合谷穴、内关穴，口腔、胃脾大肠、输尿管、膀胱、肺及支气管、上下颌反射区，牙痛点、肾点、大肠点、胃点。

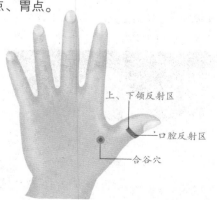

上、下颌反射区
口腔反射区
合谷穴

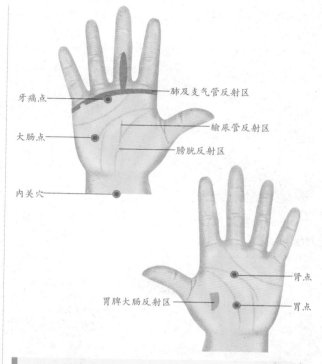

牙痛点
大肠点
内关穴
肺及支气管反射区
输尿管反射区
膀胱反射区

胃脾大肠反射区
肾点
胃点

手法：

1 用拇指指端点按合谷穴，直至牙痛缓解。每天坚持按摩3~4次，牙痛症状便可缓解。

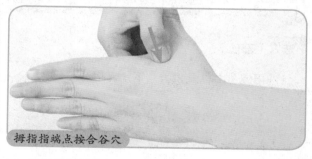

拇指指端点按合谷穴

2 用拇指指腹按揉舌及口腔、胃脾大肠、输尿管、膀胱、肺、上下颌反射区各1分钟。

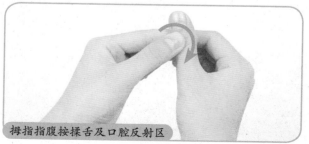

拇指指腹按揉舌及口腔反射区

3 用拇指指腹按揉牙痛点、肾点、大肠点、胃点各1~2分钟。

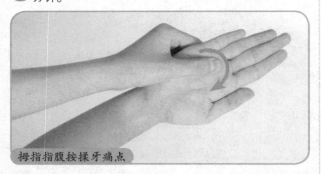

拇指指腹按揉牙痛点

4 用拇指指腹按压内关穴3分钟，以局部有酸胀感为宜。

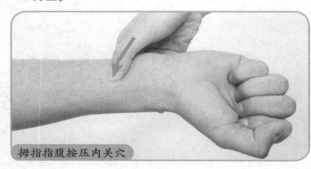

拇指指腹按压内关穴

足部按摩

选穴（部位）：

冲阳穴、上颌反射区、下颌反射区。

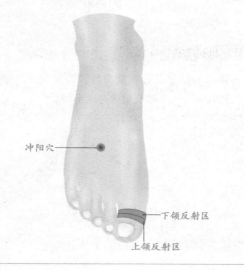

冲阳穴

下颌反射区

上颌反射区

手法：

1 用拇指指腹推按上颌、下颌反射区2分钟，动作连续均匀。

2 用拇指指腹按揉冲阳穴1~3分钟。

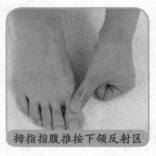

拇指指腹推按下颌反射区

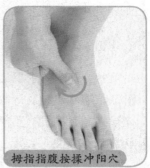

拇指指腹按揉冲阳穴

耳部按摩

选穴（部位）：

三焦、胃、面颊、上下颌、牙穴。

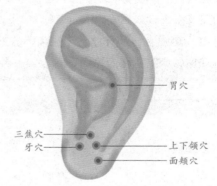

胃穴

三焦穴
牙穴

上下颌穴
面颊穴

手法：

用 按摩棒点按三焦穴、胃穴、面颊穴、上下颌穴、牙穴各20~30次。

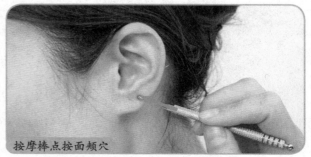

按摩棒点按面颊穴

晕 车

晕车在医学上也叫晕动症，是指在乘坐车、船时，经受振动、颠簸、摇晃的刺激，引起的一系列症状。

◎症状：坐汽车时觉得头晕，上腹部不适、恶心、呕吐、出冷汗，特别是当汽车急刹车、急转弯或突然起动时症状更严重，但是一般这种症状下车休息片刻即可逐渐减轻或恢复。还有部分人这种晕车症状可以持续几天。

◎病因：人体内耳迷路不能很好地适应和调节机体的平衡，使交感神经兴奋性增强导致神经系统功能紊乱，便会出现眩晕、呕吐等晕车症状。中医认为，本病是由于人体血虚、阳虚、肝阳上亢、脾胃失和所致。

✋ 手部按摩

选穴（部位）：

双手拇指、少商穴、脾反射区。

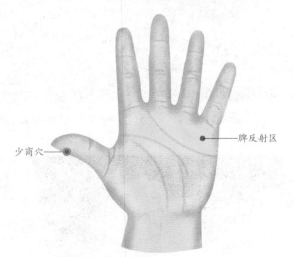

少商穴 —

— 脾反射区

手法：

1 乘车之前分别搓揉双手拇指各 3~5 分钟。

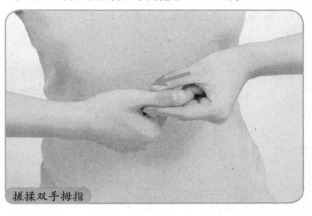

搓揉双手拇指

2 用拇指指腹按揉少商穴 1~3 分钟，力度略重。

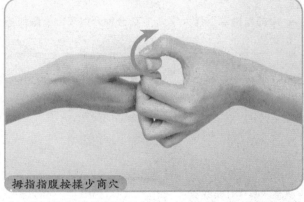

拇指指腹按揉少商穴

3 用拇指指端按揉脾反射区 3~4 分钟，以局部有透热感为宜。

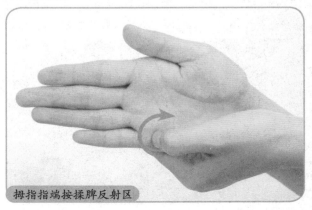

拇指指端按揉脾反射区

👋 足部按摩

选穴（部位）：

太溪穴、足三里穴、内耳迷路反射区。

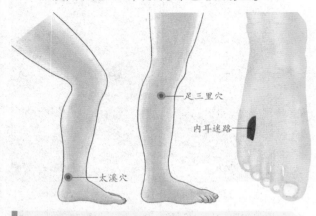

手法：

1 用拇指指端点揉太溪穴 1~2 分钟，以局部有酸胀感为宜。

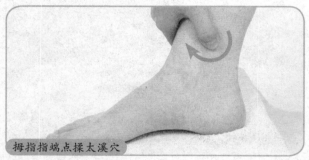

拇指指端点揉太溪穴

2 用拇指指端点按足三里穴 50 次，以局部有酸胀感为宜。

3 用拇指指端点按内耳迷路反射区 100~200 次，以局部有透热感为度。

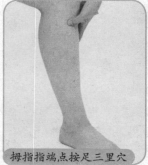

拇指指端点按足三里穴

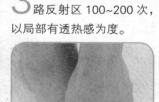

拇指指端点按内耳迷路反射区

👂 耳部按摩

选穴（部位）：

神门穴、贲门穴。

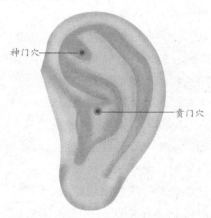

手法：

1 用示指和拇指相对捏揉神门穴 1~2 分钟，以局部有酸胀感为宜。

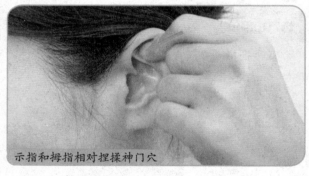

示指和拇指相对捏揉神门穴

2 用示指指端按压贲门穴 1~2 分钟，以局部有酸胀感为宜。

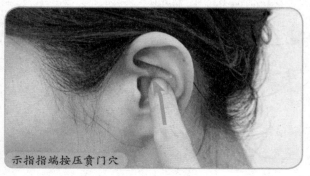

示指指端按压贲门穴

腹 胀

　　腹胀即腹部胀大或胀满不适，是最常见的一种消化系统症状，腹胀是一种主观感受，多是由于胃肠道内存在过量的气体所引起的一种常见症状，一般不需要特殊治疗。

◎**症状**：腹胀的主要表现除了自觉腹部胀满外，还常伴有恶心、呕吐、嗳气、食欲不振、便秘或腹泻。腹胀如果伴随剧烈腹痛，则考虑是急性炎症，如急性胆囊炎、急性腹膜炎等疾病的可能。

◎**病因**：胃肠道内气体聚集又无法排出是导致腹胀的主要原因。情志不畅、压力过大也是引起脏腑功能失调，从而导致肠道功能紊乱的原因之一。本病在中医学中散见于"腹痛""便秘"等病中，多因情志不畅、气机郁滞或饮食不节导致脏腑功能失调，从而出现肠道功能紊乱而引起腹胀。

手部按摩

选穴（部位）：

　　二间穴、大肠点、胃肠点、合谷穴。

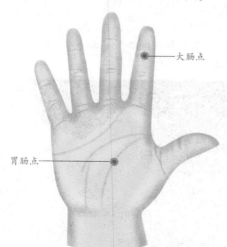

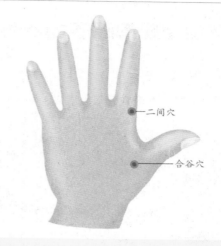

二间穴

合谷穴

手法：

1 用发夹点按二间穴1~2分钟，以局部有酸胀感为宜。

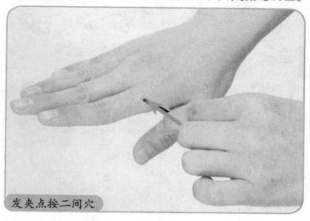

发夹点按二间穴

2 用牙签束点压大肠点、胃肠点、合谷穴各1~2分钟。

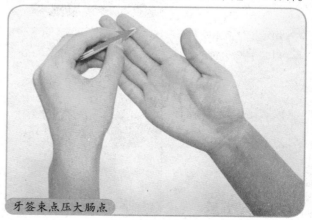

牙签束点压大肠点

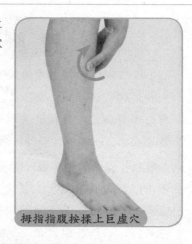

3 用拇指指腹按揉上
巨虚穴、下巨虚穴
各 1~3 分钟。

拇指指腹按揉上巨虚穴

足部按摩

选穴（部位）：

三阴交穴、上巨虚穴、下巨虚穴、胃反射区。

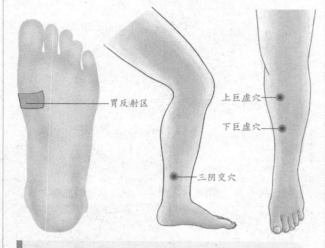

胃反射区

上巨虚穴

下巨虚穴

三阴交穴

手法：

1 用拇指指端按压三阴
交穴，以局部有酸胀
感为宜。

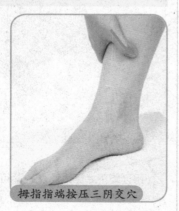

拇指指端按压三阴交穴

2 用示指中节点按胃反
射区 1~3 分钟。

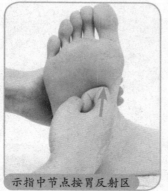

示指中节点按胃反射区

耳部按摩

选穴（部位）：

两侧耳轮。

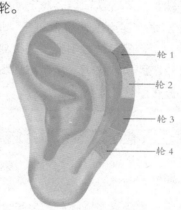

轮 1

轮 2

轮 3

轮 4

手法：

用 示指和拇指相对推摩两侧耳轮，上下来回推摩直至
局部有热感为宜。

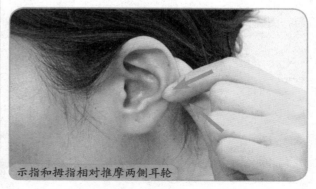

示指和拇指相对推摩两侧耳轮

胸 闷

胸闷是一种主观感觉身体器官功能紊乱的表现，即呼吸费力或气不够用。轻者没有太大的主观感觉，重者可感觉胸膛被石头压住，甚至发生呼吸困难。胸闷也有可能是人体脏腑发生器质性病变的最早症状之一。

◎**症状**：胸闷的表现有轻有重，轻者没有太大不适感，重者则感觉胸膛压了块石头，甚至呼吸困难，但经过休息、放松情绪就能得到缓解。如果胸闷随着病程的延长，症状逐渐加重，建议立即就医，以便排除身体器质性病变的可能。

◎**病因**：呼吸道受阻：气管支气管内长肿瘤、气管狭窄，气管受外力挤压（甲状腺肿大、纵隔内长肿瘤）；肺部疾病：肺气肿、支气管炎、哮喘等；心脏疾病：心肌供血不足或某些先天性心脏病、风湿性心脏瓣膜病、冠心病等。

✋ 手部按摩

选穴（部位）：

中冲穴、神门穴、内关穴，心、肺和支气管、脾、胃、肾反射区。

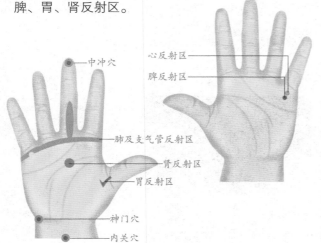

- 中冲穴
- 心反射区
- 脾反射区
- 肺及支气管反射区
- 肾反射区
- 胃反射区
- 神门穴
- 内关穴

手法：

1 以拇指指尖掐中冲穴、神门穴、内关穴 10~20 次，以局部有刺痛感为宜。

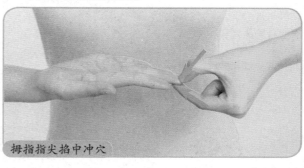

拇指指尖掐中冲穴

2 以拇指指端点按心、肺和支气管、脾脏、胃、肾脏反射区，各 2~3 分钟。

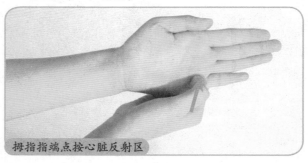

拇指指端点按心脏反射区

✋ 足部按摩

选穴（部位）：

胃、肝、脾、肾上腺、肾、心反射区。

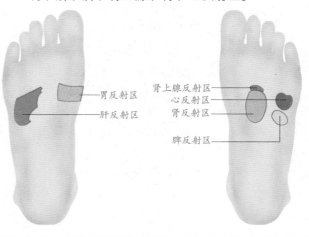

- 胃反射区
- 肝反射区
- 肾上腺反射区
- 心反射区
- 肾反射区
- 脾反射区

手法：

1 以示指中节轻轻刮压胃、肝、脾、肾上腺、肾反射区各20次，以局部感觉发热为宜。

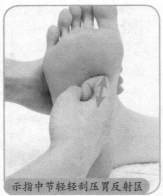

示指中节轻轻刮压胃反射区

2 用拇指指腹推揉心反射区2~3分钟。

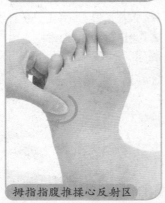

拇指指腹推揉心反射区

耳部按摩

选穴（部位）：

神门穴、肾穴、肺穴、心穴、耳尖穴、内分泌穴、皮质下穴。

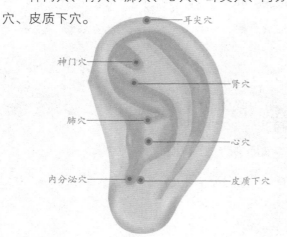

耳尖穴
神门穴
肾穴
肺穴
心穴
内分泌穴
皮质下穴

手法：

1 先由下向上按揉耳郭部5~8次，以局部有微痛感为宜。

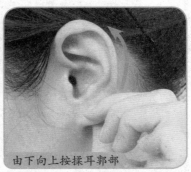

由下向上按揉耳郭部

2 用示指点揉神门穴、心穴各10~20次，以能耐受为度。

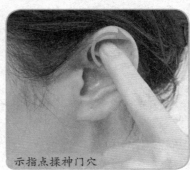

示指点揉神门穴

3 用示指按揉肾、肺、皮质下穴各3分钟。

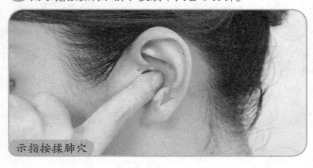

示指按揉肺穴

4 用示指和拇指相对捏揉耳尖、内分泌穴3~5分钟。

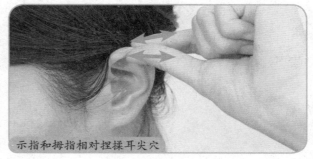

示指和拇指相对捏揉耳尖穴

耳 鸣

耳鸣是耳部疾病的一种常见症状，是指在没有任何外界刺激条件下人体耳内或脑内产生的异常声音的一种感觉，是一种自觉症状。耳鸣是听觉功能的紊乱现象。

◎症状：耳鸣的主要临床表现有耳内鸣响，声音如火车鸣笛、潮水声或者声如蝉鸣，有持续性也有间歇性，声音或大或小。正常人群发生生理性耳鸣一般是血液循环的嗡嗡声，吞咽时的咔嗒声或者空气在鼓膜上的呼呼声。

◎病因：耳鸣是一种症状而不是独立的疾病，所以造成耳鸣的原因有很多。耳鸣可发生于多种耳部疾病，如中耳的急慢性炎症、鼓膜穿孔、外耳道炎、外耳异物等。某些血管性疾病也可导致耳鸣的发生，如耳内小血管扩张、血管畸形等。中医认为，耳鸣多为肝胆风火上逆阻塞了少阳经气所致；或者是由肾精亏虚，精气不能上达于耳；脾气虚弱、情志不舒、饮食不节所致。

🖐 手部按摩

选穴（部位）：

外关穴、肾反射区。

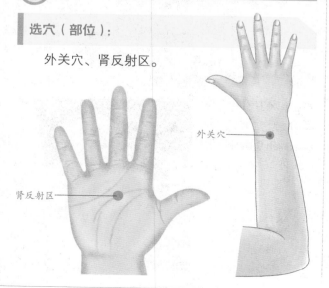

手法：

1 用示指指腹按压外关穴1分钟，力度略大，至局部有酸胀感为宜。

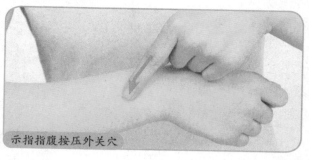
示指指腹按压外关穴

2 用拇指指腹按揉肾反射区3~5分钟。

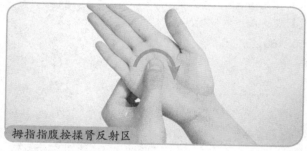
拇指指腹按揉肾反射区

🖐 足部按摩

选穴（部位）：

至阴穴、足临泣穴、足窍阴穴，耳朵、肾、脾、肝反射区。

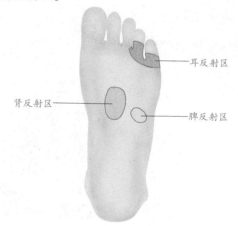

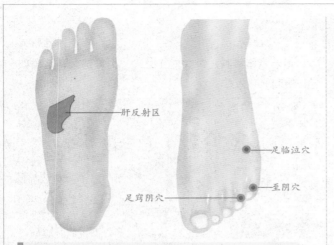

肝反射区

足临泣穴

足窍阴穴 至阴穴

手法：

1 用示指中节点按耳朵、肾、脾、肝反射区各50~100次。

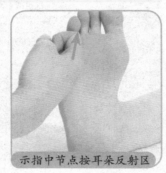

示指中节点按耳朵反射区

2 用艾灸条灸至阴穴3~5分钟，每日3次。

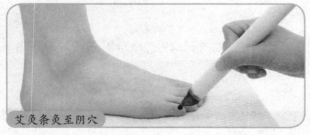

艾灸条灸至阴穴

3 用拇指指端揉按足临泣穴、足窍阴穴各2~3分钟。

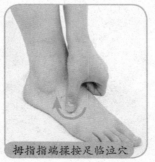

拇指指端揉按足临泣穴

耳部按摩

选穴（部位）：

耳门穴、翳风穴、听宫穴、听会穴、耳屏穴。

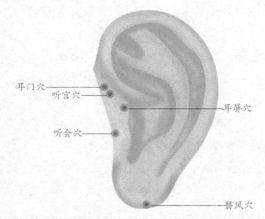

耳门穴
听宫穴
听会穴
耳屏穴
翳风穴

手法：

1 用双手示指指腹按揉两侧耳门穴、翳风穴、听宫穴、听会穴，先顺时针按揉20次，再逆时针按揉20次。

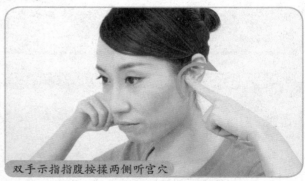

双手示指指腹按揉两侧听宫穴

2 用双手的中指指腹紧贴耳屏前，双手拇指紧贴耳后上下摩擦10次。

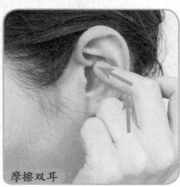

摩擦双耳

性冷淡

性冷淡是指性欲缺乏，是性欲淡漠症的简称，通俗地讲即对性生活无兴趣，也有说是性欲减退，男性和女性均可发病。

◎**症状**：性冷淡主要表现为对性生活没有兴趣，且精神萎靡不振、记忆力减退、腰膝酸软、烦躁易怒、头晕目眩、毛发脱落、女性月经不调、男性早泄等。

◎**病因**：本病多受精神和情绪因素影响，如工作和生活压力过大、精神紧张、抑郁等，并且性生活不和谐、某些生殖器官疾病、药物因素、不良嗜好等都可能导致本病的发生。另外年龄、季节、气温、居住条件、健康状况都是影响性欲的因素。

🖐 手部按摩

选穴（部位）：

脑下垂体、肾、生殖腺反射区。

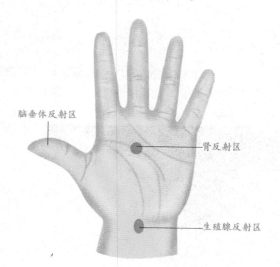

脑垂体反射区
肾反射区
生殖腺反射区

手法：

1 用拇指指端点压脑下垂体反射区 10~20 次，力度略重。

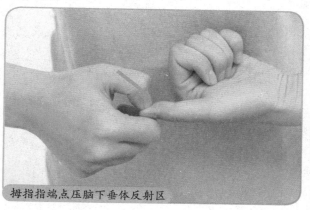

拇指指端点压脑下垂体反射区

2 用拇指指腹按揉肾反射区 5 分钟，力度不宜过重。

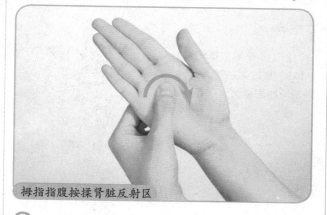

拇指指腹按揉肾脏反射区

3 用拇指指腹推按生殖腺反射区 200 次，力度略重。

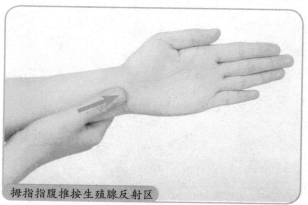

拇指指腹推按生殖腺反射区

足部按摩

选穴（部位）：

至阴穴、生殖腺反射区。

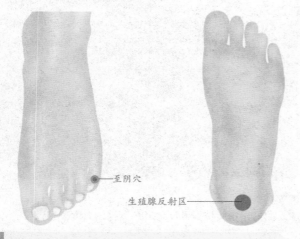

至阴穴

生殖腺反射区

手法：

1 用示指中节点按生殖腺反射区10~20次，以局部有酸胀感为宜。

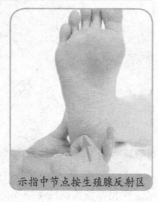
示指中节点按生殖腺反射区

2 用艾灸条灸至阴穴2~3分钟，每天1次，10次为一个疗程。

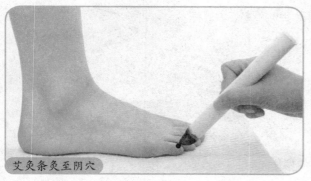
艾灸条灸至阴穴

耳部按摩

选穴（部位）：

肝、脾、肾、内生殖器反射区，皮质下穴、神门穴、内分泌穴。

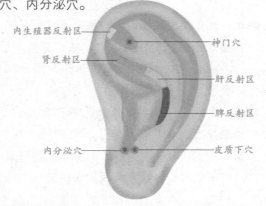

内生殖器反射区　神门穴
肾反射区　肝反射区
脾反射区
内分泌穴　皮质下穴

手法：

1 常规消毒耳部，将王不留行籽或莱菔子置于0.5厘米×0.5厘米的胶布中间，然后贴压以上任意2~3个穴（部）位，每2天贴敷1次，两耳交替进行，10次为一个疗程。

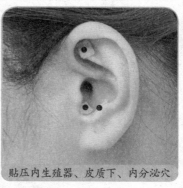
贴压内生殖器、皮质下、内分泌穴

2 用拇指和示指相对按压所选穴（部）位6~8次，以局部有痛感为宜。

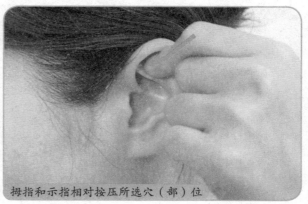
拇指和示指相对按压所选穴（部）位

水 肿

水肿在临床上很常见，简单地说就是血管外的组织间隙中有过多的体液积聚所致。水肿按分布范围可分为全身性水肿和局部水肿。

◎**症状**：全身性水肿和局部水肿的症状表现各不相同，如全身性水肿中的心源性水肿多出现在两下肢的足部、踝部、骶骨部及阴囊等处；肾源性水肿是在晨起时眼睑或面部浮肿、肿胀。

◎**病因**：水肿发生的基本机理是组织间液生成异常，其生成量大于回流量，以致过多的体液在组织间隙或体腔内积聚，于是形成水肿，这可能是其生成的绝对量增多，也可能是其回流量的减少，或二者都有。本病多见于肺心病、肾炎、肝硬化、营养不良等疾病。中医认为，本病与肺、脾、肾、三焦各脏腑有密切的关系，其中尤以肾脏为本。

🖐 手部按摩

选穴（部位）：

列缺穴、合谷穴、肾反射区。

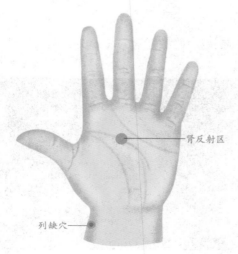

肾反射区

列缺穴

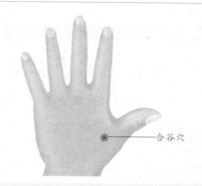

合谷穴

手法：

1 用拇指指腹推压列缺穴 100~200 次，以局部有透热感为宜。

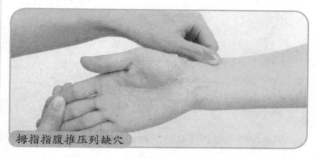

拇指指腹推压列缺穴

2 用拇指指端点按合谷穴 100~200 次，以局部有酸胀感为宜。

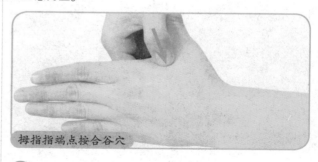

拇指指端点按合谷穴

3 用拇指指端点按肾反射区 7~15 次，以有痛感为宜。

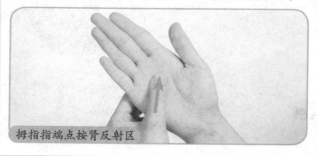

拇指指端点按肾反射区

足部按摩

选穴（部位）：

涌泉穴、阴陵泉穴、复溜穴、小趾。

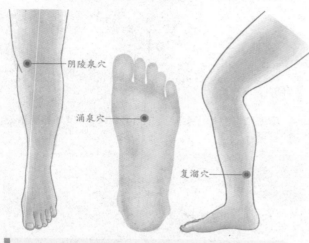

手法：

1 用拇指指端揉按涌泉穴 3~5 分钟。

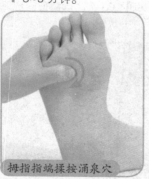

拇指指端揉按涌泉穴

2 用拇指指腹推揉阴陵泉 穴 3~5 分钟。

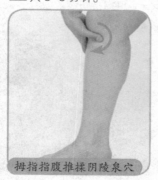

拇指指腹推揉阴陵泉穴

3 用拇指指腹按压复溜穴 3~5 分钟。

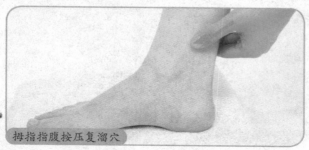

拇指指腹按压复溜穴

4 用拇指和示指一起 搓揉小趾 2~3 分钟。

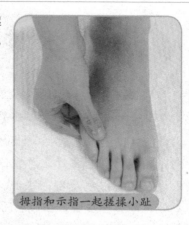

拇指和示指一起搓揉小趾

耳部按摩

选穴（部位）：

肾、肺、脾穴。

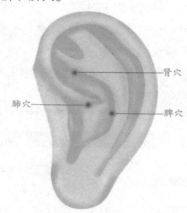

手法：

用 示指按揉肾、肺、脾穴各 2~3 分钟，以局部有热 痛感为宜。

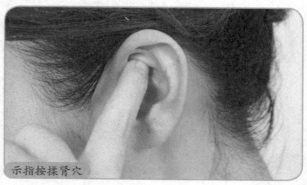

示指按揉肾穴

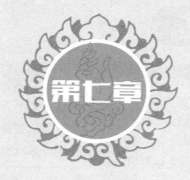

第七章

其他简易的手耳足保健法

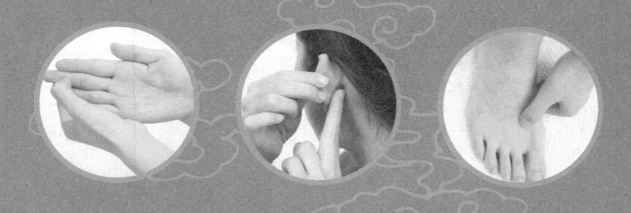

手部运动保健法

 指掌运动

1. 屈伸十指

方法：自然坐位，两肘屈曲。两前臂平行，掌心向下，十指自然伸直，依次掌屈五指。屈伸五指的顺序是拇指、中指、小指、示指、无名指，两手同时进行。掌屈后即伸直，幅度尽可能大些，但速度要均匀。每指轮换扳屈8次。

作用：调肺强心、健脾和胃、疏肝理气、消除疲劳。

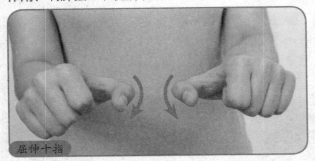
屈伸十指

2. 先分后合、弹伸十指

方法：手握空拳，依拇指、示指、中指、无名指、小指的顺序，依次弹伸各指。弹伸拇指时，可以示指压之；弹伸其他各指，均以拇指压之。左右手同时进行。力量由小到大，速度均匀和缓，自然呼吸。每次可做4×8次。然后双手紧握拳，用力快速弹出十指，十指尽量背伸，呈荷叶掌。如此，连续2×8次到4×8次。每天早晚1次即可。

作用：调节脏腑。

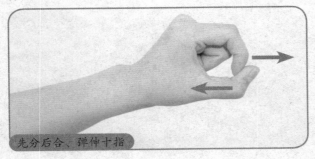
先分后合、弹伸十指

3. 对指运动

方法：以一只手的拇指和其他四指分别做对指运动，每指各操作15次。可以两手同时进行。

作用：激发脏腑之经气，调养气血。

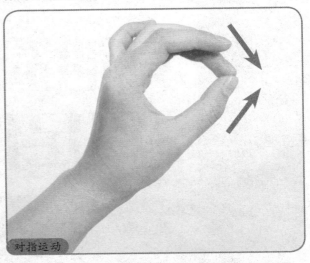
对指运动

4. 插手操

方法：双手相对，手指交叉握紧扣实，随着每次呼吸互压双手，操作15次。

作用：有利于胃肠气血的运行。

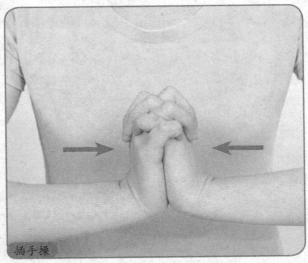
插手操

手腕运动

1. 甩腕松指、擦热掌背

方法：双臂肘关节自然屈曲，腕、掌、指各关节放松，腕关节自然下垂，然后有节奏地甩动腕、掌、指关节 4×8 次。双手掌相对用力擦热，再擦热手背。每天早晚各 1 次即可。

作用：活血化瘀、滑利关节、祛寒解表、健脑安神、消除疲劳。

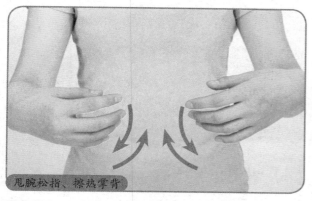

甩腕松指、擦热掌背

2. 腕踝同转

方法：取站位，同时转动腕、踝关节，顺、逆时针各 16 次。每天早晚各 1 次即可。

作用：健脾和胃、疏肝理气、消除疲劳、滑利关节等。

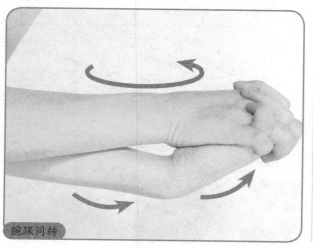

腕踝同转

3. 十指对压、叉指转腕

方法：双手平行，手心向下，两手指尖朝上相互叉入指缝中，至各指缝与手指紧贴，以肘、腕稍用力。手指压手背，使手指的近节、中节、远节、掌指关节以及腕关节有节奏地背屈。动作要和缓，不要用爆发力，幅度由小到大，自然呼吸。每次做 4×8 次。然后两掌相对，保持叉指状态，各指自然夹持，不要用力，活动腕关节 2×8 次到 4×8 次。每天早晚各 1 次即可。

作用：益气活血、平衡阴阳、健脑益智。

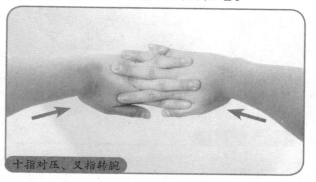

十指对压、叉指转腕

4. 平伸双臂，握拳转腕

方法：平直的伸出双臂，与身体呈 90° 角握拳，以手臂为轴心，向内旋转拳头，连续转动 15～20 秒，肩膀和手臂保持稳定不动。完成后，反方向再做 1 次。

作用：放松腕部肌肉，令手腕保持灵活和松弛手臂神经。

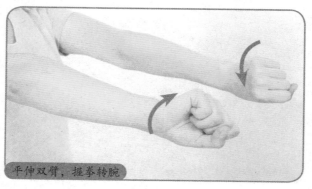

平伸双臂，握拳转腕

揉按指掌

1. 搓擦手部常用穴位

方法： 一手轻轻握拳，另一手握住此手手腕，来回转动搓擦手腕部附近的阳谷穴、大陵穴、太渊穴、阳池穴等，以局部有热感为宜。

作用： 可促进手部血液循环，有效防治手指麻木。

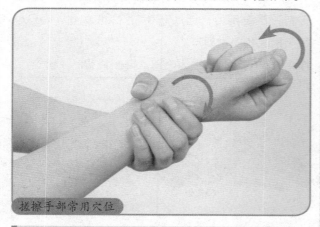

搓擦手部常用穴位

2. 切按指尖

方法： 以手拇指指甲缘轻轻切按各指尖端，每指 8 次，左右交换。也可左右手相互撞击各指尖 8 次。然后以左手拇指、示指捻搓右手各指并稍用力拔伸之，各 1 遍。左右交换。每天早晚各 1 次即可。

作用： 醒脑安神、滑利关节、活血化瘀、宽胸理气、强心健身。

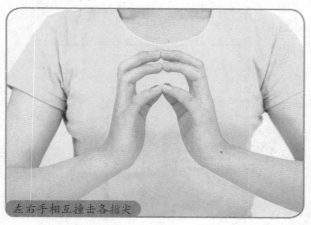

左右手相互撞击各指尖

3. 捻按十指

方法： 以一手拇指和示指捻按另一手手指，以每个手指掌根皮肤为起点，逐渐向指尖部位移动，力度以有胀痛感为宜，再以相同方法按摩对侧手指。

作用： 舒缓疼痛、肿胀、发热，有助于消除瘀血。

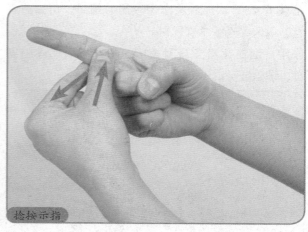

捻按示指

4. 虎口互擦、按揉合谷

方法： 两手拇指、示指张开呈十字交叉状，左右手相对，两手稍用力同时做一正一反、一反一正的有节奏的虎口相对撞擦，连续做 8 次或 16 次。然后以拇指按揉合谷，左右交换，各按揉 16 次。每天早晚各 1 次即可。

作用： 通络止麻、宁神开窍、明目聪耳、健脑益智、清热镇痛、解表祛风。

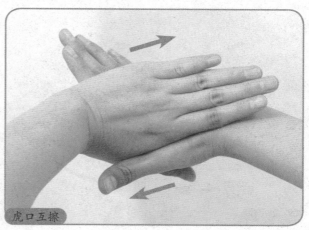

虎口互擦

耳部按摩保健操

 强身健体的耳部按摩保健操

提拉耳尖法

用双手拇示指捏耳上部，先揉捏此处，然后再往上提揪，直至该处充血发热，每次15～20次。此处的穴位有神门、盆腔、内外生殖器、足部踝膝胯关节等。

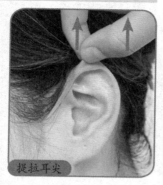

提拉耳尖

上下按摩耳轮，并向外拉

以拇示二指沿耳轮上下来回按压揉捏耳轮，使之发热发烫，然后再向外拉耳朵15～20次。耳轮处主要有颈椎、腰椎、胸椎、腰骶椎、肩肘等穴的反应区。

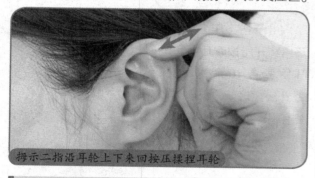

拇示二指沿耳轮上下来回按压揉捏耳轮

下拉耳垂法

先将耳垂揉捏搓热，然后再向下拉耳垂15～20次，使之发热发烫。耳垂处的穴位有头、额、眼、舌、牙、面颊等穴。

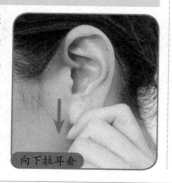

向下拉耳垂

按压耳甲腔

先按压外耳道开口边的凹陷处，此部位有心、肺、气管、三焦等穴，按压15～20下，直至此处明显地发热发烫，然后再按压上边凹陷处，此部位有脾、胃、肝胆、大肠、小肠、肾、膀胱等穴，同样来回摩擦按压15～20次。

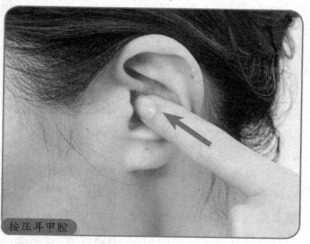

按压耳甲腔

推耳根

用示指和中指延着下耳根向上耳根推，中指放在耳前，示指放在耳后，二手指都要用劲向上推，推40～50次左右，推后不但耳部发热，面部、头部都有明显的发热的感觉，这对健脑、治疗头痛头昏、神经衰弱、耳鸣等都有非常好的疗效，而且还有明显的美容作用。

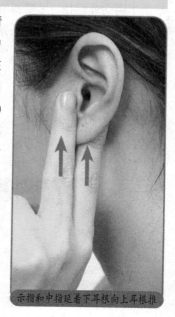

示指和中指延着下耳根向上耳根推

上班族的耳部按摩保健操

现在的上班族身心压力大，经常头痛脑热、腰酸背疼，但是由于忙于工作，四处奔波，无暇顾及自己的健康，下面就介绍一些专为上班族而设的耳部按摩养生操，方法很简单，并且步骤更简练。

摩擦耳郭

以掌心前后摩擦耳郭正反面 10 余次，这样可以疏通经络、振奋脏腑，对全身起到保健作用。然后，用拇指、示指上下摩擦耳轮部 10 余次。别看方法简单，对于缓解上班族常见的颈、肩、腰、腿痛，以及头痛、头晕很有效果。

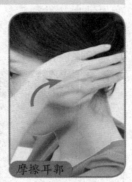
摩擦耳郭

上下提拉耳朵

用拇指、示指先向上提拉耳顶端 10 余次，此法对情绪急躁或身有病痛的人有镇静、止痛、退热、清脑的功效。再用拇指、示指夹捏耳垂部向下再向外揪拉，并摩擦耳垂 10 余次，可防治头晕、眼花、近视、耳鸣、痤疮、黄褐斑等症，是美容要法。

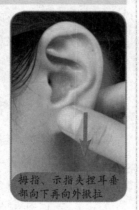
拇指、示指夹捏耳垂部向下再向外揪拉

钻耳孔

两手的小拇指分别插入两耳外耳道，顺时针旋转，像钻头钻东西一样，力度不宜过重，连续钻 50 下。

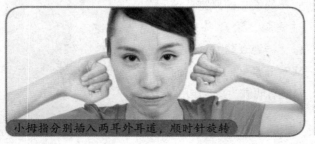
小拇指分别插入两耳外耳道，顺时针旋转

推耳背

两手四指并拢托住耳朵后背，轻轻向前推，使耳郭盖住耳孔，然后松开，如此反复推耳背 50 下。

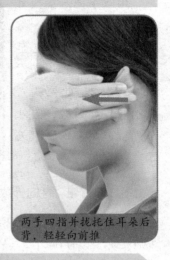
两手四指并拢托住耳朵后背，轻轻向前推

全耳"总动员"

用示指指腹自耳部三角窝开始按摩耳甲庭、耳甲腔各 10 余次，使之发热，这一手法对内脏有很好的保健作用。

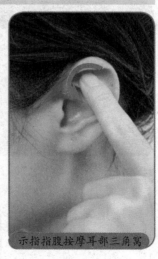
示指指腹按摩耳部三角窝

在工作间隙，或上下班途中，将耳朵揉一揉、拉一拉，每天只需花几分钟，不仅可减轻身体的不适症状，还能使人神清气爽、精神振奋、疲劳消除。精神好了，体力好了，也有助于提高工作效率。

足部运动保健法

 简单的腿部运动

1."干洗"腿

用双手紧抱一侧大腿根，稍用力从大腿根向下按摩直至足踝，再从足踝往回按摩至大腿根。用同样的方法再按摩另一条腿，重复 10 ~ 20 遍。这样可使关节灵活，腿部肌力增强，也可预防小腿静脉曲张、下肢水肿及肌肉萎缩等。

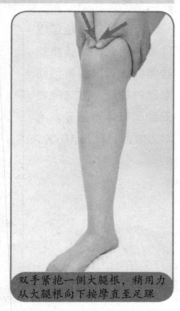
双手紧抱一侧大腿根，稍用力从大腿根向下按摩直至足踝

2. 甩小腿

手扶椅背先向前甩动小腿，使脚尖向前向上翘起，然后向后甩动，将脚尖用力向后，脚面绷直，腿亦伸直。两条腿轮换甩动，每次甩 80 ~ 100 下为宜。此法可防半身不遂、下肢萎缩、小腿抽筋等。

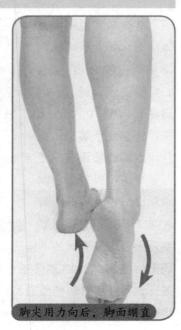
脚尖用力向后，脚面绷直

3. 揉腿肚

以一手紧扶足踝，另一手掌旋转揉动，每次揉动 20 ~ 30 次，两腿交换揉动 6 次。此法能疏通血脉，加强腿的力量，防止腿脚酸痛和乏力。

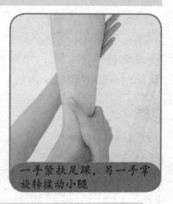
一手紧扶足踝，另一手掌旋转揉动小腿

4. 扭膝

两足平行靠拢，屈膝微向下蹲，双手放在膝盖上，先顺时针扭动 10 次，然后再逆时针扭动 10 次。此法能疏通血脉，治下肢乏力、膝关节疼痛等症。

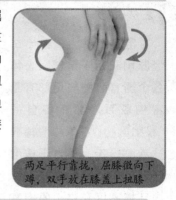
两足平行靠拢，屈膝微向下蹲，双手放在膝盖上扭膝

5. 蹬腿

晚上入睡前，可平躺在床上，双手紧抱后脑勺，由缓到急进行蹬腿运动，每次可达 3 分钟，稍作休息，如此反复 8 次。这样可使腿部血液畅通，尽快入睡。

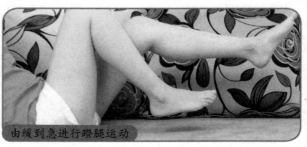
由缓到急进行蹬腿运动

轻松的足部运动

1. 摩擦脚底

取坐位，将膝关节弯曲然后用手掌用力地摩擦脚底，摩擦 20～30 次，可以很好地促进血液循环。而且这样刺激足底，也可使体内的激素加速分泌，从而对于睡眠和整个内脏系统都有调节作用。

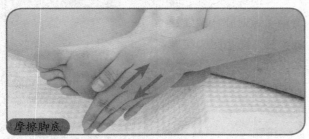
摩擦脚底

2. 赤脚行走

足底虽不大，但十二经脉均起始于足部，人体各个器官脏腑与足部有着密切联系，都有各自的"投射区"。在家中脱掉鞋袜赤脚行走，相当于按摩足底，能使血行通畅，体内环境高度和谐，肌肉富有弹性，步态健康优美。

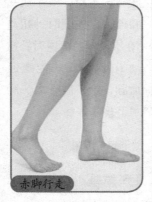
赤脚行走

3. 敲足跟

对于长期坐办公室的人来说，容易因为坐得太久而驼背，使得脊椎骨肌肉变得脆弱，而脊椎肌肉

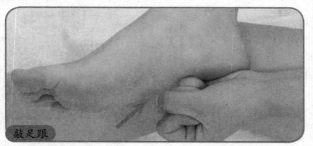
敲足跟

是通过膀胱经与足跟相连的，所以足跟部也会有疼痛感。日常在家可以以足跟为中心，手握空拳有节奏地对足部进行敲击，以稍有疼痛感为佳，双脚分别敲击 100 次左右。

4. 活动脚趾

经常活动脚趾可以健胃，因此，胃肠功能较弱的人可以经常活动自己的脚趾。方法是将五趾尽可能地张开，再尽力收回，反复 10 次。

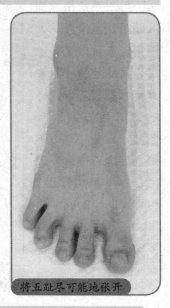
将五趾尽可能地张开

5. 闭眼单脚站立

单脚站立能平衡身体阴阳，闭上眼睛要保持平衡，就必须专注，心意专注于脚底。人的脚底有 70 多个穴位，6 条经络起止于脚上。而且，人的脚底还有成千上万个末梢神经，与大脑和心脏密切联系，与人体各部脏器密切联系，所以脚又有人的"第二心脏"之称。通过脚的调节，虚弱的经络就会感到酸痛，同时得到了锻炼，这条经络对应的脏腑和它循行的部位也就相应地得到了调节。

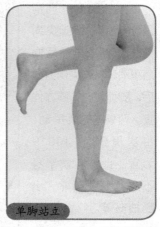
单脚站立

手耳足日常养生保健法

·····消除疲劳的手耳足保健法·····

疲劳又称疲乏，它是人们从主观上感到疲乏无力的一种感觉，同时也是一种人体的生理性预警反应。每当这种感觉出现时，就提示着大家应该注意休息了。引起疲劳的原因很多。无论是强烈的体力劳动或脑力劳动，还是精神疲劳，甚至当一种姿势保持时间过长时，人体也会出现肌肉酸痛、僵硬、疲劳无力。

通常情况下，一般的身体疲劳经过充分的修养，精神和体力都能恢复到良好的状态。但如果长期处于疲劳状态，就要学会自我调息，摆脱疲劳状态。

所以，消除疲劳就成为人们日常工作和生活中的一件大事。大家除了学会要劳逸结合之外，还可以通过按摩自己的手耳足来实现抵抗疲劳的愿望。

手法：

1 用拇指指腹按压神门穴和对侧劳宫穴各3分钟，力度适中。注意按摩劳宫穴要左右手交替进行。

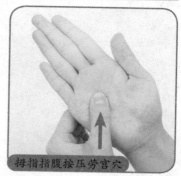

拇指指腹按压劳宫穴

2 用拇指指腹点按大脑反射区，力度略重，尽量在能忍受的范围内，反复点按3~5分钟。

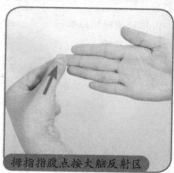

拇指指腹点按大脑反射区

手部按摩

选穴（部位）：

劳宫穴、神门穴、大脑反射区。

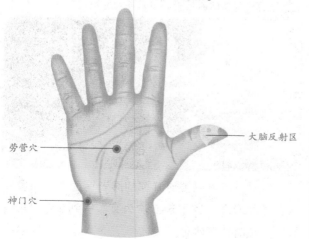

劳营穴

神门穴

大脑反射区

足部按摩

选穴（部位）：

涌泉穴、三阴交穴、肝反射区、肾反射区、甲状腺反射区、大脑反射区。

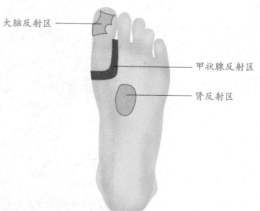

大脑反射区

甲状腺反射区

肾反射区

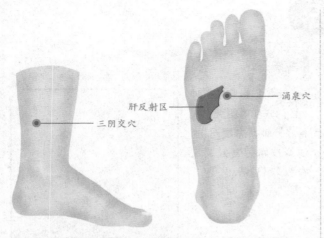

肝反射区　涌泉穴

三阴交穴

手法：

1 用拇指指端点揉三阴交穴3分钟。

2 用拇指指腹按压肝、肾、甲状腺和大脑反射区各3分钟。

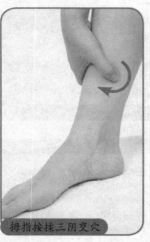

拇指按揉三阴交穴

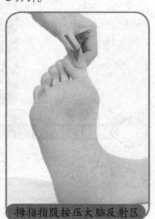

拇指指腹按压大脑反射区

3 以拇指指端点按左右脚涌泉穴各5次，力度略重，以被按摩者能承受的力度为宜，也可以用按摩棒或者核桃等刺激按摩。

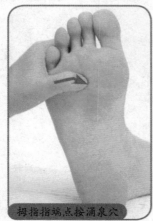

拇指指端点按涌泉穴

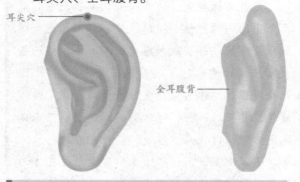

耳部按摩

选穴：

耳尖穴、全耳腹背。

耳尖穴　全耳腹背

手法：

1 先将双手掌心相互摩擦，待摩擦发热之后捂住耳郭进行按摩。

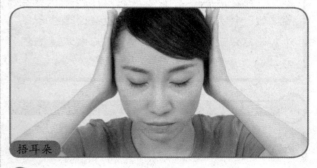

捂耳朵

2 然后将耳郭向前折去，对耳郭背面进行按摩。

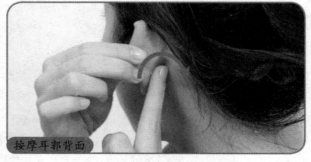

按摩耳郭背面

注：按摩者需要对耳郭的腹背两面进行反复按摩，按摩次数以每面5~6次为宜。等到整个耳郭发红、发热时即可停止。

┈┈┈缓解压力的手耳足保健法┈┈┈

现代社会中工作、生活、学习等各个方面的竞争日益激烈。无论成人还是儿童，都承受着巨大的压力。时间一长，这些压力得不到释放，就容易影响到人们的健康。现代医学证明，心理压力会导致人体免疫系统变弱，机体会产生各种应激反应，分泌有害的化学物质，长久下去会损害人体重要的组织和脏器，引起疾病的发生。此外，心理压力如果无法及时得到缓解还容易引起恶性循环，甚至转化为抑郁症或是焦虑症。

所以，缓解压力不仅是拥有健康心态的需要，更是身体健康的重要保证。我们可以通过每天深呼吸、及时倾诉、保持乐观心态等方式进行减压，也可以运用简单的手耳足按摩来缓解压力。

 手部按摩

选穴（部位）：

神门穴、大陵穴、内关穴、合谷穴、劳宫穴、大脑、肾、心、肝、脾、胃、小肠、腹腔神经丛反射区。

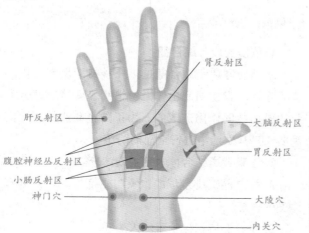

肝反射区
腹腔神经丛反射区
小肠反射区
神门穴
肾反射区
大脑反射区
胃反射区
大陵穴
内关穴

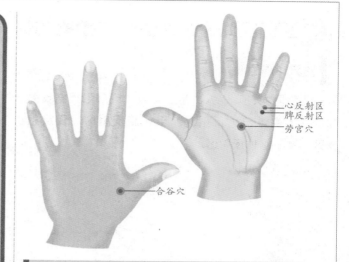

心反射区
脾反射区
劳宫穴
合谷穴

手法：

1 以拇指指腹按揉大脑、肾、心、肝、脾、胃、小肠、腹腔神经丛等反射区各20~30次。

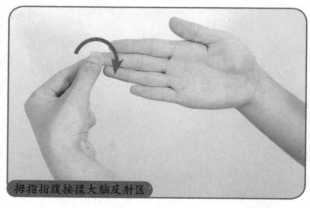

拇指指腹按揉大脑反射区

2 以拇指指腹按揉神门穴、大陵穴、内关穴、合谷穴、劳宫穴各2~3分钟。

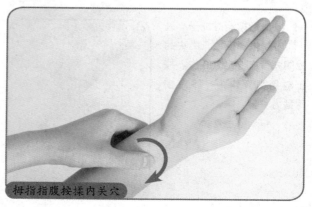

拇指指腹按揉内关穴

足部按摩

选穴（部位）：

独阴穴、涌泉穴、足三里穴、胸部淋巴结反射区、上身淋巴结反射区、甲状腺反射区、肾反射区、脑下垂体反射区。

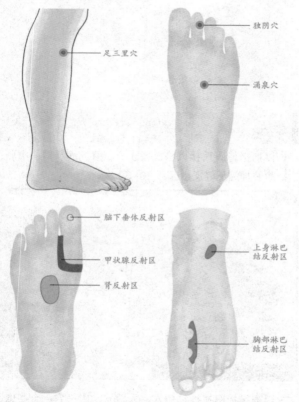

独阴穴
足三里穴
涌泉穴

脑下垂体反射区
甲状腺反射区
肾反射区
上身淋巴结反射区
胸部淋巴结反射区

手法：

1 以拇指指端对位于脚趾内侧根部横纹正中央的独阴穴按压 50~100 次。按压时用力要均匀，不宜使用猛力。

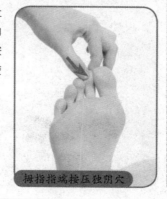

拇指指端按压独阴穴

2 用拇指指腹按揉足三里穴 3 分钟，以力度略重为宜。

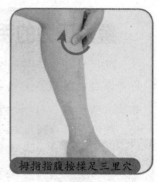

拇指指腹按揉足三里穴

3 用示指刮压双足的胸部淋巴结反射区、上身淋巴结反射区、甲状腺反射区、肾反射区、脑下垂体反射区各 3 分钟。

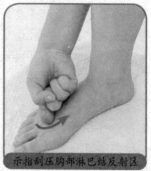

示指刮压胸部淋巴结反射区

4 手握空拳，用拳头叩打涌泉穴至该穴位周围有热感即可。叩打的力度要略感疼痛为宜，不可过重。

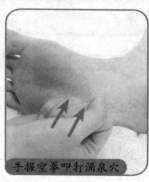

手握空拳叩打涌泉穴

健康小贴士

防范慢性疲劳综合征

所谓慢性疲劳综合征是指一种持续反复发作的疲乏症状。它主要是由体力、情绪、环境三部分方面的原因共同作用造成的。为了防止此症状，我们需要在日常生活中进行全面的防范。

1. 注意劳逸结合，学会主动休息。

2. 为自己安排合理的饮食与生活方式，并进行适度的锻炼。

3. 始终保持积极乐观的人生观。

养心安神的手耳足保健法

随着越来越多的人步入压力大、节奏快的社会，心神不安就成为困扰很多人的一种精神状态。心神不安者常会出现容易心悸、健忘失眠、精神恍惚、口舌生疮、大便燥结、舌红少苔、脉细数等症状。究其原因，常与体质虚弱、情志所伤、劳倦、汗出受邪等息息相关。所以，心神不安者应该平时养成良好的生活习惯，保持心情开朗，情绪稳定。此外，他们还可以通过简单的手耳足按摩来实现养心安神的功效。

✋ 手部按摩

选穴（部位）：

少商穴、少冲穴、劳宫穴、心点、肾点、头顶点。

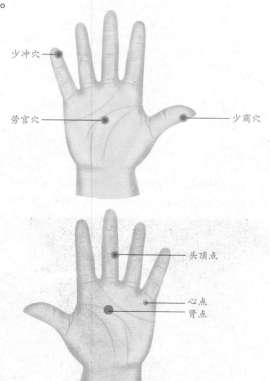

少冲穴
劳宫穴
少商穴

头顶点
心点
肾点

手法：

1 以拇指指尖掐揉心点、肾点、头顶点各1~2分钟。

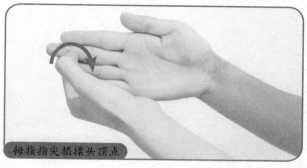

拇指指尖掐揉头顶点

2 用拇指指端按揉少商穴、少冲穴、对侧劳宫穴各1~3分钟。

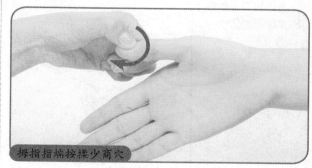

拇指指端按揉少商穴

🦶 足部按摩

选穴（部位）：

行间穴、失眠点、大脑反射区、心反射区、肾反射区。

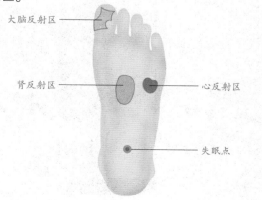

大脑反射区
肾反射区
心反射区
失眠点

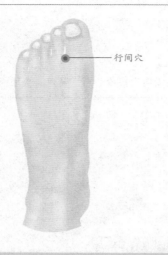

行间穴

手法：

1 用拇指用力搓揉
大脑反射区 1~2
分钟。

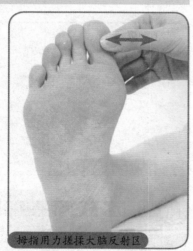

拇指用力搓揉大脑反射区

2 以拇指指端点按
行间穴 2 分钟。

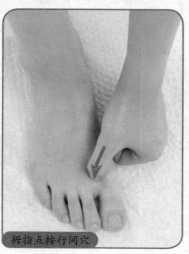

拇指点按行间穴

3 用手掌对位于足
底的肾、心反射
区进行擦摩。用力
不宜过猛，至局部
有热感为宜。

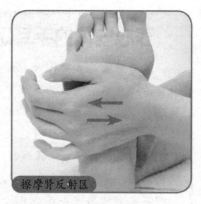

擦摩肾反射区

耳部按摩

选穴（部位）：

神门穴、心穴、皮质下穴。

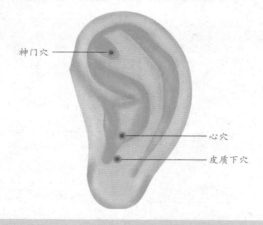

神门穴

心穴

皮质下穴

手法：

用 按摩棒依次对神门穴、心穴与皮质下穴进行按压。
按压时间以每个穴位持续 1~2 分钟为宜。

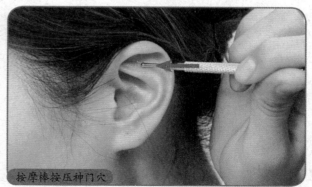

按摩棒按压神门穴

·····益智醒脑的手耳足保健法·····

生活中人们常会由于头晕目眩、精神不振、失眠健忘、记忆力减退、注意力不集中等因素而影响自己工作和学习的效率。因此，益智醒脑对于人们而言，既有助于精神恢复，也有助于养生保健。

经多年医学研究发现，睡眠不足与脑供血不足是人体容易感觉疲劳与困倦的重要原因。我们不仅可以通过体育锻炼、劳逸结合、饮食规律等方式对身体进行调节，还可以运用简单的手耳足按摩来益智醒脑。

手部按摩

选穴（部位）：

甲床。

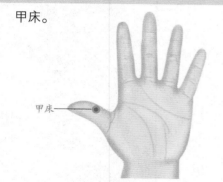

手法：

拇指和示指拿捏甲床，用力要均匀，不宜突然用力。

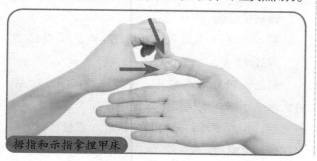

拇指和示指拿捏甲床

足部按摩

选穴（部位）：

足三里穴、昆仑穴、太溪穴、大脑、小肠、小脑及脑干、甲状腺、肾、胰、肾上腺、膀胱反射区。

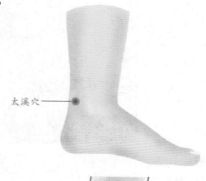

太溪穴

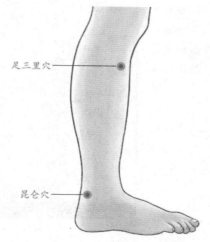

足三里穴

昆仑穴

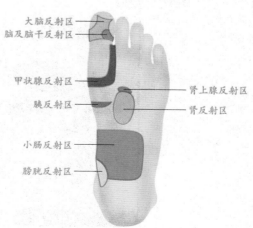

大脑反射区
脑及脑干反射区
甲状腺反射区
胰反射区
肾上腺反射区
肾反射区
小肠反射区
膀胱反射区

手法：

1 用拇指与示指相对分别按压太溪穴与昆仑穴。再对这两个穴进行揉按，时间以2分钟为宜。此动作需要重复3次。

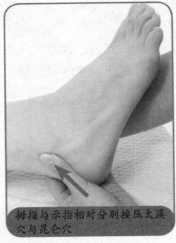
拇指与示指相对分别按压太溪穴与昆仑穴

2 先深深吸一口气，再用手做刀状对足三里穴进行击打。注意一定要在击打足三里穴的同时吐出口中的气。

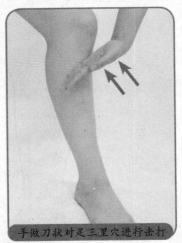
手做刀状对足三里穴进行击打

3 用示指中节按揉肾、肾上腺、膀胱反射区各50次。

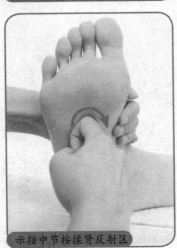
示指中节按揉肾反射区

4 以拇指指腹搓揉大脑反射区、小肠反射区、小脑及脑干反射区各3分钟。

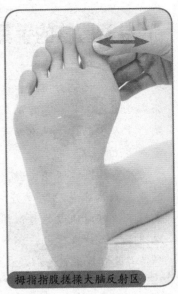
拇指指腹搓揉大脑反射区

5 最后以拇指指腹推压甲状腺反射区、肾反射区和胰反射区各3分钟。

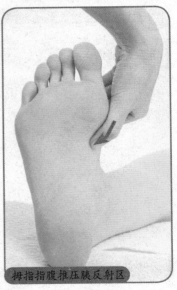
拇指指腹推压胰反射区

食疗小偏方

健脑核桃粥

原料：大米100克、小米50克、核桃仁20克、银耳10克、冰糖少许。

做法：银耳用水泡开，去掉黄蒂，摘成小朵；将大米、小米、核桃仁倒入锅中，加入适量水；水开之后，倒入银耳，稍煮片刻，放入适量冰糖，熬至粥稠即可食用。

调和脾胃的手耳足保健法

　　脾胃对于身体健康有着非常重要的作用。中医认为,脾胃是后天之本,是气血生化之源。脾胃不和患者常会出现食欲减退、饭后腹胀、脘痛、胀痛甚至是腹泻、嗳气、恶心、呕吐等症状。当身体和精神上的压力过于沉重时,人们的胃神经就会受到刺激,引发胃周围平滑肌层的急剧收缩,从而导致脾胃不和。若是上述症状不能得到及时缓解,就会进一步恶化为胃部疾病。

　　所以,健康的脾胃对于保证日常的工作和生活有着非常重要的意义。人们可以通过按摩手耳足来达到健胃活脾的功效。

手部按摩

选穴(部位):

手三里穴、三间穴、胃脾大肠反射区。

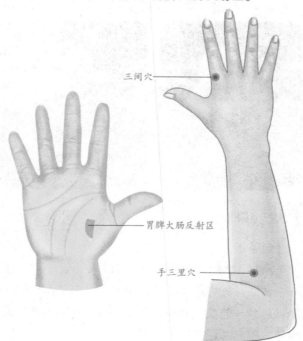

手法:

1 用拇指指端点按三间穴 15 次,力度由轻到重。

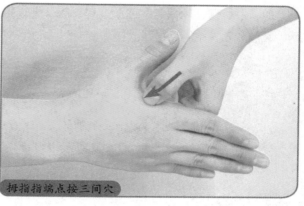

拇指指端点按三间穴

2 用拇指指腹按揉胃脾大肠反射区,力度略重,按摩以每次持续 3~5 分钟、每日 3 次为宜。

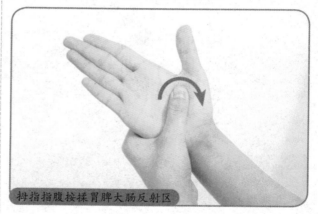

拇指指腹按揉胃脾大肠反射区

3 以艾灸条灸手三里穴 10~15 分钟。

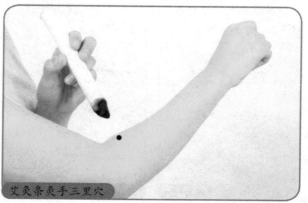

艾灸条灸手三里穴

足部按摩

选穴（部位）：

胆、肝、肾、输尿管、膀胱、胃、胰、十二指肠、直肠和乙状结肠反射区。

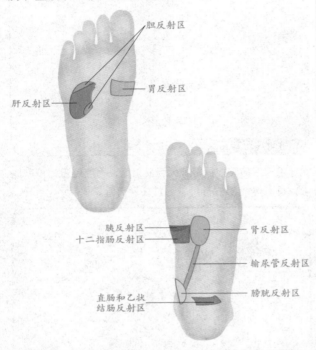

胆反射区
胃反射区
肝反射区

胰反射区
十二指肠反射区
肾反射区
输尿管反射区
直肠和乙状结肠反射区
膀胱反射区

手法：

1 用拇指指腹按揉胃、十二指肠、胰反射区各1分钟；再以同样的按摩手法按揉直肠和乙状结肠反射区3~4分钟。

2 用拇指指端点揉肝、胆囊反射区各2分钟。

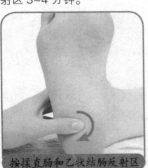

按揉直肠和乙状结肠反射区

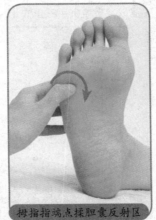

拇指指端点揉胆囊反射区

3 用拇指指腹推摩肾脏、输尿管、膀胱等反射区各2分钟。

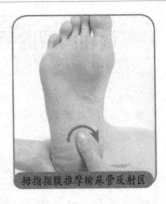

拇指指腹推摩输尿管反射区

耳部按摩

选穴（部位）：

全耳。

手法：

1 将示指放于耳部三角窝，然后自三角窝开始，逐步转向耳甲艇、耳甲腔进行按摩，尤其是耳甲艇处需要重点按摩。按摩时用力需均匀，手法要轻柔。

2 随后，以拇指与示指相对分别对耳轮、耳屏、耳垂进行揉捏，直到出现发热的感觉时停止。按摩以每日2~3次、每次持续2分钟为宜。

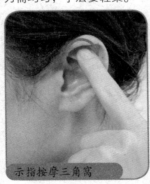

示指按摩三角窝

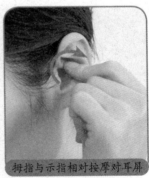

拇指与示指相对按摩对耳屏

食疗小偏方

包菜粥

原料：大米100克、包菜150克、盐少许。

做法：先将包菜洗净、切碎。再将洗净后的大米与包菜一起放入锅中，加少许盐，熬至粥稠即可食用。

美白美颜的手耳足保健法

　　爱美是女人的天性，拥有白皙水嫩、光滑有弹性的皮肤几乎是她们最大的梦想。可是，一旦体内有毒素堆积，人们就容易出现长痘或是面色晦暗的情况。特别是对于一些上班族而言，无论是长期伏案工作的姿势，还是混乱的起居作息习惯都会造成自我新陈代谢的紊乱，体内毒素不断堆积。

　　如果体内毒素堆积过多，人们就会出现内分泌失调、脸色差、面部长斑、口臭、便秘、头痛等诸多症状。不仅如此，当上述症状不能及时得以缓解或治疗时，还可能会引起更加严重的疾病。而通过简单的手耳足按摩可以起到调节人体新陈代谢、嫩肤美颜的功效。

🖐 手部按摩

选穴（部位）：

关冲穴、阳池穴、曲池穴、命门点。

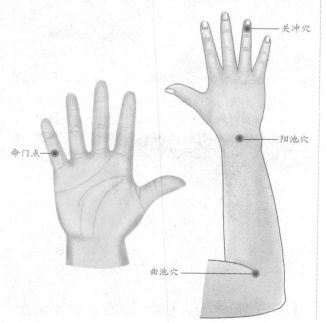

命门点

关冲穴

阳池穴

曲池穴

手法：

1 用拇指指端点按曲池穴 50 次。

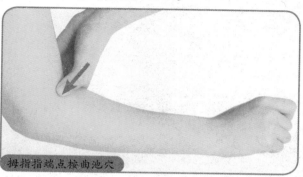

拇指指端点按曲池穴

2 用拇指指端对关冲穴、阳池穴、命门点分别进行点按，点按次数以每个穴位 15 次为宜。

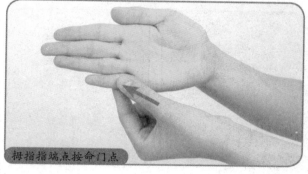

拇指指端点按命门点

🖐 足部按摩

选穴（部位）：

太冲穴、大脑、肝、脾、肾、生殖腺反射区。

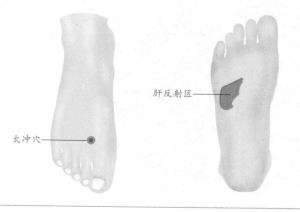

肝反射区

太冲穴

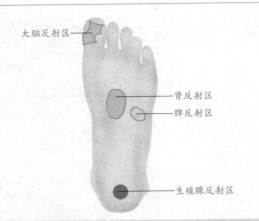

大脑反射区

肾反射区

脾反射区

生殖腺反射区

手法：

1 用拇指指端按揉太冲穴3 分钟，以局部有酸胀感为宜。

2 用示指中节对大脑、肝、脾、肾、生殖腺反射区顶压各 1~2 分钟。

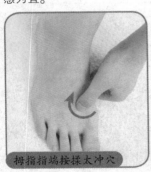

拇指指端按揉太冲穴

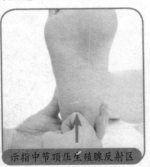

示指中节顶压生殖腺反射区

耳部按摩

选穴：

三角窝、耳甲艇、耳甲腔、耳屏、耳垂、耳轮。

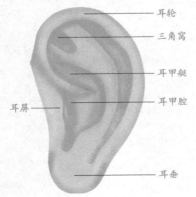

耳轮

三角窝

耳甲艇

耳甲腔

耳屏

耳垂

手法：

1 先用示指指腹按揉三角窝 1~2 分钟，随后将按摩部位从三角窝向耳甲艇、耳甲腔处转移，重点要对耳甲艇进行按摩。按摩时要注意用力均匀、手法轻柔。

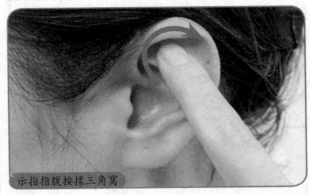

示指指腹按揉三角窝

2 用拇指与示指配合捏揉耳屏与耳垂，按摩时要按照先上后下的顺序进行反复按摩，直到被按摩者感觉到发热时停止。

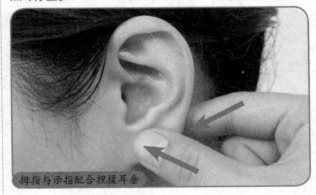

拇指与示指配合捏揉耳垂

3 最后，用拇指和示指沿着耳轮上下来回进行按摩。按摩时注意要用力均匀，不宜用力过猛，以免擦伤。

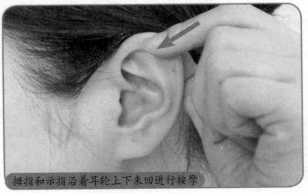

拇指和示指沿着耳轮上下来回进行按摩

…增强免疫力的手耳足保健法…

免疫力是人体的一种生理性保护功能，是人体识别、处理体内的老化损伤细胞与病变细胞以及对病毒、细菌等外来异物的识别、排除或消灭的能力。免疫力低下不仅使人体容易受到细菌与病毒的感染，变得体质虚弱、营养不良，还会导致人们记忆力下降、精神萎靡，严重时甚至会诱发重大疾病。

所以，提高人体的免疫力就成为人们在日常养生过程中不可或缺的一项重要任务。如果想要提高免疫力（中医称之为"正气"），首要的工作就需要增强心、肝、脾、肺、肾等相关脏腑器官的功能。而按摩手耳足的相关部位则为做好这项工作提供了一条简便易行的途径。

 手部按摩

选穴（部位）：

太渊穴、肾反射区、肾上腺反射区、肝反射区、上身淋巴结反射区。

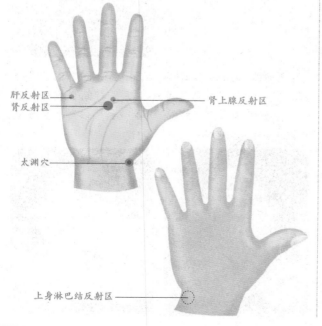

肝反射区
肾反射区
肾上腺反射区
太渊穴
上身淋巴结反射区

手法：

1 用拇指指腹按揉太渊穴 1~3 分钟，以局部出现压痛感为宜。

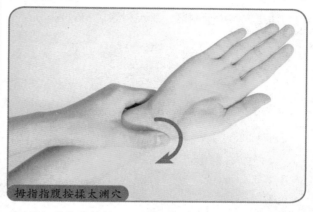

拇指指腹按揉太渊穴

2 用拇指指腹按揉肝、肾上腺、肾反射区各 3~5 分钟，以出现痛感为最佳。

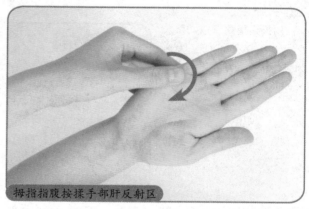

拇指指腹按揉手部肝反射区

3 用拇指指端点按上身淋巴结反射区 3~5 分钟，以出现酸胀感为宜。

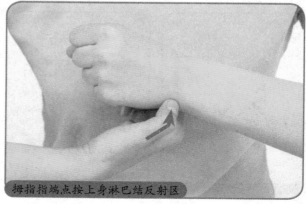

拇指指端点按上身淋巴结反射区

足部按摩

选穴（部位）：

涌泉穴、心反射区、脾反射区。

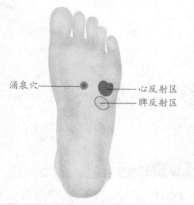

涌泉穴 ——
心反射区
脾反射区

手法：

1 用拇指指端点按涌泉穴50~100次，以足心发热为最佳状态。

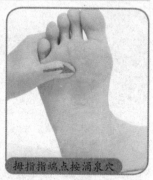
拇指指端点按涌泉穴

2 以拇指指端点按脾反射区3~5分钟，以产生酸胀感为最佳状态。

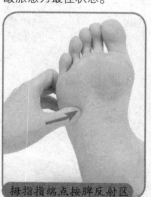
拇指指端点按脾反射区

3 用拇指指端点按心反射区3~5分钟，以透热为最佳状态。

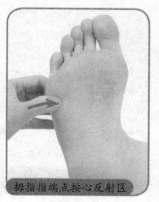
拇指指端点按心反射区

耳部按摩

选穴（部位）：

神门穴、肝反射区、皮质下穴。

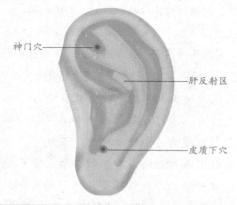

神门穴 ——
肝反射区
皮质下穴

手法：

1 以示指指端对神门穴进行点按，点按持续时间最好保持在1~3分钟，以酸胀感出现为宜。

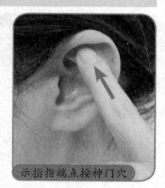
示指指端点按神门穴

2 用拇指或示指按揉耳部的肝反射区，按揉时间以1~2分钟为宜，以局部出现发热情形为最佳。

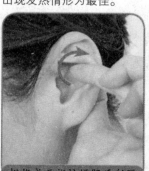
拇指或示指按揉肝反射区

3 用示指推按位于皮质下穴，时间最好保持在1~2分钟，以酸胀感出现为宜。

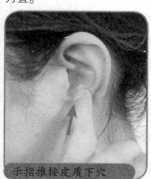
示指推按皮质下穴

·····防秃治脱的手耳足保健法·····

斑秃，俗称鬼剃头，是一种突然发生的以头发局部性斑状脱落的脱发性毛发病。斑秃患者常常起病突然，斑秃部位的皮肤正常、无自觉症状，但是头发却多呈圆形或椭圆形脱落，大如硬币，小如指甲，数目不等。

中医认为，本病属中医学中的"油风""落发"范畴，是由于情志不舒、肝气郁结、气血失调、毛发失养所致，或因血虚不足不能濡养皮肤所致。另外，肝肾不足也能导致斑秃脱发。防秃治脱已经成为人们日常养生过程中一项非常重要的工作。通过按摩患者的手耳足可以起到促进血液循环、刺激新陈代谢、营养头发毛囊的作用。

 足部按摩

选穴（部位）：

涌泉穴、太溪穴、头反射区。

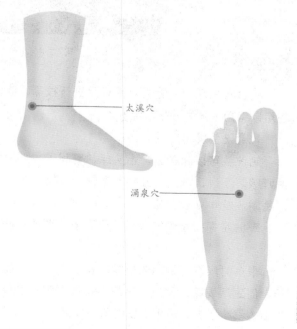

太溪穴

涌泉穴

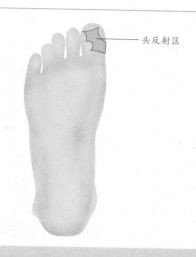

头反射区

手法：

1 用拇指指端对涌泉穴进行点按，持续时间以 1~3 分钟为最佳，以患者局部产生酸胀感为宜。

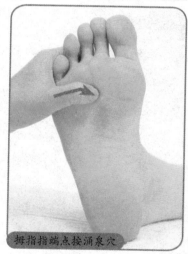

拇指指端点按涌泉穴

2 用拇指指腹对太溪穴进行按揉，按揉持续的时间以 1~3 分钟为宜，以压痛感出现为最佳状态。

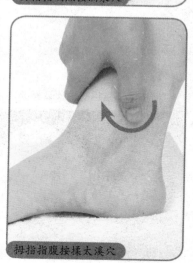

拇指指腹按揉太溪穴

3 用拇指指腹对大脑反射区进行适度按压，按压的动作以持续3~5分钟为宜。

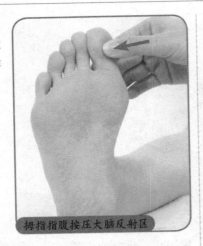

拇指指腹按压大脑反射区

耳部按摩

选穴（部位）：

耳郭、肾穴、肺穴、内分泌穴、肾上腺穴。

耳轮

肾穴

肺穴

肾上腺穴

内分泌穴

手法：

1 拇指与示指相对捏揉耳郭部，直至耳郭发红。

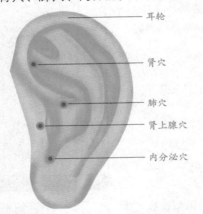

拇指与示指相对捏揉耳郭部

2 用示指对肾穴、肺穴、内分泌穴、肾上腺穴按照从下到上的顺序进行点揉。在点揉过程中应注意力量适中。

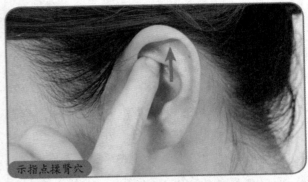

示指点揉肾穴

3 最后，用示指与中指夹住耳根部，上下来回进行搓动，搓动次数以5次为宜，直到皮肤出现发红的情形时停止。

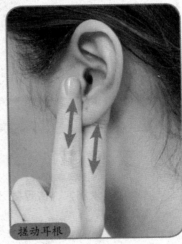

搓动耳根

小贴士

在日常生活中，除去对手耳足进行按摩，我们还可以采用下列方式来防治脱发：

1. 勤洗头发。

勤洗头可以除灰尘，止头痒，有利于头部皮肤的呼吸。不过，洗头时最好不要使用太烫的水，且以每周洗发4~7次为宜。

2. 时常保持愉悦的心情，尽力消除精神上的压力感。

很多时候，正是因为心情压抑，头发才容易脱落。而生活规律、保持充足的休息和睡眠、愉悦的心情等都可以起到防止头发脱落的作用。

·····强肾生精的手耳足保健法·····

传统中医理论认为，肾为"先天之本"，人体健康与否与肾功能的强弱密切相关。如果肾气亏损、精气不足，人们就会出现腰膝酸软、腰痛阳痿、遗精、盗汗及老人肾虚、耳聋耳鸣、女性月经不调、不孕等病症。所以，健康的肾脏对于人们日常生活有着非常重要的意义。人们可以通过简单的手耳足按摩来达到强肾生精、强身健体的目的。

✋ 手部按摩

选穴（部位）：

肾点、命门点。

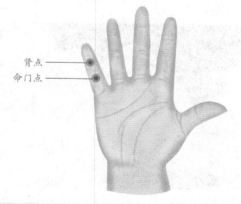

肾点
命门点

手法：

1 用拇指指腹按压肾点 2 分钟，力度稍重，以有酸胀感为宜。

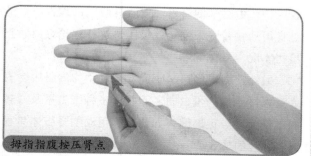

拇指指腹按压肾点

2 用艾灸条灸命门点 2 分钟，每日 10 次左右即可。

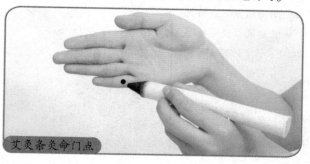

艾灸条灸命门点

✋ 足部按摩

选穴（部位）：

大脑反射区、颈部反射区、甲状腺反射区、生殖腺反射区、肾反射区。

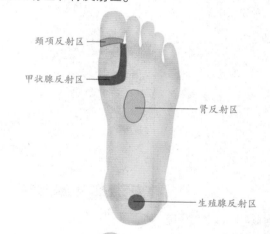

颈项反射区
甲状腺反射区
肾反射区
生殖腺反射区

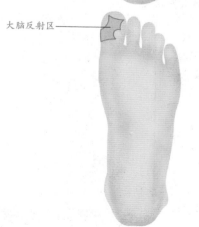

大脑反射区

手法：

1 用拇指指端点按大脑、颈部及甲状腺反射区各2分钟。

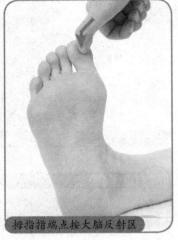

拇指指端点按大脑反射区

2 接着，用拇指指腹对肾反射区进行揉按，时间以持续2分钟为宜。

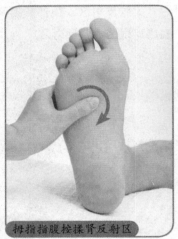

拇指指腹按揉肾反射区

3 最后，以示指中节点按生殖腺反射区。按摩时，力度要不徐不疾，动作要均匀连续，每次连续点按5次。

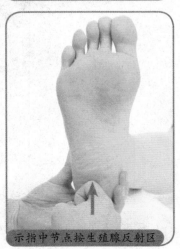

示指中节点按生殖腺反射区

 耳部按摩

选穴（部位）：

耳轮。

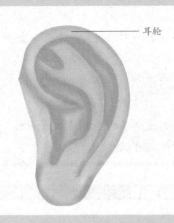

耳轮

手法：

用 双手的拇指与示指相对捏住耳郭和耳轮按摩，以耳轮出现充血发热为度。

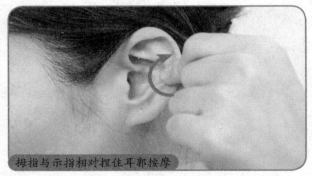

拇指与示指相对捏住耳郭按摩

小贴士

"以脏补脏"的强肾生精法

中医认为，内脏是动物和人的精华。所以，自古以来，中医学便有着"以脏养脏"的理论。而通过食用动物肾脏来强肾益精正是这一理论最具体直接的体现。

另外，据现代科学研究发现，动物内脏中含有大量人体所需的蛋白质、脂肪、多种维生素及众多的微量元素。正是因为如此，食用动物肾脏才具有滋养强壮的功效。

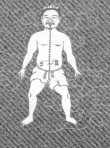